Bernd Saletu, Susanne Altmann

Faszination Schlaf

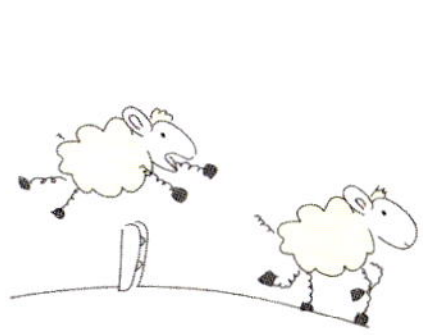

Prof. Dr. Bernd Saletu
Mag. Dr. Susanne Altmann

Faszination Schlaf

Schäfchen zählen war gestern

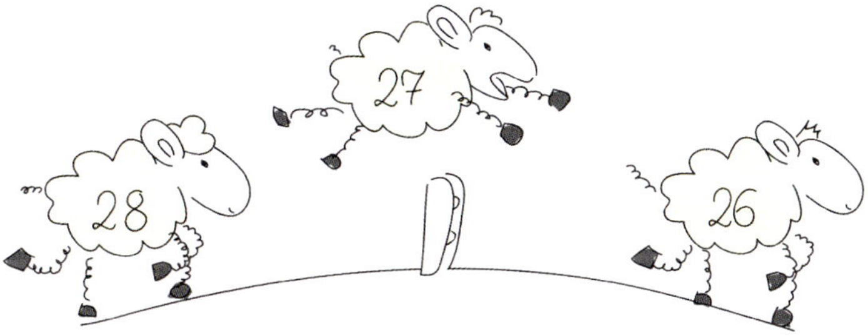

maudrich

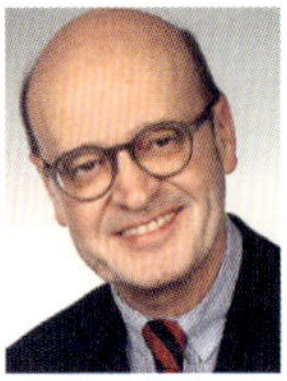

Univ. Prof. Dr. Bernd Saletu
Facharzt für Psychiatrie, Neurologie und klinische Pharmakologie; ESRS-zertifizierter Somnologe; 1975 Gründer des ersten Schlaflabors in Österreich; bis 2007 Leiter des Bereichs für Schlafforschung und Pharmakopsychiatrie der Universitätsklinik für Psychiatrie und Psychotherapie, Medizinische Universität Wien; seit 1994 Leiter des Schlaflabors im Rudolfinerhaus Wien; ehemaliger Präsident der Österreichischen Gesellschaft für Schlafmedizin und Schlafforschung.

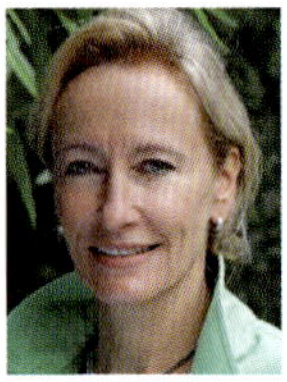

Mag. Dr. Susanne Altmann
Doktorat in Soziologie (Schwerpunkt Medizin- und Gesundheitssoziologie) und Magister der Pflegewissenschaften; Tätigkeiten in der Pharmabranche und an der Medizinischen Universität Wien; seit über 10 Jahren selbstständig im alternativmedizinischen Bereich tätig.

Bibliografische Information der Deutschen Nationalbibliothek
Die Deutsche Nationalbibliothek verzeichnet diese Publikation in der Deutschen Nationalbibliografie; detaillierte bibliografische Daten sind im Internet über http://dnb.d-nb.de abrufbar.

Umschlagbild: © Deklofenak – istockphoto.com
S. 1ff.: © davidundderriese – fotolia.com; S. 12–13, 38–39, 58–59, 70–71, 90–91, 148–149, 178–179, 199: losw – fotolia.com; S. 111: © blackred – istockphoto.com; S. 177: © Nox Medical ehf;
Umschlaggestaltung: Florian Spielauer, Wien
Lektorat: Michaela Reisinger, BA
Typografie und Satz: Hannes Strobl, Neunkirchen
Druck: Finidr, Tschechien
ISBN 978-3-99002-004-3

Auch als E-Book erhältlich: ISBN 978-3-99030-399-3 (epub)

Vorwort

Schlaf ist faszinierend – für Gesunde, für Kranke, aber auch wegen der Vielzahl an neuen Behandlungsmethoden, die sich in den letzten Jahrzehnten eröffnet haben. Sie spannen einen Bogen zwischen alten Mythen und neuen Fakten. Das Geheimnis des Schäfchenzählens war zwar selbst für Schäfer nicht ganz verständlich, brachte aber doch für einzelne Schlafgestörte eine Besserung. Neuere Untersuchungen empfehlen in diesem Zusammenhang eher die Vorstellung entspannender Bilder als komplizierte Verfahren der Tierzählung.

Für Gesunde ist der Schlaf nicht nur wegen der vielen Stunden interessant, die wir in diesem geheimnisvollen Zustand verbringen (von 16 Stunden beim Neugeborenen bis zu sechs Stunden beim älteren Menschen), sondern auch wegen der Vielzahl physiologischer Vorgänge, die sich in unserem Zentralnervensystem, dem Vegetativum und dem Hormonsystem abspielen. Da es nicht nur **ein** Schlafzentrum gibt, sondern viele, und da auch viele Botenstoffe, Neurotransmitter und Neuropeptide am Zustandekommen von Schlafen und Wachen beteiligt sind, ergeben sich auch zahlreiche Störmöglichkeiten.

Zur Einteilung und Beschreibung von Schlaf-Wach-Störungen gibt es heute drei international gebräuchliche Klassifikationssysteme:

1. Die ICD-10, die Internationale Klassifikation der Krankheiten und verwandter Gesundheitsprobleme nach der Weltgesundheitsorganisation, die das wichtigste weltweit anerkannte Diagnoseklassifikationssystem der Medizin (zehnte Revision von 1992, bis wahrscheinlich 2017 gültig) darstellt und 18 verschiedene Schlaf-Wach-Störungen unterscheidet.
2. Das DSM-5, das Diagnostische und Statistische Manual Psychischer Störungen der American Psychiatric Association (seit 2014 gültig), das 31 Schlaf-Wach-Störungen beschreibt.
3. Die ICSD-3, die Internationale Klassifikation von Schlafstörungen, 3. Ausgabe, die von Schlafspezialisten für Schlafspezialisten 2014 (gültig ab 2015) herausgegeben wurde und 97 verschiedene Schlaf-Wach-Störungen (122 mit Untergruppen) unterscheidet.

Da so viele unterschiedliche Störungen des Schlaf-Wach-Rhythmus existieren, ist es nicht verwunderlich, dass es nicht nur **eine** Therapiemethode geben kann, sondern eine Vielfalt von psychotherapeutischen, somatischen (z. B. Lichttherapie, Schlafentzugstherapie, Schnarchschienen, Beatmungstechniken wie CPAP etc.) und medi-

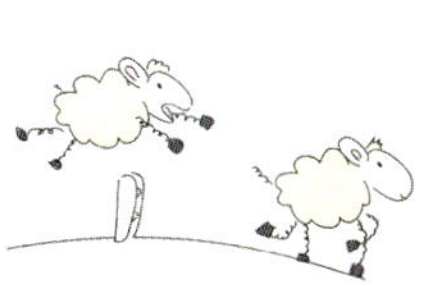

kamentösen Verfahren. Dies erfordert aber auch differenzierte Untersuchungen, die nicht nur das subjektive Erleben von Schlafstörungspatienten und Angehörigen beinhalten, sondern vor allem auch objektive und quantitative Messverfahren, wie beispielsweise die große Polysomnografie im Schlaflabor, aber auch ambulante Aufnahmemöglichkeiten, die mit dem Fortschritt der Technik jährlich neu auf den Markt kommen und auch zu Hause durchgeführt werden können.

Denn nur die genaue Kenntnis der klinischen Symptomatik und der Veränderungen objektiver Schlafvariablen im Vergleich zu Normdaten sowie der unterschiedlichen Auswirkungen verschiedener Therapieverfahren ermöglicht es dem Arzt, im Sinne eines Schloss(= Krankheit)-Schlüssel(= Therapie)-Prinzips die optimale Therapie für einen individuellen Patienten zu finden.

Univ. Prof. Dr. Bernd Saletu

Schlaf dich gesund!

Alles im Leben hat seine Zeit – Zeit zum Essen, Zeit zum Trinken, Zeit zum Säen, Zeit zum Ernten, Zeit zum Leben, Zeit zum Sterben und Zeit zum Schlafen. Es gibt nichts Schöneres als Schlafen! Das sagen vor allem diejenigen, die sich nachts in ihrem Bett von einer Seite zur anderen wälzen, das Licht ein- und ausschalten oder die Nacht mit Grübeln, Fernsehen oder Lesen verbringen anstatt zu schlafen. Mit dem unerfreulichen Resultat, unausgeschlafen und müde am Morgen zu sein.

Wer nur 4 Stunden in der Nacht schläft, reagiert untertags so, als hätte er 0,5 ‰ Alkohol im Blut. Bei einer durchwachten Nacht sind es sogar 0,8 ‰. Und mit einem entsprechenden Alkoholkonsum während einer „durchzechten Nacht“ steigt dieser Wert noch mehr an. Zur Müdigkeit gesellen sich dann noch Unkonzentriertheit und Reizbarkeit, die sich lang- bzw. mittelfristig auf den Körper und die Gesundheit auswirken können. Ausreichend Schlaf ist notwendig zur Regeneration – er ist wie eine Pause vom Alltag, eine Interims-Amnesie, ein alltagstaugliches Sabbatical. Schlafen macht nicht nur schön, sondern hat auch eine befreiende Wirkung, da man sich unbewusst von allem loslösen kann, selbst vom eigenen Bett.

Doch das Bett, der Schlafplatz, die Schlafumgebung sowie die Aktivitäten vor dem Schlafengehen haben einen Effekt auf die Schlafqualität und -quantität. Wie man sich bettet, so liegt man! sagt man landläufig. Aus diesem Grund können eine geeignete Matratze, die richtige Decke und das passende Kopfkissen entscheidend für eine gelungene Nacht sein. Aber nicht nur das, sondern auch die Schlafumgebung und die Raumtemperatur beeinflussen die Schlafqualität.

Und vergessen Sie nicht: Das Bett ist nur zum Schlafen da, und nicht zum Arbeiten, Fernsehen und Essen. Zudem sollte der Körper auf das Schlafen vorbereitet werden, etwa mit leichter Kost, beruhigender Musik und eventuell mit entsprechender körperlicher Bewegung. Erhöhter Alkoholkonsum am Abend lässt einen zwar rasch einschlafen, doch die Schlafqualität wird darunter leiden. Wer Nacht für Nacht mit Schlafproblemen kämpft, greift schon gerne mal zu Bier oder Wein, denn Alkohol gilt als beliebtes Schlafmittel. Doch Achtung, man schläft zwar leichter ein, aber schon in der zweiten Nachthälfte wird der Schlaf unruhig. Man wacht häufiger auf, spürt einen vermehrten Harndrang und ein gesteigertes Durstgefühl. Zudem verkürzt der Alkohol die Tiefschlafphase, ist verantwortlich für wilde Alpträume, behindert die Atmung und belastet das Zentralnervensystem.

Schlafen ist gesund. Aber wie viel Schlaf braucht der Mensch tatsächlich? Für den einen reichen subjektiv fünf Stunden, ein anderer braucht über acht Stunden, um ausgeruht zu sein. Was tun bei Schlafstörungen? Muss man gleich zu medikamentösen Schlafmitteln greifen? Macht Schlafen schön? Erfahren Sie mehr rund um das Schlafen und tauchen Sie jeden Abend ein in die Welt des Morpheus. Wir sagen Ihnen, wie es leichter geht! In diesem Sinne: Schlafen Sie gut!

Mag. Dr. Susanne Altmann

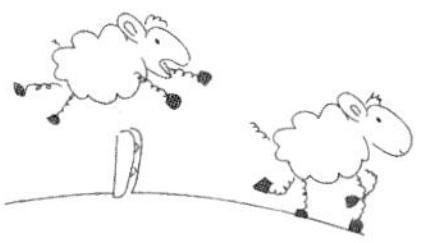

Danksagung

Die Autoren möchten allen Mitarbeitern in den vielen Jahren der Schlafforschung herzlichst danken.

Dem Team des Schlaflabors der Universitätsklinik für Psychiatrie und Psychotherapie, Medizinische Universität Wien/AKH Wien (Vorstände: Univ. Prof. Dr. Peter Berner, Univ. Prof. Dr. Heinz Katschnig und Univ. Prof. Dr. h.c.mult. Dr. Siegfried Kasper) unter der Leitung meiner Frau, Univ. Doz. Dr. Gerda Maria Saletu-Zyhlarz, Fachärztin für Psychiatrie und Neurologie, ESRS-zertifizierte Somnologin, für die klinische Betreuung von Schlafgestörten und zahlreiche wissenschaftliche Aktivitäten. Hier besonders Univ. Doz. DI Dr. Peter Anderer für seine wertvolle Unterstützung im technischen Bereich der Schlafanalyse, des quantitativen EEGs/ERPs und elektrophysiologischen Neuroimagings (LORETA = Low-Resolution Brain Electromagnetic Tomography). Mag. Elisabeth Grätzhofer für die umfassende Lektoratstätigkeit aufgrund ihrer Genauigkeit und Stilsicherheit in der deutschen und englischen Sprache. Den Schlaflaborassistentinnen, insbesondere Frau Halina Divos, für die Durchführung der Schlafaufzeichnungen und Patientenbetreuung nachts und tagsüber.

Univ. Prof. Dr. Josef Grünberger, Univ. Doz. Dr. Heribert Semlitsch, Mag. Gerda Böck sowie dem leider viel zu früh verstorbenen Dr. Leopold Linzmayer für die Zusammenarbeit im Bereich der Psychologie.

Meinen ehemaligen Lehrpraktikanten, zuletzt Dr. Sergio Rosales-Rodriguez, für die tatkräftige klinische Unterstützung.

Weiters dem Team des Schlaflabors im Rudolfinerhaus. Allen voran meinen beiden Söhnen, Priv. Doz. Dr. Michael Saletu, Facharzt für Neurologie, ESRS-zertifizierter Somnologe, Neurologisches Rehabilitationszentrum Rosenhügel mit seiner Frau, DDr. Catharina Saletu, Fachärztin für Zahn-, Mund- und Kieferheilkunde, sowie Univ. Lekt. DDr. Alexander Saletu, MDSc, Facharzt für Zahn-, Mund- und Kieferheilkunde mit seiner Frau DDr. Franziska Saletu, Fachärztin für Zahn-, Mund- und Kieferheilkunde, für die hervorragende Zusammenarbeit an der Schnittstelle von Psychiatrie, Neurologie, Zahnmedizin und Schlafmedizin, wie sie beispielsweise in der Diagnose und Therapie von Schnarchen, schlafbezogenen Atmungsstörungen, Zähneknirschen etc. erforderlich ist. Mag. Ulrike Tschida für die umsichtige organisatorische Leitung des Schlaflabor-Teams. Und dem engagierten Pflegepersonal der beiden Spitäler für die ausgezeichnete Betreuung der Patienten und Probanden.

Außerdem dem Team von The SIESTA Group, vor allem Univ. Prof. Dr. Georg Dorffner, Mag. Georg Gruber, Mag. Dr. Silvia Parapatics und Erna Loretz, MSc, für die Nachklassifikation und den statistischen Vergleich der Schlaflabordaten mit jenen alters- und geschlechtsentsprechender normaler Kontrollen zwischen dem 20. und 95. Lebensjahr, wie sie das BIOMED-2-Programm der EU-Kommission mit dem Projekt SIESTA (Development of a System for Integrating Polygraphic Recordings for Describing Sleep Architecture and its Validation on Sleep Disturbances) ermöglichte.

Gerhard Klösch, MSc, für die praktische und wissenschaftliche Unterstützung auf dem Gebiet der Aktigrafie.

Und last but not least unseren Familien – die uns im letzten Jahr viel zu selten gesehen haben – für ihr Verständnis.

Wir widmen dieses Buch unseren großartigen Teams und unseren Familien!

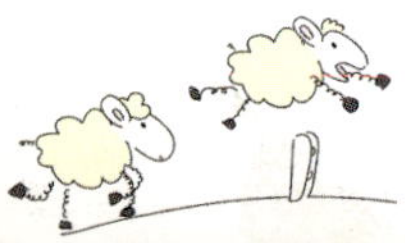

Inhaltsverzeichnis

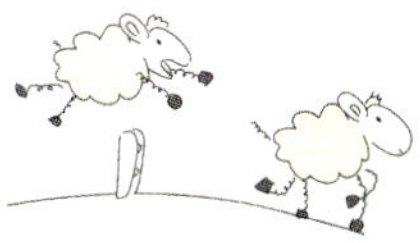

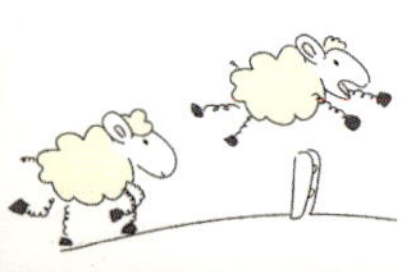

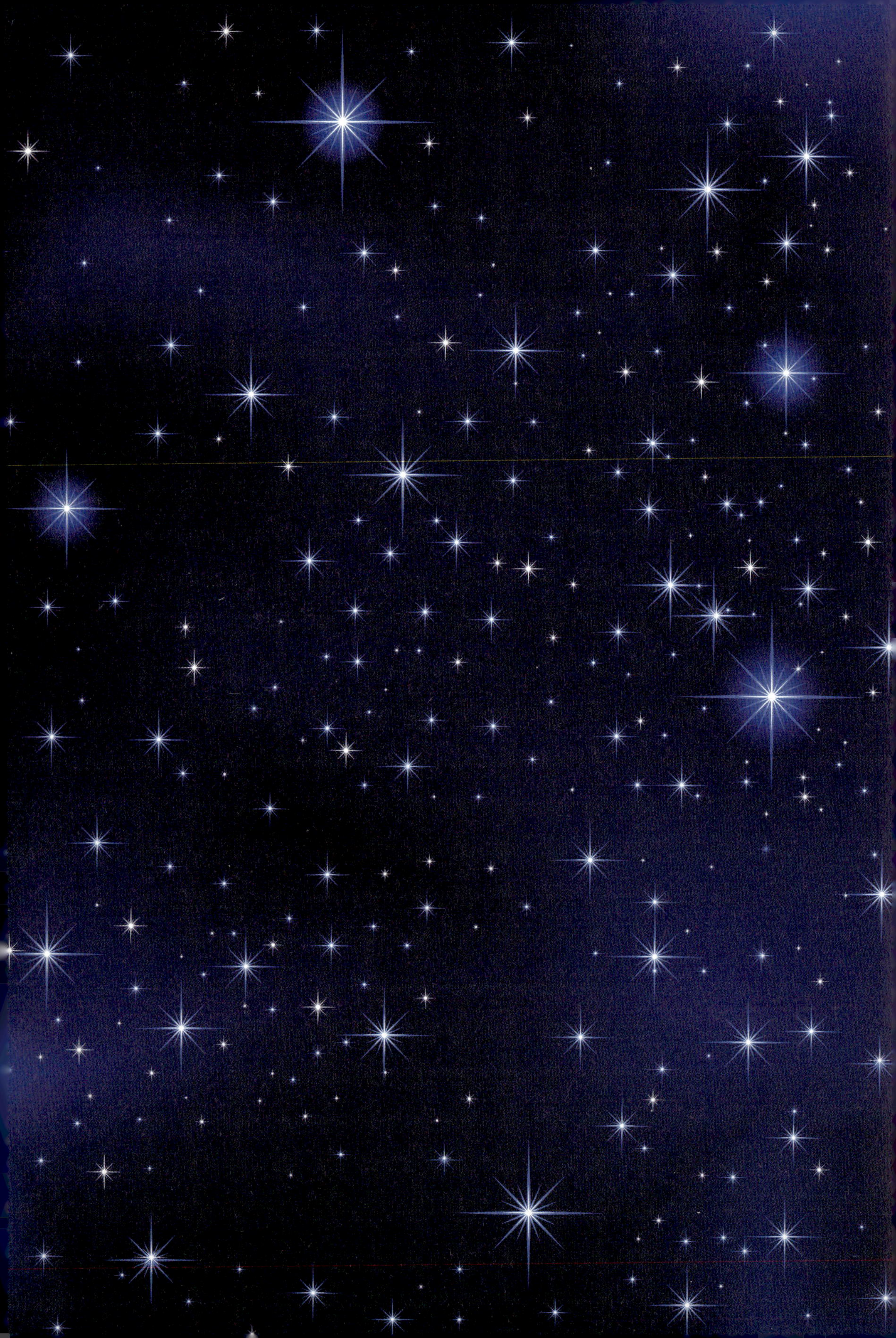

Was Sie schon immer über den Schlaf wissen wollten ...

Wir schlafen zumeist zu wenig, zu unregelmäßig und häufig zur falschen Zeit. Ist uns eigentlich bewusst, dass gesunder Schlaf ein wichtiges Gut für Gesundheit und optimale Leistungsfähigkeit ist? Schlafen ist ein aktiver Vorgang, kein passives Geschehen. Während der Körper nur scheinbar schläft, ist das Gehirn höchst aktiv und nimmt seine Umgebung wahr. Da man jederzeit aus dem Schlaf erweckbar ist – in manchen Schlafphasen geht das etwas leichter –, handelt es sich beim Schlaf weder um eine Bewusstlosigkeit noch um einen komatösen Zustand oder eine Narkose. Er ist gekennzeichnet durch Bewusstseinsänderungen sowie vegetative und hormonelle Umstellungen.

Schlafen ist genauso notwendig wie Essen, Trinken und Bewegung. Unser Körper braucht den Schlaf zur Erholung und Regeneration. Geben Sie ihm daher die benötigte Ruhe, denn immerhin verbringen wir etwa ein Drittel unseres Lebens mit Schlafen! Manchmal ist es jedoch weniger, denn unsere 24-Stunden-„Rund um die Uhr"-Gesellschaft lässt dem Schlaf, dem mindestens genauso viel Bedeutung zukommen sollte wie etwa der Nahrungsaufnahme, immer weniger Raum. Schlafstörungen zählen zu den häufigsten Beschwerden, über die Junge und Alte sowie Frauen und Männer in Arztpraxen klagen. Allzu oft werden Schlafstörungen von den Betroffenen nicht ernst genommen, falsch oder gar nicht behandelt oder eben bagatellisiert. Spätestens wenn die Nächte keine Erholung mehr bringen und der Körper bereits psychisch sowie physisch deutlich geschwächt ist, wird ärztlicher Rat eingeholt. Schlafstörungen gibt es viele. Nach der International Classification of Sleep Disorders (ICSD-3), dem wissenschaftlich profundesten Klassifikationssystem, sind es 60, mit weiteren 6 schlafbezogenen medizinischen und neurologischen Erkrankungen in Appendix A und 31 substanzinduzierten Schlafstörungen in Appendix B (s. S. 219) insgesamt 97. Entsprechend groß ist auch die Therapieauswahl.

So kann manchen Menschen das Schäfchenzählen beim Einschlafen helfen. Es sei die Eintönigkeit, die schläfrig macht, behaupten Forscher. Doch der Gedanke an eine entspannende Situation etwa am Strand lässt die Mehrheit um durchschnittlich 20 Minuten schneller einschlafen als beim Schäfchenzählen, das nicht nur als eintönig, sondern auch als anstrengend empfunden wird. Wissenschaftler der Oxford University raten daher, nicht Schafe zu zählen, sondern an Angenehmes und Entspannendes zu denken. Faktum ist: Schlaflosigkeit bzw. Schlafprobleme sind behandelbar und kein Grund zur Resignation.

Der Wachzustand dient der Nahrungsaufnahme und der Fortpflanzung, der Schlaf der Erholung und Regeneration.

Was geschieht nachts in unserem Körper?

Warum muss ich in der Nacht schlafen? Kinder, die am Abend nicht ins Bett gehen wollen, stellen gern diese Frage. Wie wichtig gesunder Schlaf ist, ist uns Erwachsenen ebenfalls nicht ganz klar. Fest steht: Ohne Schlaf könnten wir nicht überleben. Unser Körper verlangt nach einer entsprechend langen Ruhepause zum Entspannen und Regenerieren, und unser Gehirn braucht diese Pause, um Erlebtes verarbeiten zu können.

Aber anstatt abends ins Bett zu gehen, erledigen wir noch mehr oder weniger wichtige Dinge, sitzen zu lange vor dem Fernseher oder dem Computer und betrachten den Schlaf als vergeudete Zeit. Dem ist aber nicht so. Der Schlaf ist eine äußerst wertvolle Phase in unserem Leben, den wir dringend zur Regeneration brauchen, sagen Experten. Aber was geschieht tatsächlich während des nächtlichen Schlafs? Der Schlaf stellt eine ausgeprägte Ruhephase mit kaum vorhandenen motorischen Aktivitäten und einer sehr geringen Reaktionsbereitschaft dar. Wird der Schlaf unterbrochen, kehren das Bewusstsein und innerhalb kürzester Zeit sämtliche Körperfunktionen wieder auf das Niveau des Wachzustands zurück. Der Schlaf wird als solcher erst dann wahrgenommen, wenn mindestens zehn bis 20 Minuten durchgehend geschlafen wurde.

Wer dauerhaft zu wenig schläft, wird leichter krank und altert schneller.

Während des Einschlafstadiums beginnt sich unsere Pulsfrequenz auf ca. 50 Schläge pro Minute zu reduzieren, der Blutdruck sinkt und die Atmung wird ruhiger und flacher. Unser Körper arbeitet also auf Sparflamme. Nur in der REM-Phase (Rapid Eye Movements = rasche Augenbewegungen) steigen Puls und Blutdruck wieder an und die Atmung wird unruhig. Tatsächlich sinkt während des Schlafens der Energieverbrauch um etwa zehn Prozent und die Körpertemperatur fällt um ca. 0,4 Grad. Sie erreicht ihren tiefsten Wert zwischen drei und vier Uhr morgens und steigt in den Morgenstunden wieder an. Die Muskelspannung lässt ebenfalls im Schlaf nach; je weniger wir uns bewegen, desto tiefer schlafen wir. Im REM-Schlaf ist sie ganz niedrig. In polysomnografischen Aufzeichnungen sieht man fast eine Nulllinie, die nur durch selten auftretende kurze Muskelzuckungen unterbrochen ist.

Während wir also scheinbar inaktiv daliegen, werden zahlreiche unserer Organe – beispielsweise Leber und Nieren – aktiv, zeitweise sogar aktiver als untertags. Somit beeinträchtigen sie uns nicht in unserer Leistungsfähigkeit während des Tages.

Auch die Magen-Darm-Bewegungen sind während der zweiten Nachthälfte intensiver und der Magen wird in dieser Zeit gut durchblutet. In weiterer Folge kommt es in der Nacht zur Ausschüttung von Hormonen, die wichtig für die Zellregeneration und Stoffwechselvorgänge sind.

Die **Herzfrequenz** sinkt im Schlaf im Vergleich zum Wachzustand. Nur im REM-Schlaf kommt es zu einer Beschleunigung und zu Unregelmäßigkeiten. Aus diesem Grund stellt der REM-Schlaf ein Risiko für Patienten mit Herz-Kreislauf-Erkrankungen dar.

Der **Blutdruck** ist in den Non-REM-Schlafphasen deutlich niedriger als im Wachzustand und im REM-Schlaf. Der niedrigste Wert wird in der Regel etwa ein bis zwei Stunden nach dem Einschlafen gemessen. Das ist ebenfalls eine Phase, die eine potenzielle Gefahr für Herzkranke und Schlafapnoiker (siehe Symptom-Bewertung bei Schlafapnoe, Anhang S. 210) darstellt. Da gegen fünf Uhr Früh die längste REM-Phase beobachtet wird, die mit steigenden Blutdruckwerten und autonomen Turbulenzen einhergeht, wundert es einen kaum, dass in dieser Zeit die Sterblichkeit hoch ist.

Die **Atemfrequenz** zeigt während der Schlafstadien eine ähnliche Kurve wie die Pulsfrequenz: Sie ist im Leichtschlaf durch eine gewisse Instabilität gekennzeichnet, die mit dem Übergang in die Tiefschlafphasen abnimmt. Die Atmung wird im Schlaf regelmäßiger, das Atemvolumen nimmt zu.

Wie Forscher nachweisen konnten, unterliegt die **Körpertemperatur** einem zirkadianen Rhythmus. Sie ist untertags hoch, wird nachts abgesenkt und ist um etwa drei Uhr am niedrigsten. Im REM-Schlaf werden wir sogar poikilotherm (wechselwarm), das heißt, die Außentemperatur hat Einfluss auf unsere Körpertemperatur – wie wir es auch aus der Tierwelt im Winterschlaf kennen.

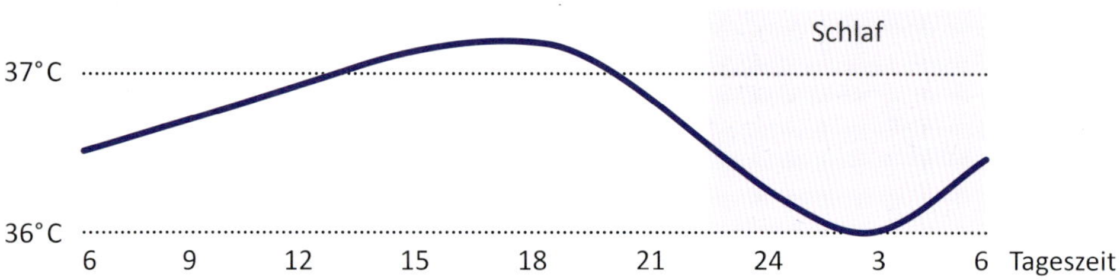

Schwankung der Körpertemperatur im Tages-Nacht-Rhythmus
Die meisten biologischen Vorgänge, aber auch das menschliche Verhalten, zeigen einen rhythmischen Tagesverlauf (z. B. niedrigste Körpertemperatur morgens und höchste nachmittags). Aber auch Reaktionszeit und Unfälle sind zeitgebunden – mit einem Maximum frühmorgens.

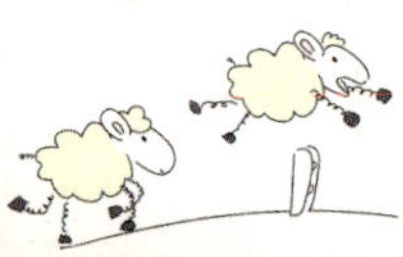

Beobachtet werden im Schlaf auch Veränderungen der **Sexualhormonspiegel** im Vergleich zur Wachzeit. Östradiol beispielsweise, das biologisch aktivste weibliche Hormon, fällt in den Abendstunden ab, zeigt in der Nacht den niedrigsten Wert, steigt in den frühen Morgenstunden wieder an und erreicht untertags seinen höchsten Wert. Es ist unter anderem bedeutend für die Befindlichkeit und die Vigilanz (Wachheit) während des Tages. Das FSH (follikelstimulierende Hormon) sowie das LH (luteinisierende Hormon) sind weitere Hormone, die diesen zirkadianen Rhythmus zeigen.

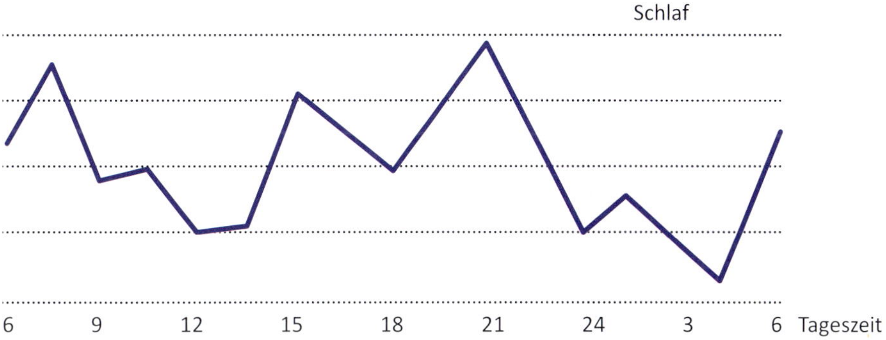

Veränderung der Sexualhormonspiegel im Tages-Nacht-Rhythmus
am Beispiel von Östradiol
Die Ausschüttung von Hormonen ändert sich rhythmisch über 24 Stunden (ca. 1 Tag = zirkadian). Manche Hormone, wie Melatonin, das Wachstumshormon, oder Prolaktin, werden hauptsächlich nachts ausgeschüttet, andere, wie Östradiol, Kortisol, TSH und Schilddrüsenhormone, während des Tages.

Was geschieht im Non-REM-Schlaf?

- ☆ Abnahme der Herzfrequenz mit zunehmender Schlaftiefe
- ☆ Abnahme der Atemfrequenz
- ☆ Senkung des Blutdrucks
- ☆ Abnahme der Körpertemperatur

Lange Zeit glaubte man, dass lediglich der Tiefschlaf der Erholung dienen würde, weil nur während dieser Phase die Zellregeneration sowie die Produktion von Proteinen und Wachstumshormonen stattfindet. Dem ist aber nicht so. Auch in der Einschlafphase wird bereits das Wachstumshormon ausgeschüttet, das für den Zellaufbau und die Regeneration notwendig ist. Dem Einschlafprozess sowie dem Schlaf selbst kommt demnach eine wichtige Bedeutung zu. Ein deftiges Abendmahl

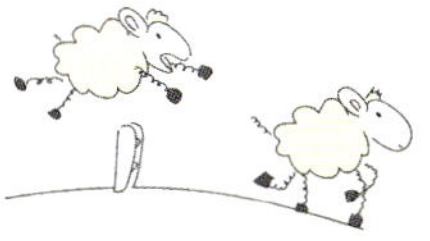

oder ein Zuviel an Schokolade vor dem Schlafengehen kann die Ausschüttung des Wachstumshormons reduzieren und verspäten. Aber nicht nur das, auch das Körpergewicht kann sich dadurch erhöhen, da das Fett im Gewebe gespeichert und nicht zur Energiegewinnung verbrannt wird.

Während zwischen drei und vier Uhr die Bildung des Wachstumshormons minimiert wird, schüttet der Körper zunehmend das Stresshormon Cortisol aus, um uns langsam auf den aktiven Wachzustand vorzubereiten. Am Morgen zwischen sieben und acht Uhr ist die Cortisol-Konzentration im Blut am höchsten. Sie nimmt beim gesunden Menschen im Laufe des Nachmittags wieder ab und ist gegen 24 Uhr minimal.

Warum das Wachstumshormon so wichtig für uns ist:
Das Wachstumshormon Somatotropin sorgt für das Wachstum von Körperzellen, für den Muskel- und Knochenaufbau und den Körperfettabbau („Fettkiller"). Es erhöht das „gute" HDL-Cholesterin und senkt das „schlechte" LDL-Cholesterin, dient der rascheren Wundheilung, reduziert die Faltenbildung, verbessert das Immunsystem, wirkt beschleunigend auf den Heilungsprozess bei Lungen- und Herzerkrankungen und kurbelt die Gedächtnisleistung an.
Die Ausschüttung des Wachstumshormons wird mit dem Beginn des Schlafs ausgelöst, unabhängig davon, wann wir einschlafen. Das Wachstumshormon ist der Gegenspieler des Alterns. Die Ausschüttung dieses Hormons nimmt mit dem Alter ab, und zwar etwa zehn bis 15 Prozent in jedem Lebensjahrzehnt. Im Alter von 60 Jahren haben wir dann nur mehr ein Viertel des Wertes eines 20-Jährigen, was mit der Abnahme der Tiefschlafphasen im Alter einhergeht.

Cortisol ist ein körpereigenes Hormon, das in der Nebennierenrinde gebildet und als Stresshormon bezeichnet wird. Es erreicht unabhängig vom Schlaf um acht Uhr Früh sein Maximum und um Mitternacht sein Minimum.
Das vom zirkadianen Rhythmus abhängige Hormon dient der hormonellen Regulation des Salz- und Wasserhaushalts in der Niere, wirkt entzündungshemmend und erhöht den Blutzuckerspiegel. Ein Mangel an Cortisol führt zu Leistungsabfall, Appetitlosigkeit, Gewichtsverlust, Müdigkeit, Muskelschwäche, Potenzstörungen bei Männern und einem Ausbleiben der Menstruation bei Frauen. Ein Zuviel an Cortisol wirkt sich ebenfalls negativ aus. Depressionen, aber auch Euphorie, verstärkter Haarwuchs, Akne, Rückenschmerzen, Potenz- und Libidostörungen, ein rotes Vollmondgesicht sowie Muskelschwäche sind mögliche Folgen.

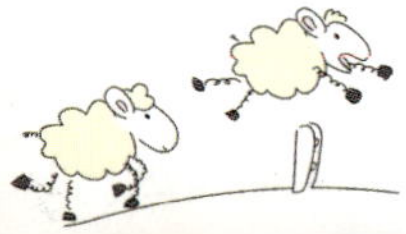

Schlafen und Wachen! Chronobiologen haben anhand von Experimenten erkannt, dass unser Schlaf-Wach-Verhalten durch körpereigene innere Rhythmen, also durch sogenannte innere Uhren, gesteuert wird. Äußere Faktoren wie Licht, Lärm sowie Arbeits- und Lebensumstände haben zwar einen Einfluss auf unser Schlafverhalten, bestimmen es aber nicht.

Wissen Sie, wie Ihre innere Uhr funktioniert? Die Chronobiologie gibt eine Antwort auf diese Frage und weist darauf hin, dass es nicht nur eine „innere Uhr", sondern mehrere „Uhren" gibt, nämlich eine Haupt- und einige Nebenuhren. Unsere Hauptuhr mit Sitz im Gehirn tickt völlig autonom, hat einen Rhythmus von ungefähr 24 Stunden und steuert fast den ganzen Körper wie etwa den Stoffwechsel oder die Blasenfunktion. Ihre Signale werden über das autonome Nervensystem, aber auch über Hormone wie z. B. Cortisol oder Melatonin gesendet. Die Organe in der Peripherie können auf ein eigenes molekulares Uhrwerk zurückgreifen, das sich allerdings nach der Hauptuhr richtet.

Schlafstadien – Vom Wachzustand zum Tiefschlaf

Der Schlaf (Hypnos) ist der kleine Bruder des Todes (Thanatos) – das glaubten früher die alten Griechen. Sie waren aber froh, wenn sie am nächsten Tag doch wieder aufwachten. Dass dem nicht so ist, werden Sie in den folgenden Kapiteln erfahren. Passiv erscheint uns der Schlaf nur deshalb, weil wir nicht alles bewusst miterleben.

Nach aktuellem Forschungsstand unterscheidet man zwischen **Non-REM-** und **REM-Schlaf**. Der Non-REM-Schlaf lässt sich in vier weitere Stadien (S1–S4) unterteilen, welche im Prinzip bereits 1937 von Loomis et al. als Stadien B bis E (A = Wachstadium) beschrieben wurden. Im neuesten Manual der American Academy of Sleep Medicine (AASM) (Iber et al. 2007) wird der Schlaf in N1 (= S1), N2 (= S2), N3 (= S3 + S4) und R (= SREM) unterteilt. 2013 erörterte Rodenbeck, welche wesentlichen Änderungen dieses Manual umfasste und wie sich diese auf die klinische Routine deutscher Labors auswirkten.

Jede Nacht durchlaufen wir mehrere Schlafstadien. Nach dem **leichten Einschlafstadium (S1),** auch transitorisches Stadium genannt, gehen wir über in das **mitteltiefe Schlafstadium (S2),** in dem wir uns jede Nacht am längsten befinden, kommen danach in **die Tiefschlafstadien (S3 und S4)** und wechseln dann in das erste **REM-Stadium** (Rapid Eye Movements = rasche Augenbewegungen). Letzteres kann mit dem ersten Traumstadium gleichgesetzt werden, obwohl sich auch in anderen

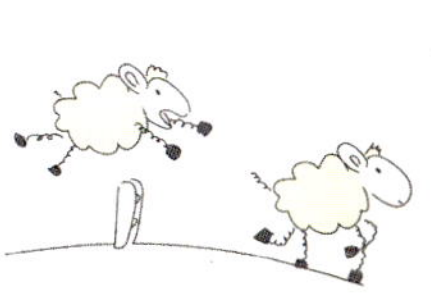

Schlafstadien mentale Prozesse abspielen. Doch sind die Träume in der REM-Phase am buntesten und lebhaftesten. Erkennbar ist die REM-Phase am Verlust der Muskelspannung (man ist wie gelähmt), an der unregelmäßigen Atmung und Herzfrequenz, am im Vergleich zum Non-REM-Schlaf durchschnittlich erhöhten Blutdruck, an Penis- und Klitoriserektionen und der stärkeren vaginalen Durchblutung. Die REM-Phase ist deshalb von großer Bedeutung, weil in dieser Zeitspanne unser prozedurales Gedächtnis (Fertigkeiten, die automatisch eingesetzt werden) konsolidiert wird, im Gegensatz zum expliziten Gedächtnis (Wissensinhalte), welches im Tiefschlaf gefestigt wird. Unbedeutende Informationen werden gelöscht, damit wieder Neues aufgenommen werden kann.

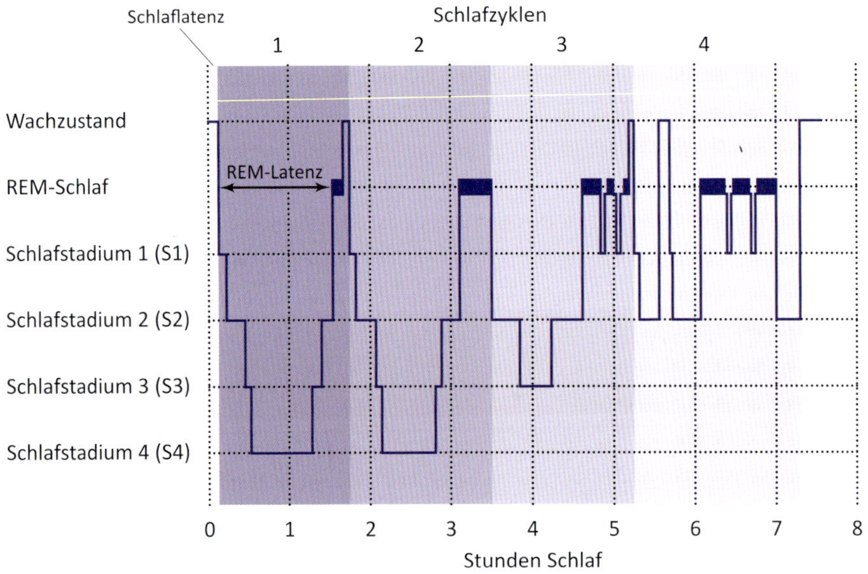

Normales Schlafprofil basierend auf der Klassifikation von 900 30-Sekunden-Epochen (nach Rechtschaffen & Kales)

Nach einer kurzen Schlaflatenz (= Einschlafzeit) erreicht der Schlafende aus dem Wachstadium W heraus über das leichte Schlafstadium S1 und das Spindelschlafstadium S2 bald die Tiefschlafstadien S3 und S4, in denen er ca. eine halbe Stunde bleibt, um dann in einen kurzen REM-Schlaf überzuwechseln, aus dem er auch kurz erwachen kann. Es folgen weitere drei Schlafzyklen, wobei gegen Schlafende die Non-REM-Stadien kürzer und weniger tief und die REM-Stadien länger werden.

Da es in der REM-Phase zur Beschleunigung und zu Unregelmäßigkeiten der Herzaktivität kommt, ist in diesem Stadium mit einem erhöhten Risiko für Menschen mit Herz-Kreislauf-Erkrankungen zu rechnen. Die höchste Sterblichkeit wird um fünf Uhr beobachtet, eine Zeit, in der die meisten REM-Stadien stattfinden. In

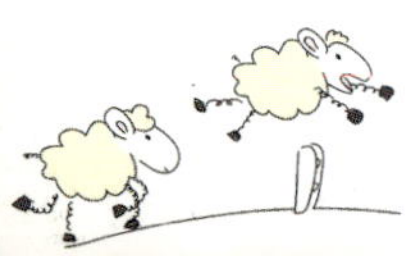

der Non-REM-Phase sinkt der Blutdruck wieder, nämlich um fünf bis 30 Prozent, sodass er gegenüber dem Wachzustand und dem REM-Schlaf deutlich niedriger ist.

Das Gehirn ist im REM-Stadium stärker durchblutet als während des Wachzustandes. Dieses Stadium ist daher sehr wichtig für die Regeneration des Nervensystems und der Psyche.

Was die EEG-Aktivität betrifft, findet sich in der Einschlafphase (S1) in erster Linie eine niederamplitudige gemischt-frequente Aktivität mit vorherrschenden Theta-Wellen und Vertex-Wellen. Dann gelangen wir in das Schlafstadium S2, das bereits durch bis zu 20 Prozent Delta-Wellen, Schlafspindeln und K-Komplexe gekennzeichnet ist, gefolgt vom Tiefschlaf (S3 und S4) mit 20 bis über 50 Prozent Delta-Wellen, aus dem wir nur durch starke äußere Reize geweckt werden können. Danach tritt im REM-Stadium wieder eine niederamplitudige gemischt-frequente Aktivität, vor allem niedergespannte Theta-Aktivität, auf. Aufgrund der auch vorhandenen niedrigen, raschen Beta-Aktivität wird dieses Stadium auch „paradoxer" Schlaf genannt. Es kommt zu raschen Augenbewegungen (REM) und totaler Muskelerschlaffung (REM-Phase).

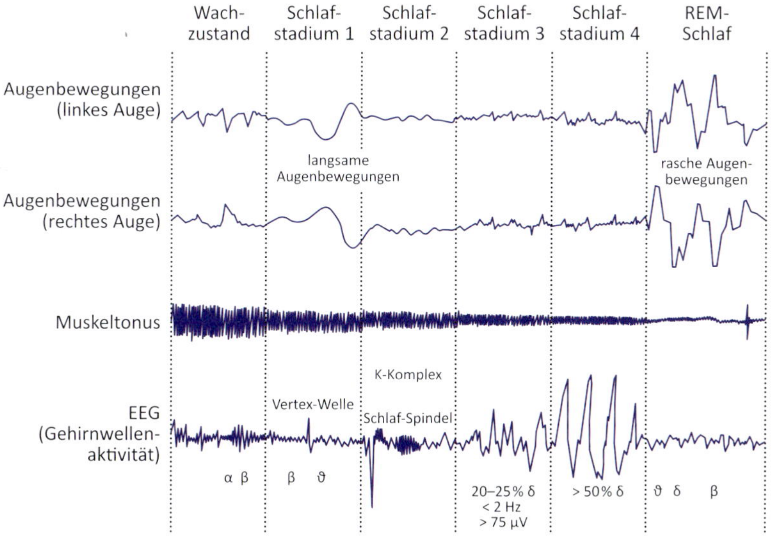

Charakteristika der Schlafstadien nach Rechtschaffen & Kales
Das Wachstadium, die Non-REM-Stadien S1–S4 und das SREM-Stadium sind durch charakteristische Veränderungen des EEGs, EMGs und EOGs gekennzeichnet. Mit zunehmender Schlaftiefe werden die EEG-Wellen langsamer und höher und die Muskelspannung wird geringer. Scharfe Ver-

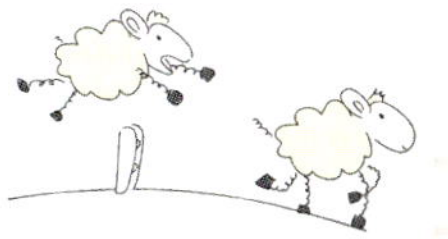

tex-Wellen sind für S1, Schlafspindeln und K-Komplexe für S2 charakteristisch. In S3 dominieren das EEG langsame, hochgespannte Delta-Wellen mit 20–50 %, in S4 mit mehr als 50 %. Im EOG kommt es in S1 zu langsamen, im REM-Schlaf zu raschen Augenbewegungen. Im REM-Schlaf wird auch das EEG wieder rasch und niedergespannt und der Muskeltonus ist bis auf gelegentliche phasische Zuckungen völlig reduziert.

Auch wenn es uns nicht bewusst wird, so wachen wir doch oft kurz vor oder nach der REM-Schlafphase auf. Es zeigt sich eine über 16 Sekunden dauernde Alpha-Aktivität, die für den Wachzustand charakteristisch ist. Dann beginnen wir den nächsten Schlafzyklus. Ein gesunder Erwachsener durchläuft jede Nacht vier bis sechs dieser Schlafzyklen von je 90 bis 120 Minuten. Jedes Schlafstadium ist wichtig für die Regeneration des Organismus.

Am Zustandekommen von Schlafen und Wachen sind viele Gehirnstrukturen und Botenstoffe – wie Neurotransmitter und Neuropeptide – beteiligt. Zu den aktivierenden Neurotransmittern zählen Noradrenalin, Dopamin, Serotonin, Acetylcholin, Histamin und Glutamat; zu den hemmenden GABA; aktivierende Neuropeptide sind Substanz P, vasoaktives intestinales Peptid (VIP) und Neurotensin; hemmende Neuropeptide sind Somatostatin und Kortikostatin.

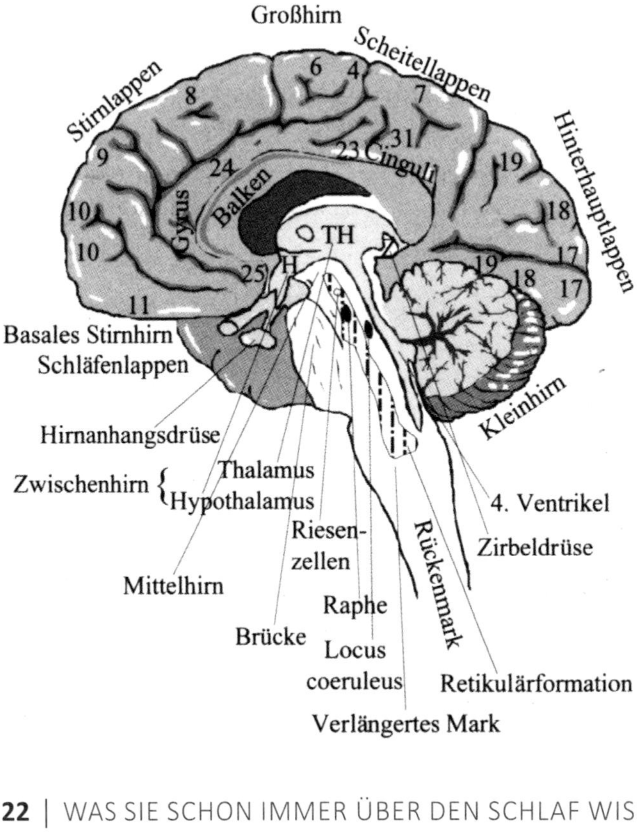

Gehirnstrukturen und Schlaf-Wach-Zentren
Schlafen und Wachen werden durch verschiedene Hirnstrukturen gesteuert, die im Hirnstamm (verlängertes Mark, Brückenhirn, Mittelhirn), Zwischenhirn und Großhirn liegen. Die Zahlen stehen für die Brodmann Areale (BA).

Charakteristika der Schlafstadien und assoziierter Ereignisse

W (= Wachstadium): Im Wachstadium dominieren im EEG okzipitale Alpha- und Beta-Wellen (> 50 % einer Epoche), im EOG rasche Augenbewegungen und Lidschläge, im EMG eine hohe Muskelspannung und Bewegungsartefakte.

S1 = Schlafstadium 1, N1 (AASM), Dämmerschlaf, Leichtschlaf, transitorisches Stadium: In diesem Schlafstadium kommt es im EEG zur Abnahme der Alpha-Wellen und Zunahme einer niederamplitudigen gemischt-frequenten Aktivität mit vorherrschenden Theta-Wellen. Vereinzelt treten über der Scheitelregion (Vertex) steile Wellen als Antwort des Gehirns auf Außenreize auf. Im EOG sieht man langsame, rollende Augenbewegungen, im EMG kann die Muskelspannung leicht abnehmen.

S2 = Schlafstadium 2, N2 (AASM), mitteltiefer Schlaf: In diesem Schlafstadium findet sich im EEG neben der Theta- auch Delta-Aktivität (bis zu 20 %), insbesondere Schlafspindeln (sporadische 0,5 bis 1,5 sec dauernde, rasche 12–14 Hz-Wellen) und K-Komplexe ohne assoziiertes Arousal, d. h. vereinzelt aus der Hintergrundaktivität herausragende Wellenkomplexe bestehend aus einer schärferen negativen Komponente mit zentralem Maximum, gefolgt von einer amplitudenhohen positiven Komponente mit einem Maximum über der frontalen Hirnregion, die oft spontan, aber auch als Antwort auf akustische Reize auftreten. Im EOG sind die Augen ruhig, im EMG nimmt die Muskelspannung weiter ab.

S3 = Schlafstadium 3, tiefer Schlaf: Im EEG herrschen Delta-Wellen mit niedriger Frequenz (unter 2 Hz) und hoher Amplitude (über 75 µV) vor (20–50 %). Im EOG gibt es keine Augenbewegungen, im EMG nimmt der Muskeltonus weiter ab.

S4 = Schlafstadium 4, tiefster Schlaf: Im EEG machen die vorher beschriebenen hochgespannten Delta-Wellen über 50 Prozent der Aktivität aus. Im EOG sind keine Augenbewegungen, im EMG ist ein niedriger, wenngleich vorhandener, Muskeltonus fassbar.

S3 + S4 = N3 (AASM), Tiefschlaf, SWS-Schlaf (Slow-Wave Sleep): Vor allem im frontalen EEG treten in mindestens 20 % der Epoche Delta-Wellen (0,5–2 Hz, mit Amplituden > 75 µV) auf. K-Komplexe mit diesen Amplituden- und Frequenzen gelten als Delta-Wellen.

SREM = Stadium REM, R(AASM), Traumschlaf: Im EEG kommt es wieder zum plötzlichen Auftreten niederamplitudiger gemischt-frequenter Aktivität, vor allem niedergespannter Theta-Aktivität, in Gruppen auftretend auch „Sägezahnwellen" genannt. Im EOG treten rasche Augenbewegungen (< 500 ms)

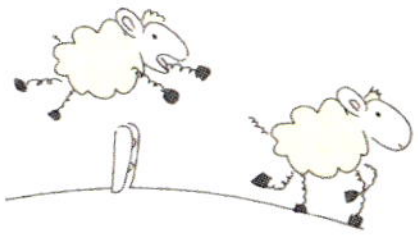

auf, im EMG kommt es fast zum völligen Sistieren der Muskelspannung mit nur transienten phasischen Aktivierungen.
Bewegungsstadium = BS, Movement Time, MT, laut AASM kein eigenes Stadium: In über 50 Prozent der 30 Sekunden dauernden Epoche sind die polysomnografischen Messgrößen, insbesondere das EEG, durch Bewegungsartefakte gestört, sodass eine Zuordnung zu einem Stadium nicht möglich ist. Laut AASM (2007) werden Epochen mit ausgeprägter, länger als 15 Sekunden dauernder Körperbewegung als dasselbe Stadium klassifiziert wie die jeweils nachfolgende Epoche. Falls zumindest teilweise in der Epoche ein Alpharhythmus erkennbar ist, wird die Epoche zu „Wach" (W) gezählt. Selbst wenn die Epoche keine Alpha-Aktivität enthält, aber davor oder danach Wachstadien sind, wird sie ebenfalls zu W gezählt.
Arousals = Mikroweckreaktionen: Kurze EEG-Beschleunigungen (Theta-, Alphawellen und/oder mehr als 16 Hz) über mindestens drei Sekunden mit und ohne gleichzeitige EMG-Erhöhung. Arousals in REM benötigen zusätzlich eine EMG-Erhöhung über mindestens 1 Sekunde. Dem Arousal müssen mindestens 10 Sekunden stabilen Schlafs vorausgehen. Laut AASM werden Arousals auch im Wachen gewertet und gehen demnach in den Arousal-Index ein, wenn sie während der Zeit im Bett auftreten.

EEG = Elektroenzephalogramm zur Ableitung der Hirnströme
EOG = Elektrookulogramm zur Ableitung der Augenbewegungen
EMG = Elektromyogramm zur Messung der Muskelaktivität

Die neue Schlafstadienklassifikation nach der AASM (2007) zeigte im Vergleich zur alten Klassifikation nach Rechtschaffen & Kales nur einen geringen Einfluss auf die Gesamtschlafzeit, Schlafeffizienz und das REM-Stadium, aber einen deutlichen Einfluss auf die Wachzeit nach Schlafbeginn sowie die Non-REM-Stadien-Verteilung. So nahmen S1 und Tiefschlaf um 10 Minuten zu, S2 nahm um 20 Minuten ab (Moser et al. 2009, Anderer et al. 2010).

Aus einem leichten Schlafzustand ist man am leichtesten, aus einem tiefen am schwersten zu wecken. Körperbewegungen finden im Non-REM-Stadium statt, und zwar je tiefer der Schlaf, desto weniger Bewegungen treten auf. Im REM-Stadium sind die Muskeln total erschlafft, doch kommen vereinzelt kurze Muskelaktivitätsphasen in der Schlaflaboraufzeichnung zur Darstellung. Werden wir aus dem REM-Schlaf gerissen, in dem wir träumen, können wir uns mit 60- bis 80-prozentiger Sicherheit an das soeben Geträumte erinnern. Nicht aber beim Erwachen aus

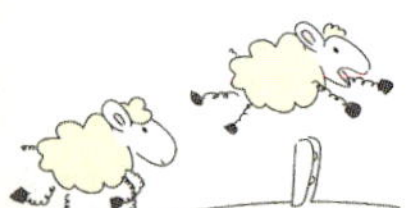

der Non-REM-Phase, wo die Wahrscheinlichkeit, über den Traum berichten zu können, zwischen null und 60 Prozent liegt.

Beim Erwachsenen beträgt die Länge eines Schlafzyklus 90 bis 120 Minuten. Bei Säuglingen sind die Schlafzyklen wesentlich kürzer und dauern lediglich 50 bis 60 Minuten. Außerdem bildet sich der Tiefschlaf erst im dritten Lebensmonat richtig aus. 60 bis 70 Minuten lang ist ein Schlafzyklus bei Volksschulkindern. Auch der REM-Schlaf-Anteil verändert sich im Laufe des Lebens. Von 50 Prozent bei Säuglingen sinkt er langsam mit dem Heranwachsen auf etwa 20 Prozent. Bereits bei Vierjährigen ist der Wert der Erwachsenen erreicht, der sich ab diesem Zeitpunkt kaum mehr verändert. Zwischen dem 20. und dem 39. Lebensjahr beträgt der REM-Schlaf-Anteil noch 22 Prozent, er sinkt auf 21 Prozent zwischen dem 40. und 59. Lebensjahr und erreicht mit 17,5 Prozent sein absolutes Tief zwischen dem 60. und 95. Lebensjahr.

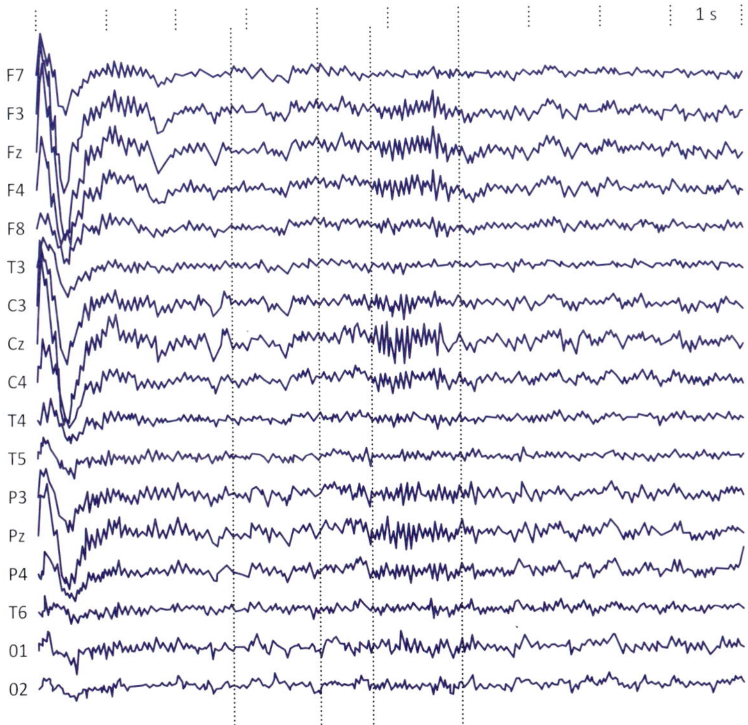

10-Sekunden-Schlaf-EEG-Aufnahme eines Schlafstadiums (S2) mit Schlafspindeln und einem K-Komplex

Ein 17-Kanal-EEG-Abschnitt aus der Polysomnografie eines 25-jährigen gesunden Mannes mit einer 1,25 Sekunden dauernden Schlafspindel (in der Mitte des Bildes). Links ist ein K-Komplex mit anschließender Schlafspindel zu erkennen.

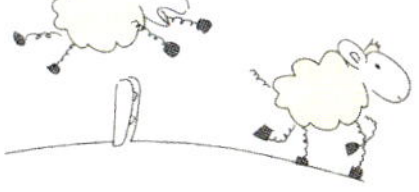

Im ersten Drittel des Schlafs dominiert der Tiefschlaf und der REM-Schlaf ist kaum vorhanden. Im dritten Drittel der Nacht ist es umgekehrt. Insgesamt verbringen wir die längste Zeit im mitteltiefen Schlafstadium (S2).

Die REM-Phasen nehmen also im Laufe der Nacht an Dauer zu. Wenn wir uns am Wochenende etwas mehr Schlaf „gönnen" wollen, bleiben die Tiefschlafphasen von ihrer Länge her konstant, nur die REM-, mitteltiefen und leichten Schlafstadien werden länger.

Schlaftypen – von „Eulen" und „Lerchen"

Es gibt tatsächlich Abend- und Morgenmenschen. Zu welchem der beiden Typen man gehört, ist genetisch bedingt und lässt sich kaum „umprogrammieren". Aber lediglich 20 Prozent der Menschen sind extreme „Lerchen" oder „Eulen", die Mehrheit, nämlich 80 Prozent, sind Mischtypen. Während bei morgenaktiven „Lerchen" die Periodenlänge der inneren Uhr kürzer ist, ist sie bei den nachtaktiven „Eulen" entsprechend länger. Auch die Körpertemperatur zeigt an, dass es sich um einen Morgenmenschen handelt: wenn dessen Wert morgens rasch ansteigt, sich dieser am Vormittag am wohlsten und leistungsfähigsten fühlt und er am Abend am liebsten mit den Hühnern zu Bett gehen würde.

Anders der Abendmensch, der erst im Laufe des späten Vormittags in die Gänge kommt und am Abend Bäume ausreißen könnte. Wenn eine „Eule" aufgrund ihres Berufes zur „Lerche" wird, also früh aufstehen muss, wird diese möglicherweise ein gestörtes Schlafverhalten aufweisen und unter chronischem Schlafmangel leiden. Für eine ausgeprägte „Lerche" wird es ebenso schwer, zu einer „Eule" zu mutieren, da sich die genetische Disposition nur geringfügig verändern lässt. Sehr früh, nämlich ab den ersten Lebensjahren, kann sich schon herauskristallisieren, ob sich ein Kind zum Morgen- oder Abendmenschen entwickeln wird. Es wird entweder sehr früh abends müde und morgens zeitig wach oder schläft abends spät ein und kommt morgens kaum aus dem Bett, wenn es beispielsweise in den Kindergarten gehen sollte.

Was tun, wenn man am Morgen schwer aus dem Bett kommt:

1. Stellen Sie Ihren Wecker für eine Zeit lang so, dass dieser 20 bis 30 Minuten früher als sonst läutet! Denn werden Sie eventuell aus einer Tiefschlafphase aufgeweckt, fühlen Sie sich auch dann erschöpft, wenn Sie ausreichend geschlafen haben. Besser wäre es, aus einer leichteren Schlafphase aufzuwachen, weil wir uns dann einfach wohler fühlen.
2. Verdunkeln Sie nicht vollständig den Schlafraum, sondern lassen Sie den Vorhang bzw. die Jalousie einen Spalt offen! So kann das Tageslicht schon früher auf die geschlossenen Augenlider fallen und das Gehirn die Melatoninproduktion einstellen. In den Wintermonaten kann man sich mit einer Zeitschaltuhr an der Nachttischlampe oder einem Lichtwecker helfen, sodass es schon vor dem Läuten des Weckers langsam heller im Raum wird.
3. Hilfreich kann auch beruhigende Musik vor dem Läuten des Weckers sein, die einen auf den Tag einstimmen lässt.
4. Dehnen und strecken Sie sich noch vor dem Aufstehen im Bett und machen Sie ein paar gymnastische Übungen. Das bringt Ihren Kreislauf in Schwung und ist durchblutungsfördernd. Man braucht ca. 15 Minuten, um 75 Prozent seiner Leistungsfähigkeit zu bekommen, aber eine Stunde, um 100 Prozent zu erreichen.
5. Wechselduschen am Morgen! Das kostet am Anfang etwas Überwindung, doch regt es den ganzen Kreislauf an, stärkt das Immunsystem und macht Sie bestimmt rasch munter!
6. Beachten Sie, dass man sich auch nach zu viel Schlaf müde und wenig leistungsfähig fühlt!

Schlafpositionen – Welche ist am erholsamsten?

Manche Menschen können in jeder Position einschlafen, im Sitzen und sogar im Stehen. Die eingenommene Schlafposition hängt von unterschiedlichen Faktoren ab – vom Alter, dem Gesundheitszustand und den persönlichen Neigungen. Die Mehrheit schläft auf dem Rücken oder auf der Seite, wobei die rechte Seite bevorzugt wird. Eine schlaffördernde Position in dem Sinne gibt es nicht, nur der Rücken hat am liebsten die Rückenlage, und mit einem entsprechenden Kissen unter dem Kopf freut sich der Nacken. Die seltene Bauchlage ist nur bedingt empfehlenswert, weil der Rücken in dieser Position ein Hohlkreuz bildet. Abhilfe kann durch ein Kissen unter dem Bauch geschaffen werden. Da wir ohnehin nicht die ganze Nacht über ein und dieselbe Position beibehalten, sondern uns zu ganz bestimmten Zei-

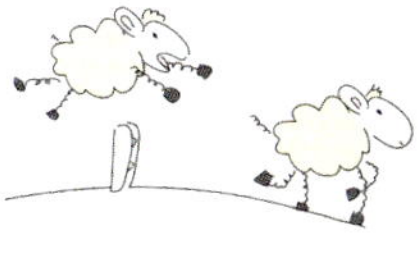

ten, nämlich kurz vor und nach dem REM-Schlaf (um-)drehen, ist jede Schlaflage, die keine Schmerzen verursacht oder vorhandene verstärkt, in Ordnung. Durch das mehrmalige Umdrehen bzw. den Lagewechsel sorgen wir unbewusst ohnehin für Entlastung.

Was die Schlaf- bzw. Einschlafhaltung betrifft, so ist aus verschiedenen Studien bekannt, dass es einen Zusammenhang zwischen der Schlafhaltung und dem persönlichen Charakter gibt, der sich auch im Schlaf nicht verheimlichen lässt. Die meisten Menschen ändern eher selten ihre Einschlafposition. Ein Lagewechsel während der Nacht findet aber sehr häufig statt, nämlich mindestens 40-mal pro Nacht, abhängig von der Schlafdauer. Lediglich fünf Prozent der Menschen schlafen jede Nacht in einer anderen Position ein, was einen eher unsteten Charakter vermuten lässt. Doch da sich auch die Persönlichkeit eines Menschen im Laufe des Lebens verändert, hat diese Interpretation sowie die der unterschiedlichen Schlafhaltungen eher Unterhaltungswert.

Schläft man in der Seitenlage ein, was etwa 59 Prozent aller Menschen tun, so wird ein fairer, ausgeglichener Mensch mit einem gesunden Menschenverstand vermutet, sofern die Knie nur leicht angezogen werden. Wenn die Knie verstärkt angewinkelt werden, deutet dies auf Kreativität, praktische Intelligenz und Gefühlsbetontheit hin. Eine Schlafposition, bei der der Körper ziemlich eingerollt ist (Embryonallage), wird gerne von Menschen mit Kummer und Sorgen eingenommen, so eine andere Deutung.

Auf dem Rücken Schlafende nennt man Königsschläfer, weil sie entspannt und gelassen wirken. Ihnen wird Selbstbewusstsein, Wissbegier und Neugier nachgesagt. Aber jede Sache hat zwei Seiten: Der Nachteil ist, dass in dieser Position Schnarchen nicht ausgeschlossen werden kann. Und bei lauten Schnarch- und Sägelauten kann es sein, dass der Königsschläfer irgendwann alleine in seinem „Reich“ liegen wird, sollte sich der Bettnachbar zu sehr gestört fühlen.

Menschen, die auf dem Bauch liegend einschlafen, zählen zu den Perfektionisten, gelten als berechenbar, kontrollierend und lassen sich nicht gerne in die Karten schauen.

Wie intim ist der Schlaf?

Der Schlaf ist nicht der Bruder des Todes, bestenfalls sein Cousin dritten Grades, behauptet die moderne Wissenschaft. Schlafen und Träumen ist wie eine Art regelmäßig wiederkehrender „Urlaub vom Leben“. Im Schlaf sind wir mit uns alleine,

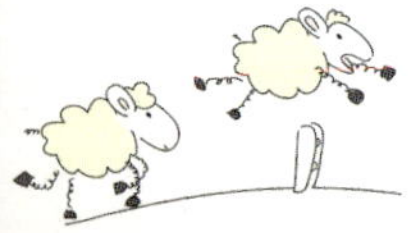

normalerweise brauchen wir niemanden, um schlafen zu können. Nacht für Nacht liefern wir uns dem Schlaf aus und gleiten langsam in einen unklaren und unsicheren Zustand. Wir wissen nicht, wohin, in welche bizarre Traumwelt uns die nächste nächtliche Reise führt, denn jede Nacht ist anders (unterschiedliche Träume), aber auf einer anderen Ebene doch immer gleich (REM- und Non-REM-Stadien). Die Schlafarchitektur, d. h. die Abfolge der unterschiedlichen Schlafstadien, ist bei normalen Schläfern in der Regel sehr konstant, bei Schlafgestörten von Nacht zu Nacht unterschiedlich.

Aus tagtäglicher Erfahrung haben wir gelernt, dass wir jeden Morgen wieder aus dieser geheimnisvollen Welt ins bewusste Leben zurückkommen. Nach dem Aufwachen sind kaum Erinnerungen an die Stunden im Schlaf vorhanden. Manche Träume können kurz nach dem Munterwerden noch wiedergegeben werden, ehe sie aus dem Gedächtnis entschwinden – auch in Abhängigkeit, aus welchem Schlafstadium man aufwacht und wie viel Zeit seit dem Aufwachen vergangen ist.

Träume sind gespeicherte Gedächtnisinhalte. Schlafen Sie noch einmal darüber, ehe Sie eine wichtige Entscheidung fällen, rät der Volksmund.

Der Traum hat etwas von der Wirklichkeit, die wir im Alltag erleben, und etwas Unwirkliches, das wir gerne oder lieber nicht in der Realität erleben wollen. Auch wenn das Schlafen und das Träumen etwas ganz Normales und Natürliches im Leben eines Menschen sind, können in den Schlaf- bzw. Traumphasen oft seltsame Dinge passieren, auf die wir keinen Einfluss haben. Vergessen Sie auch nicht, dass wir den Schlaf für das Lernen brauchen und sich das Gelernte ohne unser Zutun im Schlaf festigt.

Aber kommen wir noch einmal zurück zum Vergleich des Schlafs mit dem Tod! Stellen Sie sich vor, Sie sehen jemanden mit geschlossenen Augen regungslos liegen. Schläft er nun, oder ist er tot? Er kann natürlich auch bewusstlos sein oder sich im Koma befinden. Aus dem Schlaf ist man jederzeit erweckbar, aus der Bewusstlosigkeit weniger und noch weniger aus dem Koma. Im Schlaf, der gekennzeichnet ist durch Bewusstseinsänderungen, nimmt das Gehirn seine Umgebung wahr und ermöglicht selektive Reaktionen.

Nur selten stirbt man im Schlaf, gleichwohl viele Menschen sich diesen Tod insbesondere bei schweren Erkrankungen wünschen. Einzuschlafen und, wenn es an der Zeit ist, nicht mehr aufzuwachen. Man ruht dann sanft in Frieden, hat die letzte Ruhe gefunden, ist sanft entschlafen. Das klingt nun nach dem Tod und hat nichts mehr mit dem Schlaf, der zum Leben gehört, zu tun.

Bedenken wir, dass wir im Schlaf äußeren Umweltfaktoren und Bedrohungen schutzlos ausgeliefert sind. Das macht manchen Menschen Angst und ist daher der Grund, warum wir diese Stunden gerne an einem Platz verbringen wollen, wo wir uns wohlfühlen, wo wir uns entspannen können und keine Angst haben müssen. So drehen sich Tiere mehrmals um die eigene Achse bevor sie sich hinlegen, um das Terrain für den Schlaf zu erkunden. Auch Menschen haben Einschlafrituale, man denke nur an das Zähneputzen bei Erwachsenen, das Abschminken und Waschen oder die „Gute-Nacht-Geschichte“ bei Kleinkindern.

Während Ruhe, Entspannung und Erholung schlaffördernd sind, haben Kontrollverlust, Schutzlosigkeit, soziale Isolation, der Rückzug aus allen Lebensbereichen sowie das veränderte Bewusstsein (z. B. bei Fieber) eine schlaferschwerende Wirkung.

Weil der Schlaf und alles, was damit in Verbindung gebracht wird, als eine sehr persönliche und intime Angelegenheit gesehen wird, sind Forschungen und Aufzeichnungen über die Schlafgewohnheiten verschiedener Völker, insbesondere noch sehr naturnah lebender, sehr rar. Der Schlaf ist eben sehr intim und ein Maßstab für die Seele.

Ist Lernen im Schlaf möglich?

Was nachts gar nicht zur Ruhe kommt, ist unser Gehirn. Es ist im Schlaf noch aktiver als gedacht und braucht die Nacht, in der wir gut schlafen, für wichtige Aufräum- und Reparaturarbeiten.

Lege dein Lehrbuch unter dein Kopfkissen und am nächsten Tag weißt du alles, was drinnen steht! Ein Wunschdenken, und als Kind hat man sogar noch daran geglaubt. Als Erwachsener wissen wir, dass das leider nicht stimmt. Oder doch?

Verloren gehen die neuen Kenntnisse über Nacht zwar nicht, aber ganz ohne zu lernen wandern keine Informationen in unser Gehirn, man muss schon das Lehrbuch studieren. Für die Festigung des Gelernten ist der Schlaf entscheidend, genau genommen braucht man für die Gedächtnisbildung einen guten, störungsfreien Schlaf. Und man kann im Schlaf nur das lernen, was man sich im Wachzustand angeeignet hat. Informationen aus dem Kurzzeitgedächtnis wandern dann ins Langzeitgedächtnis. Diesen Prozess, der zwischen Stunden und einigen Tagen dauert, nennt man Gedächtniskonsolidierung. Man unterscheidet explizites (deklaratives) Gedächtnis, d. h. die Speicherung von Wissensinhalten, und implizites (prozedurales) Gedächtnis, d. h. den Erwerb von Fertigkeiten, die automatisch, ohne Nachdenken eingesetzt werden. In unseren eigenen Studien konnten wir zeigen, dass neben Tiefschlaf und REM-Schlaf auch Schlafstadium S2 für die Gedächtniskonsolidierung wichtig ist, da eine Zunahme von Spindelaktivität mit einer Zunahme des deklarativen Gedächtnisses verbunden war (Schabus et al. 2004). Auch weitere Untersuchungen bestätigten eine positive Korrelation zwischen Schlafspindeln und intellektueller Leistung (Nader und Smith 2003, Schabus et al. 2008). Mittels elektrophysiologischer bildgebender Verfahren (Low-Resolution Brain Electromagnetic Tomography = LORETA) konnten wir Spindelgeneratoren je nach Frequenz im Parietallappen (über 13 Hz) und Frontallappen (unter 13 Hz) lokalisieren und darstellen (Anderer et al. 2001).

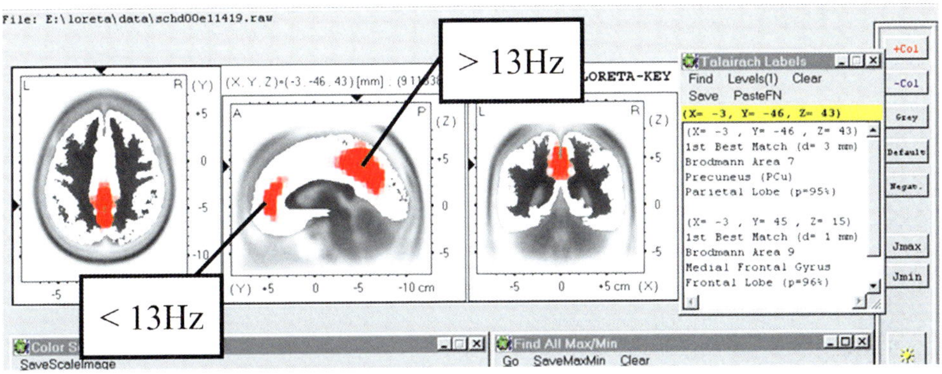

Lokalisation von Generatoren der Schlafspindeln mittels LORETA (Low-Resolution Brain Electromagnetic Tomography)
Die dargestellten LORETA-Images beruhen auf Berechnungen von 144 Schlafspindeln von 8 normalen Schläfern (Frequenzbereich 11,2–15,2 Hz). Gezeigt wird in einem horizontalen, sagittalen und koronaren Schnitt die Leistung der berechneten Stromdichte für die Talairach-Koordinaten mit maximaler Aktivität. Der horizontale Schnitt ist von oben, der sagittale Schnitt von links, der koronare Schnitt von hinten gesehen.

Zusammenhänge zwischen Gehirnaktivität während des Schlafes gemessen mittels LORETA und der Verbesserung der Gedächtnisleistung über Nacht zeigten eine Abschwächung der Gedächtnisspuren von irrelevanten Informationen im Vergleich zu relevanten Informationen während des Tiefschlafs („reset"), ein Wiederholen relevanter Information im Spindelschlaf („reactivation") und eine Weiterverarbeitung von relevanten Informationen bis hin zur Lösung von Problemen im REM-Schlaf („reprocessing"). Damit werden prozedurale und deklarative Gedächtnisspuren während des Schlafs unmittelbar nach Gedächtnistraining konsolidiert (Anderer et al. 2011). Wer gut schläft, lernt leichter und nachhaltiger (Born und Gais 2004).

An dieser Stelle ein Appell an die Eltern: Schicken Sie Ihre Kinder nie zur Strafe ins Bett! Das Bett soll ein Ort der Erholung und Entspannung sein, an dem man sich wohlfühlt und negative Emotionen (etwa Ärger und Wut über die strengen Eltern etc.) nicht erwünscht sind. Andernfalls bekommt das Kind einen falschen Zugang zum Schlaf, einer der wichtigsten und schönsten Lebensaktivitäten des Menschen, was sich in weiterer Folge zu einer Schlafstörung entwickeln kann. Der Schlaf alleine ist auch nicht als Mittel zur Leistungserbringung und -steigerung zu betrachten.

Im Schlaf sollen sich auch Sprachen lernen lassen, wie manche Wissenschaftler behaupten. Besonders soll sich dafür die Anfangsphase des Schlafes, in der das Gehirn aufnahmefähig ist, eignen. Sie dauert eine halbe bis zu einer dreiviertel Stunde.

Kinder schlafen in der Regel besser und länger als Erwachsene, was eine Erklärung dafür sein könnte, dass die schlafassoziierte Gedächtnisbildung in der Kindheit wesentlich besser funktioniert als im Erwachsenenalter. Das Langzeitgedächtnis wird nur im Schlaf gebildet, vermuten Wissenschaftler. Sie behaupten ebenfalls, dass die bewussten Erinnerungen besonders vom frühen Tiefschlaf und die Wahrnehmung sowie das Lernen von motorischen Fähigkeiten vom späten REM-Schlaf profitieren. Dass der Schlaf nicht nur einen zeitlichen, sondern auch einen lokalen Aspekt hat, erkennt man daran, dass Hirnareale, die während des Tages besonders aktiv sind, im Schlaf Aktivitätsmuster aufweisen, die eine Reorganisation der Erinnerung ermöglichen (Huber et al. 2004). Durch diese Konsolidierungsphase im Schlaf konnte eine beträchtliche Verbesserung der Lernleistung nachgewiesen werden, welche ohne Schlaf nicht möglich wäre. Schlaf ist für die Bildung des Gedächtnisses essenziell. Auch ein Bewusstsein ohne Gedächtnis ist nicht vorstellbar. Im Schlaf geht jedoch ein Teil unseres Bewusstseins verloren, was als Voraussetzung für die Gedächtnisbildung vermutet wird. Ungestörter Nachtschlaf hilft, neu Gelerntes besser zu behalten. Ist dieser jedoch gestört, können Lerndefizite in der darauffolgenden durchgeschlafenen Nacht nicht ausgeglichen werden.

Lange Zeit sah man den Vorteil des Schlafs nach einer Lernphase darin, dass die frischen Gedächtnisspuren für die erlernten Fertigkeiten nicht durch interferierende Einflüsse anderer visueller Stimuli zerstört werden können. Diese Hypothese konnte mit einem Versuch widerlegt werden, bei dem man Versuchspersonen nach der Lernphase mit verbundenen Augen wach gehalten hatte und keine Gedächtniskonsolidierung feststellen konnte.

Es hat sich auch gezeigt, dass unterschiedliche Schlafphasen verschiedene Arten des Lernens beeinflussen können. Für das Erlernen visueller und motorischer Fertigkeiten eignet sich am besten der REM-Schlaf. Wenn neue Bewegungsabläufe gelernt werden, nimmt der REM-Schlaf-Anteil in den darauffolgenden Nächten deutlich

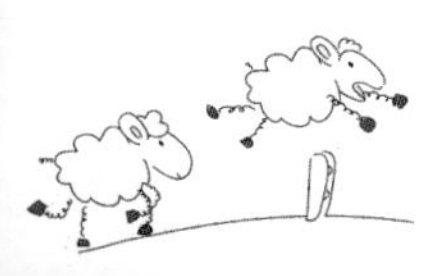

zu. Wird nun der Schläfer in der REM-Phase geweckt, wird er unbewusst am Einstudieren neuer Bewegungsmuster gehindert, wohingegen das Aufwecken in der Non-REM-Phase wenig Einfluss auf diesen Lernprozess hat.

Studenten und Schüler dürfen sich darüber freuen, denn Lernen im Schlaf findet tatsächlich statt. In der Nacht werden im Gehirn biochemische Prozesse ausgelöst, die für die Herstellung von neuen Verbindungen zwischen Nervenzellen sorgen, wodurch neue Lerninhalte dauerhaft gefestigt werden. Es ist die Produktion von Eiweißmolekülen, die für den Umbau von Nervenzellstrukturen in jenen Hirnarealen, welche auch während des Lernens aktiv sind, verantwortlich ist.

Wie erklärt sich, dass wir manches erlernte Wissen nicht wiedergeben können? Die psychologische Gedächtnisforschung glaubt, darauf eine plausible Antwort zu haben. Entsprechende Gedächtnisspuren könnten verloren gegangen sein, oder der Zugriff auf gespeicherte Informationen ist blockiert. Der Schlaf hat laut Forschung einen Einfluss auf die Gedächtniskonsolidierung. Der Einfluss des Schlafs auf die Gedächtnissysteme ist jedoch nicht vollkommen einheitlich.

Laut einer relativ neuen Studie reinigt sich das Gehirn im Schlaf vom „Müll“, der für Alzheimer und andere neurologische Erkrankungen verantwortlich gemacht werden kann. Wissenschaftler dieser Studie fanden zudem heraus, dass die Gehirnzellen während des Schlafs schrumpfen, sodass dieser zelluläre Abfall durch den größeren Zwischenraum zwischen den Zellen noch effizienter beseitigt werden kann. Im restlichen Körper übernimmt die Beseitigung von Abfallprodukten der Zellen das Lymphsystem, das sich wegen der Blut-Hirn-Schranke nicht auf das Gehirn erstreckt.

Schon im Jahr 1924 konnte wissenschaftlich nachgewiesen werden, dass einfache Lernaufgaben vor dem Schlafen leichter behalten wurden als vor einer Wachperiode.

Mythen rund um den Schlaf

Über den Schlaf existiert eine Vielzahl von Mythen. Manche davon haben sogar einen wahren Kern, aber viele sind einfach falsch. Der am weitesten verbreitete Irrglaube ist, einzig und alleine das Durchschlafen mache einen guten Schlaf aus. Doch niemand schläft die ganze Nacht durch, auch die guten Schläfer wachen etwa 30-mal pro Nacht auf. Diese Wachphasen dauern jeweils 16 Sekunden bis zu drei Minuten. Sie werden von uns oft gar nicht wahrgenommen und haben daher auch

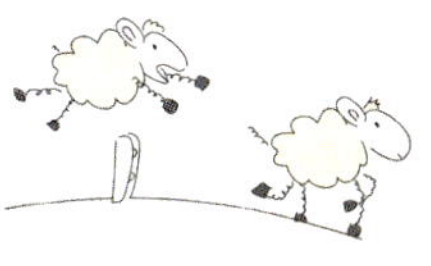

keinen negativen Einfluss auf die nächtliche Erholung. Erfahren Sie hier mehr über den Schlaf bei Vollmond, den Schlaf vor Mitternacht, das Nachmittagsschläfchen und andere Mythen, und testen Sie selbst, ob Sie der Schlaf schöner und jünger macht. Sie zweifeln daran? Geistige und körperliche Fitness, ein gestärktes Immunsystem, seelische Ausgeglichenheit und einen besseren Stoffwechsel werden Sie mit einem gesunden Schlaf erreichen, aber als Mittel für die Schönheit ist er leider wenig konkurrenzfähig. Oder ist es doch anders?

Mythen rund um den Schlaf – wir decken sie auf!

„Schlafen Sie mindestens acht Stunden täglich!"

Das Schlafbedürfnis ist individuell unterschiedlich und schwankt zwischen vier und neun Stunden. Wenn Sie sich nach einem vierstündigen Schlaf untertags aktiv und fit fühlen und unter keiner übermäßigen Tagesmüdigkeit leiden, dann ist die Schlafdauer für Sie in Ordnung. Sollten Sie sich aber müde und erschöpft durch den Tag quälen, dann reichen vier Stunden Nachtschlaf auf Dauer für Sie nicht aus. Sie brauchen eindeutig mehr für Ihre physische und psychische Gesundheit.

„Der Schlaf vor Mitternacht ist sehr wichtig!"

Wer behauptet das wohl? Diese alte Weisheit ist grundsätzlich falsch und stammt aus einer Zeit, als die Menschen weit vor Mitternacht zu Bett gingen. Entscheidend ist, dass der Schlaf in den ersten Stunden nach dem Zu-Bett-Gehen möglichst ungestört ist, weil in dieser Zeit die Tiefschlafphasen, in denen sich der Körper am besten erholt, am längsten sind. Der Schlaf ist deswegen am erholsamsten, weil in dieser Phase die Bildung von Wachstumshormonen stattfindet, die der Regeneration dienen. In die Tiefschlafphase kommen wir allerdings auch, wenn wir erst nach Mitternacht ins Bett gehen. Wichtig ist der Schlaf deutlich vor drei Uhr, da der Körper danach kaum mehr die für die Zellregeneration essenziellen Wachstumshormone, sondern eher Stresshormone produziert.

Da aber die Mehrheit der Bevölkerung zwischen 22 und 23 Uhr zu Bett geht, werden tatsächlich die tiefen Schlafphasen vor Mitternacht gemessen. Das soll aber nicht heißen, dass der für die ersten Schlafzyklen charakteristische Tiefschlaf mit dem Schlaf vor Mitternacht assoziiert wird, zumal er auch nicht der qualitativ bessere Schlaf ist. Während etwa im Wachstadium noch alle Außenreize wahrgenommen und vom Thalamus zur Gehirnrinde weitergeleitet werden, passiert dies in der zweiten Schlafphase (Spindelschlaf) nur mit jedem vierten Reiz, um so das Gehirn vor einer Reizüberflutung zu schützen. Die sogenannten Schlafspindeln dienen als

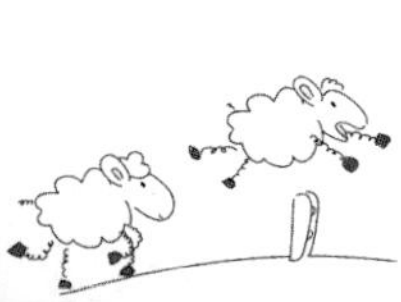

Filter für die Reizüberflutung. Gut ist der Schlaf dann, wenn die Schlafarchitektur, nämlich die Abfolge der unterschiedlichen Schlafphasen, ungestört ist, sodass man sich physisch und psychisch bestens regenerieren kann. Wenn daher Tief- und Traumphasen fehlen, wird der Schlaf, selbst wenn dieser lange und in einer angenehmen Atmosphäre stattfindet, wenig erholsam sein.

„Langschläfer sind fauler als Frühaufsteher!"

Man unterscheidet verschiedene Schlaftypen, nämlich Frühaufsteher („Lerchen") und Spätschläfer („Nachteulen"). Während „Lerchen" deutlich vor der Geisterstunde ins Bett gehen, würden „Eulen" am liebsten erst weit nach Mitternacht das Bett aufsuchen und dafür bis in den Vormittag schlafen. Die „Lerchen" sind bereits in den frühen Morgenstunden leistungsfähig, was die „Eulen" nicht von sich behaupten können. Aber dafür könnten sie am Abend und in der Nacht Bäume ausreißen, während die „Lerchen" schon längst tief schlafen und vielleicht schon einige Bäume umgesägt haben.

„Lange schlafen ist gesund!"

Man kann alles übertreiben, aber mit einer überdurchschnittlich langen Schlafdauer erreicht man leider nichts bzw. trägt sie nicht zur (besseren) Gesundheit bei. Schlafforscher haben herausgefunden, dass nicht nur zu wenig Schlaf auf Dauer schlecht für die Gesundheit ist, da er Übergewicht und Krankheiten begünstigen kann. Auch zu viel Schlaf korreliert mit einer verkürzten Lebenserwartung, da die Schlafdauer auch bei vielen Krankheiten verlängert ist.

„Ein Mittagsschlaf macht uns aktiv und fit!"

Ein kurzes Nickerchen von maximal einer halben Stunde lässt uns wieder konzentrierter und leistungsfähiger werden und wirkt erfrischend. Wenn diese Schlafpause jedoch zu lange ist, braucht man länger, um wieder in die Gänge zu kommen. Hinzu kommen potenzielle Einschlafprobleme am Abend, weil der dafür wichtige Schlafdruck fehlt.

„Im Schlaf abnehmen!"

Mit einem entsprechenden Schlafpensum lässt sich sogar ein wenig abnehmen. Es darf nicht zu wenig und nicht zu viel Schlaf sein. Aber erwarten Sie sich nicht zu viel!

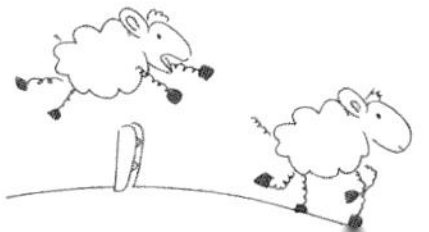

„Im Kalten zu schlafen ist gesund!“

Auch diese Aussage wurde von den Schlafforschern widerlegt. Denn gerade im Alter braucht der Mensch für sein Wohlbefinden eine wärmere Umgebungstemperatur. So ist im Schlafzimmer eines älteren Menschen eine Raumtemperatur von 20 °C durchaus in Ordnung. Jüngeren Menschen wird eine etwas niedrigere Raumtemperatur zum Schlafen empfohlen, aber in einem zu kalten Raum würde auch ihnen das Einschlafen schwerfallen, weil Kälte nicht zum Entspannen einlädt.

„Ein Glas Wein hilft beim Einschlafen!“

Leider geht diese Rechnung nicht ganz auf. Man ist zwar entspannter und kann dadurch leichter einschlafen, aber Alkohol stört die REM-Phasen, in denen sich der Körper erholt. Der Schlaf wird dadurch unruhig und zerhackt, und am nächsten Tag fühlt man sich müde und nicht voll leistungsfähig. Alkohol zu spät abends stellt eine Gefahr für den guten Schlaf und die Gesundheit dar. Als Schlummertrunk eignet sich besser ein Glas warme Milch mit Honig oder ein beruhigender Tee.

„Wer sich untertags ordentlich auspowert, schläft besser!“

Schlafexperten raten tatsächlich, für einen gesunden Schlaf regelmäßig Sport zu betreiben, aber nicht zu spät abends. Bringt man den Körper kurz vor dem Schlafengehen noch auf Hochtouren, schläft man schlechter ein. Man braucht danach definitiv länger, um wieder auf den Level zu kommen, an dem man sich am besten entspannen kann. Und Entspannung ist das Erfolgsgeheimnis für rasches Einschlafen.

„Zu spätes Essen lässt einen nicht einschlafen!“

Es gibt Menschen, die regelmäßig spät abends von der Arbeit nach Hause kommen und dann noch Hunger verspüren. Ihre Hauptmahlzeit nehmen sie immer am Abend ein. Auch im Mittelmeerraum wird in der Regel spät abends gegessen. Es ist daher eine Gewohnheitssache, wobei von einem übermäßig üppigen Essen am späten Abend abgeraten wird, da es das Einschlafen tatsächlich erschwert.

„Bei Vollmond schlafen wir schlechter!“

Wissenschaftler sind sich uneins, ob und welchen Einfluss der Mond auf den menschlichen Organismus hat. Laut einer Schweizer Studie schlafen wir bei Vollmond im Durchschnitt 19 Minuten kürzer; eine weitere Schweizer Studie hat ergeben, dass wir bei Vollmond im Durchschnitt fünf Minuten länger zum Einschlafen

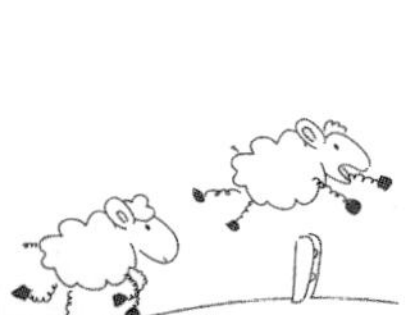

brauchen, 20 Minuten kürzer schlafen und 30 Prozent weniger Tiefschlaf aufweisen. Zudem wird dem Mond ein Einfluss auf die Hormone, die an der Steuerung der Schlaf-Wach-Phasen beteiligt sind, zugeschrieben. Dem Mond wird auch nachgesagt, andere Aspekte unseres Verhaltens, wie etwa die Stimmung oder die geistige Leistung, zu beeinflussen.

„Der Fernsehschlaf ist der beste Schlaf!"

Leider nein, so die Wissenschaftler. Bei primärer Insomnie bewirkt der Fernsehschlaf sogar das Gegenteil. Aber viele Menschen haben sich daran gewöhnt, bei laufendem Fernseher einzuschlafen. Durch das Fernsehen werden häufig Ein- und Durchschlafstörungen ausgelöst, die einerseits räumlich bedingt sind, außer der Fernseher befindet sich im Schlafzimmer, was ebenfalls nicht zu begrüßen ist. Durch das Aufsuchen des Schlafzimmers wird man wieder wach und es fällt einem schwer, in kurzer Zeit einzuschlafen.

Kinder, die unmittelbar nach dem Fernsehen ins Bett geschickt werden, werden das Gesehene unbewusst oder bewusst noch verarbeiten müssen. Und wie man sich vorstellen kann, ist ein Krimi oder ein aufregender Film nicht einschlaffördernd, sondern eher aufputschend. Die Einschlafzeit ist nach einem Kriminalfilm verlängert, die Gesamtschlafzeit verkürzt und manche Schlafstadien sind reduziert (Saletu et al. 1983). Die Betroffenen selbst sprechen von einem Schlaf, der weniger tief und eher leicht ist.

Was in wissenschaftlichen Studien nicht nachgewiesen werden konnte, ist ein Zusammenhang zwischen morgendlicher Leistungsfähigkeit und abendlichem Fernsehkonsum. Das Fernsehen ist auch laut Untersuchungen nicht die Ursache für Konzentrationsstörungen bei Kindern. Wenn jedoch der Fernsehkonsum auf mindestens zwei Stunden täglich ansteigt, zeigen sich bei Kindern schlechtere schulische Leistungen.

„Man kann nicht vorschlafen!"

Man kann vorschlafen, wenn man schlafen kann, und es ist auch sinnvoll, wenn man in der kommenden Nacht arbeiten muss oder ein Abendprogramm hat, das länger in die Nacht hinein andauern wird. Ein prophylaktisches Schläfchen ist in diesen Fällen empfehlenswert und zeigte beispielsweise bei Notfallmedizinern eine Verbesserung der Vigilanz während der folgenden nächtlichen Arbeitszeit (Frey et al. 2002).

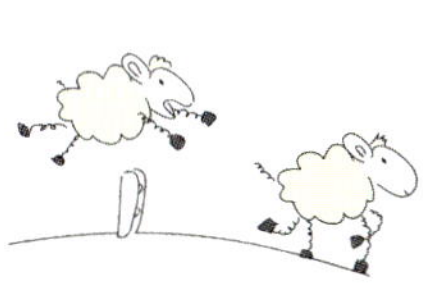

Wie viel Schlaf braucht der Mensch?

Wie viel Schlaf ein Mensch braucht, ist individuell unterschiedlich. Genauso wie es Morgen- und Abendmenschen gibt, gibt es Menschen, die mit wenig Schlaf bestens auskommen, aber auch solche, die mindestens acht Stunden pro Nacht schlafen müssen, um sich wohl und ausgeschlafen zu fühlen. Die Schlafqualität der Kurzschläfer unterscheidet sich kaum von jener der Langschläfer. Dies gilt ebenso für die Schlaftiefe sowie die Leistungsfähigkeit untertags. Zu welcher Kategorie von Schläfern man zählt, ist genauso genetisch vorgegeben wie die Zuordnung zu Morgen- oder Abendmenschen.

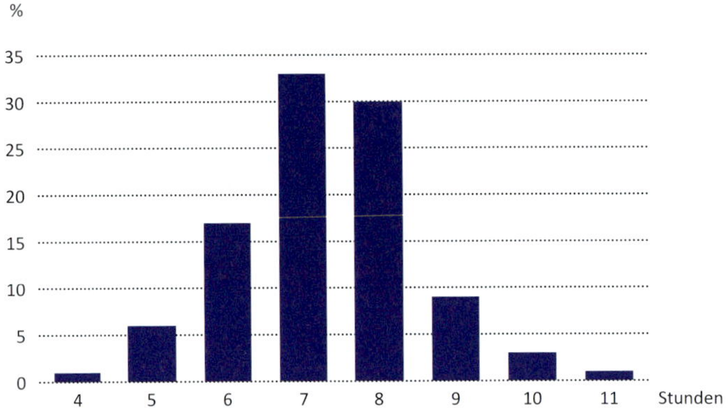

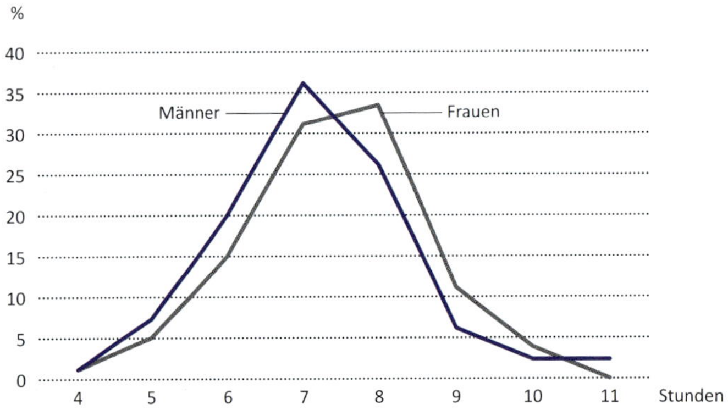

Schlafdauer (basierend auf einer von der ÖGSMSF 1997 veranlassten Umfrage bei 1049 Österreichern (493 Männer, 556 Frauen) mittels des Pittsburgh Schlafqualitätsindex = PSQI) Die Beantwortung der Frage 4 des PSQI ergab, dass 63 % der Österreicher zwischen 7 und 8 Stunden schlafen, Frauen etwas länger als Männer.

Die meisten Menschen schlafen durchschnittlich sieben bis acht Stunden, nur wenige kommen mit vier bis fünf Stunden Schlaf pro Nacht aus. Frauen brauchen mehr Schlaf als Männer.

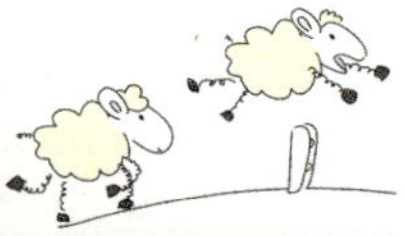

Energiequelle Schlaf

Langsam fallen die Augen zu, das Bewusstsein verändert sich, der Blick wird starr und das Gelesene wird nicht mehr erfasst. Wir sitzen vor einem Buch und befinden uns in der Phase kurz vor dem Einschlafen, in einer Art Trancezustand. Der Körper braucht nun Ruhe. Geben Sie ihm diese, sofern dies gerade möglich ist!

Im Schlaf wird viel Energie gewonnen und am wenigsten Energie benötigt. Es lohnt sich daher, im Sinne der Gesundheit einiges in einen guten Schlaf zu investieren, denn in der Nacht braucht der Körper Kraft und Ruhe für systemerhaltende Regenerationsprozesse. Angesichts der Tatsache, dass sich der Organismus im Tiefschlaf am besten regenerieren kann, werden Schwerverletzte bzw. Schwerkranke zur Heilung gerne medikamentös in den Tiefschlaf oder in ein künstliches Koma versetzt. Der Schlaf ist daher auch eine gute Basis für einen Neuanfang sowie für die Wiederherstellung des aus der Balance geratenen Organismus. Anti-Aging-Anhänger dürfen sich darüber freuen, dass das natürliche körpereigene Schlafmittel Melatonin nicht nur für die Gesundheit wichtig ist, sondern auch dem vorzeitigen Alterungsprozess entgegenwirkt. Dieses wertvolle Hormon wird von der Zirbeldrüse ins Blut ausgeschüttet, sobald es dunkel wird. Das Dunkel der Nacht lässt somit die Melatoninproduktion steigen und stellt eine wichtige Voraussetzung für einen guten Schlaf dar. Zudem hat die Natur es so eingerichtet, dass die für den Regenerationsprozess so bedeutende Tiefschlafphase in die erste Nachthälfte fällt, in der die höchste Ausschüttung von Wachstumshormonen stattfindet. Die Gehirnwellenmuster informieren uns über die Entspannungszustände im Schlaf. Die erste Hälfte des Nachtschlafs, in der wir uns mehr im Tiefschlaf befinden, dient primär der körperlichen Regeneration, die zweite Hälfte (REM-Schlaf) brauchen wir für die seelische Regeneration.

In der Einschlafphase geht unser Bewusstsein vom wachen Alpha-Beta-Zustand in einen Theta-Zustand über, auf den der Spindel-Schlaf folgt, ehe wir den Delta-Zustand, d. h. die Tiefschlafphase, erreichen. Diesen Non-REM-Stadien folgt eine Traumphase (REM-Phase). Jede Nacht durchlaufen wir vier bis fünf solcher Schlafzyklen von 90 bis etwa 120 Minuten. Ähnliche, wenngleich viel flachere und bis zu drei Stunden dauernde zyklische Schwankungen unseres Bewusstseins erleben wir auch untertags, wobei wir in den Zeiten reduzierter Vigilanz soziale Pausen eingeführt haben, wie beispielsweise die Vormittagsjause, die mittägliche Siesta oder die nachmittägliche Teezeit.

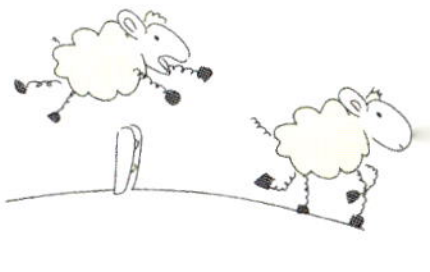

Was guter Schlaf bewirken kann:

- ☆ Stärkung des Immunsystems
- ☆ Stärkung der Konzentrationsfähigkeit
- ☆ Stärkung bzw. Regeneration des Nervensystems
- ☆ Vorbeugung vor Übergewicht
- ☆ Vorbeugung vor Bluthochdruck
- ☆ Stimmungsaufhellung
- ☆ Verhinderung vorzeitiger Alterungsprozesse
- ☆ Regeneration der Haut
- ☆ Reduktion des Unfallrisikos

Die optimale Schlafzeit und -dauer

Ob weniger als sechs Stunden oder mehr als neun Stunden – Sie bestimmen, wie viel Schlaf Sie brauchen. Entscheidend für die Beurteilung der ausreichenden nächtlichen Schlafmenge ist nicht so sehr die Dauer, sondern vielmehr die Tagesbefindlichkeit. Gemessen wird diese am subjektiven Wohlbefinden (seelische und körperliche Verfassung, Leistungsfähigkeit untertags) und nicht in Zahlen. Und das Wohlbefinden kann bei dem einen nach einer fünfstündigen Nacht durchaus gut sein, während ein anderer über Tagesmüdigkeit und Konzentrationsmangel klagt. Genau genommen ist die Schlafmenge genetisch vorgegeben (eineiige Zwillinge weisen ähnliche Werte auf) und daher wenig beeinflussbar. Die Schlafzyklen ändern sich durch die vorgegebene Schlafdauer nicht, nur deren Anzahl verringert bzw. erhöht sich. Unabhängig davon ist auch die Dauer der Schlafzyklen. Es bleibt in der Regel immer bei etwa 90 bis 120 Minuten. Langschläfer halten sich länger in der Leicht- und REM-Phase auf.

Wie viel Schlaf der Mensch braucht, hängt davon ab, wie erholt er sich am Morgen fühlt, ob er tagsüber leistungsfähig und konzentriert ist oder vor lauter Müdigkeit keine Leistung erbringen kann.

Apropos Langschläfer: Wissenschaftler haben aus Untersuchungen den Schluss gezogen, dass der Schlaf von Kurzschläfern effizienter ist und es sich dabei zumeist um aktive, leistungsorientierte und stressresistente Persönlichkeiten handelt. Andere Studien wiederum zeigten, dass Langschläfer kreativer und kritischer waren. Man

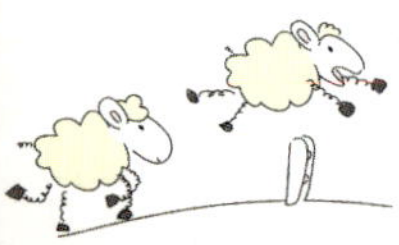

sollte daher weder Lang- noch Kurzschläfer in Schubladen stecken. Entscheidend für das Wohlbefinden sind die ersten vier bis fünf Stunden nach dem Einschlafen, weil diese als die erholsamsten gelten, unabhängig davon, wie viele noch folgen. Die restlichen Stunden verbringen wir in der Leichtschlafphase. Ob Sie nun sechs, siebeneinhalb oder neun Stunden Schlaf täglich brauchen, bestimmt Ihr Körper.

Es muss an dieser Stelle jedoch gesagt sein, dass Sie mehr als neun Stunden Schlaf weder gesünder noch leistungsfähiger machen. Studien haben sogar gezeigt, dass eine regelmäßige Schlafdauer unter vier Stunden genauso „ungesund" ist wie eine über zehn Stunden, wobei die Sterblichkeitsrate bei den Langschläfern sogar noch höher ist. Bei Personen, die weniger als vier Stunden täglich schlafen, liegt die Sterblichkeitsrate eineinhalbmal über der von Personen mit einem nächtlichen Schlafpensum von sieben bis acht Stunden. Die Sterblichkeitsrate der extremen Langschläfer ist sogar laut einer Studie zweieinhalbmal höher als die der Sieben- bis Siebeneinhalb-Stunden-Schläfer.

Interessanterweise schlafen Selbständige und Großstädter kürzer, die Landbevölkerung, Angestellte und Angehörige niedriger Einkommensschichten länger. Großstädter sowie jüngere Menschen (26 bis 49 Jahre) und Personen mit einem höheren Bildungsgrad gehen in der Regel später zu Bett. Aufgestanden wird zumeist zwischen sechs Uhr und 6.30 Uhr, wobei Selbständige, über 50-Jährige und Großstädter häufig etwa eine Stunde später, also zwischen sieben Uhr und 7.30 Uhr das Bett verlassen.

Die Mehrheit der Menschen sucht also ihre Schlafstätte gegen 23 Uhr auf und verlässt diese um ca. 6.15 Uhr. Wenn man davon ausgeht, dass der Durchschnittsbürger idealerweise etwa 15 Minuten zum Einschlafen braucht, so schläft er in diesem Fall sieben Stunden. Wenn Sie nun beispielsweise ein Schlafbedürfnis von sieben Stunden haben, um Ihren Alltag bestens bewerkstelligen zu können, aber nicht auf diese Summe kommen, weil Sie etwa zwei Stunden wach im Bett liegen, spricht man von einer Schlafstörung. Bei vorübergehendem Schlafmangel werden Sie sich wahrscheinlich abgeschlagen, ermattet und unkonzentriert fühlen. Doch sobald Sie Ihrem Körper wieder die benötigte Schlafmenge zugeführt haben, wird Ihre Leistungsfähigkeit wahrscheinlich rasch wieder den gewohnten Level erreicht haben. Überforderte, gestresste Menschen sind oft so müde und ausgebrannt, dass sie gar nicht schlafen können. Belastende Gedanken verhindern das Einschlafen und lange Wachphasen stören den Schlaf, der somit keine Erholung darstellt. Anders bei Frischverliebten. Sie kommen für eine gewisse Zeit ohne jede Ermüdungserscheinungen mit wenig Schlaf aus.

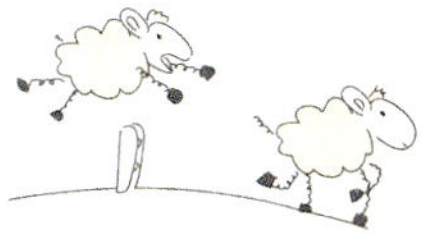

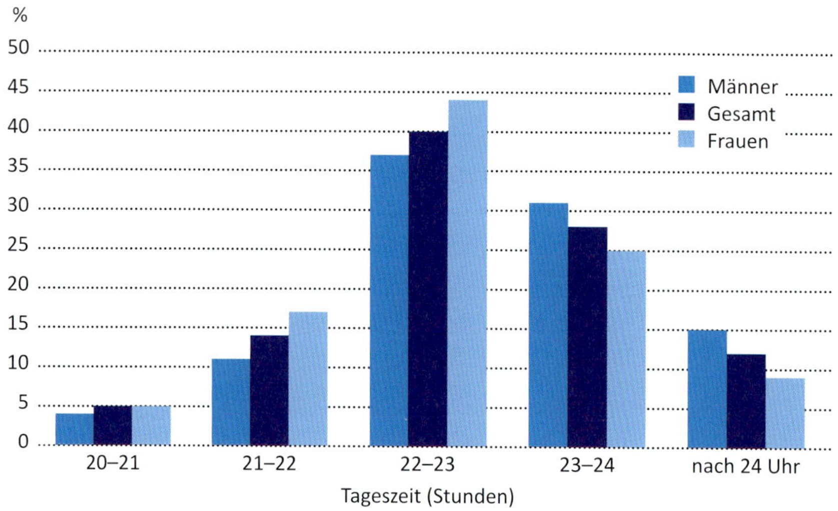

Bettzeiten (basierend auf einer von der ÖGSMSF 1997 veranlassten Umfrage bei 1049 Österreichern mittels des Pittsburgh Schlafqualitätsindex = PSQI)
Die Beantwortung der Frage 1 des PSQI ergab, dass 40 % der Österreicher zwischen 22 und 23 Uhr zu Bett gehen. Frauen gehen früher zu Bett als Männer.

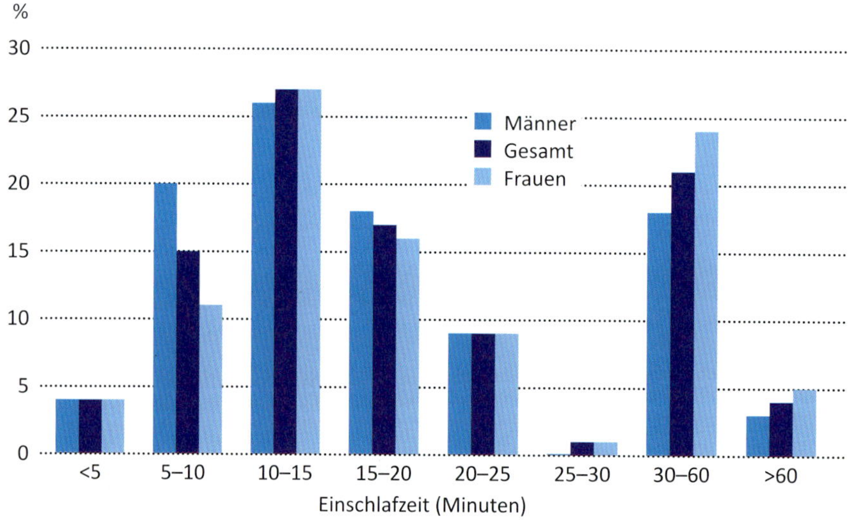

Einschlafzeiten (basierend auf einer von der ÖGSMSF 1997 veranlassten Umfrage bei 1049 Österreichern mittels des Pittsburgh Schlafqualitätsindex = PSQI)
Die Beantwortung der Frage 2 des PSQI ergab, dass die Mehrheit der Österreicher (27 %) 10 bis 15 Minuten zum Einschlafen braucht. Allerdings benötigen 21 % 30 bis 60 Minuten und 4 % über 60 Minuten. Frauen schlafen langsamer ein als Männer.

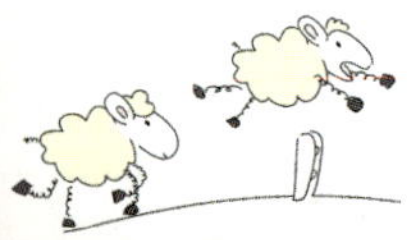

Wenn Sie am Wochenende das Bedürfnis nach mehr Schlaf als unter der Woche haben und diesem nachkommen, werden Sie eventuell merken, dass Sie länger brauchen, um in Schwung zu kommen und unter Kreislaufproblemen und Kopfschmerzen leiden. Müssen Sie aber eine sogenannte Schlafschuld „abbezahlen", dann wird geraten, dies am Wochenende mit einem ausgedehnten Schlaf zu tun, um sich wieder subjektiv besser und ausgeruht zu fühlen.

Ein längerer Schlaf am Wochenende kann Abgeschlagenheit hervorrufen und trägt nur bedingt zur Leistungssteigerung bei.

Jedes Alter hat seinen eigenen Schlaf-Wach-Rhythmus. Ein Säugling verbringt etwa 16 Stunden schlafend (Tages- und Nachtschlaf), wacht in Abständen von zwei bis sechs Stunden auf, um an der Mutterbrust oder am Fläschchen zu saugen, und schläft dann wieder ermattet ein. Was die Schlafstadien betrifft, so wird beobachtet, dass sich Säuglinge zu je 50 Prozent in REM- bzw. Non-REM-Stadien befinden, wie man an den Arm-, Bein- und Gesichtsbewegungen erkennen kann. Ein Kleinkind braucht nur mehr zehn bis zwölf Stunden Nachtschlaf und eine kurze Schlafpause am Nachmittag. Schulkinder verzichten zumeist gerne auf die Siesta und schlafen je nach Alter zwischen neun und elf Stunden täglich. Während der Pubertät benötigen wir interessanterweise wieder mehr Schlaf, der sich dann um das 20. Lebensjahr individuell zwischen sieben und neun Stunden einpendelt.

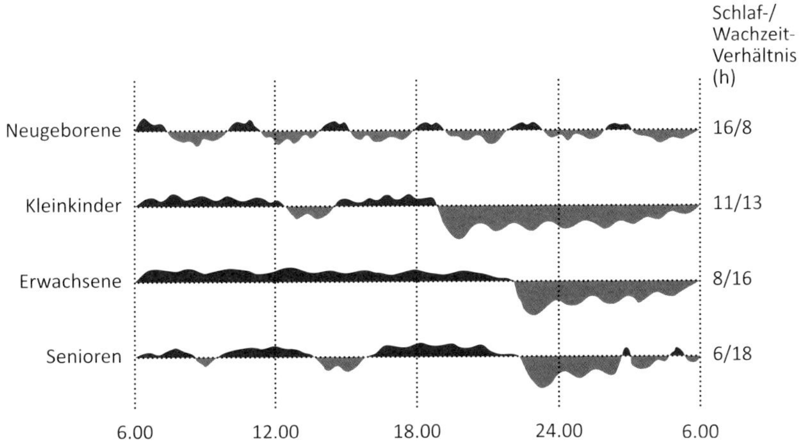

Schlaf-Wach-Rhythmus in verschiedenen Lebensaltern
Beim Neugeborenen sind Schlaf- und Wachperioden mehrphasig über 24 Stunden verteilt. Mit dem Reifungsprozess des Gehirns konzentriert sich der Schlaf zunehmend auf die Nacht (einphasiges Schlafmuster des Erwachsenen), beim alten Menschen zeigt er jedoch aufgrund der Unterbrechung durch Naps wieder eine Tendenz zu mehrphasigen Mustern.

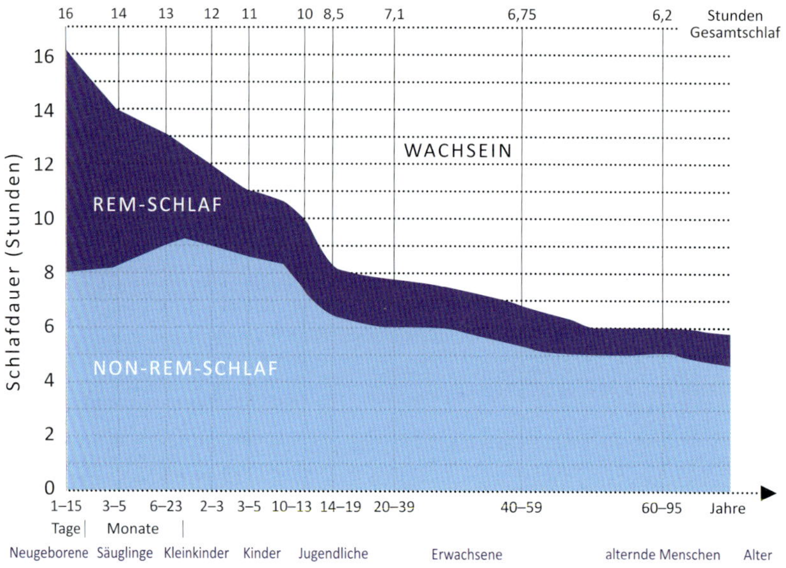

Schlafdauer und Alter (nach Roffwarg et al. 1996, Anderer et al. 2000, Rappelsberger et al. 2001)
Die Schlafdauer nimmt von 16 Stunden beim Neugeborenen rasch auf 8,5 Stunden bei Jugendlichen und danach langsam auf 6,2 Stunden beim älteren Menschen ab.

Während der ersten Lebensmonate ist der Anteil an REM-Schlaf sehr hoch, wobei REM-Schlaf für die Konsolidierung des prozeduralen Gedächtnisses wichtig ist.

Mit dem Alter geht die Tiefschlafphase bei allen Menschen stetig zurück und ab dem 50. Lebensjahr verbringen wir die Nacht mehr in mitteltiefen (S2) und leichten Schlafphasen (S1). Wir können nicht mehr so tief wie in jungen Jahren schlafen, wachen leichter auf und das Wiedereinschlafen fällt wesentlich schwerer. Nächtliches Erwachen im Alter ist häufig auf Muskelschmerzen, Harninkontinenz, Herzrhythmusstörungen, Unruhe in den Beinen und Erkrankungen der Atemwege zurückzuführen. Menschen mit Ängsten, Stress und Sorgen sowie psychisch Labile verbringen im Allgemeinen mehr Stunden im Bett und benötigen einen längeren REM-Schlaf als andere. Dasselbe gilt für Studenten im Lernstadium, wenn sie oft lange in die Nacht hinein über ihren Büchern und Skripten sitzen und sich den Prüfungsstoff „einsaugen“ (siehe „Ist Lernen im Schlaf möglich?“, S. 30ff.).

Bei neurotischen Personen zeigen sich zumeist eine verlängerte Einschlafzeit, deutlich mehr Wachstadien, ebenfalls mehr Aufwachperioden aus dem REM-Schlaf

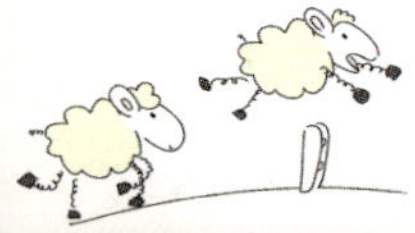

und ein ausgeprägtes Bedürfnis nach langem Schlaf. Abhängig davon, in welchem physischen und psychischen Zustand man sich befindet, braucht man nun mehr oder weniger Schlaf. Und last but not least: Frauen schlafen durchschnittlich eine Stunde länger als Männer. Es sei ihnen auch vergönnt!

Napoleon brauchte nur vier Stunden Schlaf, allerdings leistete er sich auch gerne einen Mittagsschlaf. Er meinte: „Fünf Stunden für einen erwachsenen Mann, sechs für einen jungen Mann, sieben für eine Frau und acht für Dummköpfe."
Thomas Edison, der Erfinder der Glühbirne, kam angeblich mit zwei Stunden Schlaf pro Nacht aus. Er war der Ansicht, dass Schlafen vergeudete Zeit wäre.
Der Physiker Albert Einstein schlief bis zu zwölf Stunden täglich.

Schlafmangel und seine Folgen

Schlafmangel heißt, dass der Schlaf nicht das Schlafbedürfnis des Betroffenen decken kann. Schlafmangel kann gleich nach der Geburt beginnen und stellt im fortgeschrittenen Alter ein häufiges Phänomen dar. Das Leiden bei Schlafmangel ist groß. Und wenn wir nicht ausreichend schlafen, leben wir in gewisser Weise gefährlich(-er). Auf Dauer betrachtet häufen wir eine „Schlafschuld" an. Werden diese „Schulden" nicht beglichen, vermehren sie sich. Das heißt, die Neigung, untertags einzuschlafen steigt, während die Aktivitäten, die Leistungsfähigkeit und die Belastbarkeit zunehmend sinken. Mit ausgeprägtem Schlafmangel verschlechtert sich nicht nur die körperliche und geistige Leistungsfähigkeit, auch die emotionale Empfindlichkeit nimmt zu. Gereiztheit und Ängstlichkeit sind mögliche Folgen, die auf zu wenig Schlaf zurückgeführt werden können. Sorgen Sie dann zumindest am Wochenende bzw. an Ihren freien Tagen dafür, Ihre Schlafschulden – bedingt durch zu langes Arbeiten und zu spätes Zu-Bett-Gehen – abzutragen und „schlafen Sie sich aus". Gehen Sie aber davon aus, dass es zumindest vorübergehend zu Schlaf-Wach-Rhythmusstörungen kommen kann.

Zu wenig Schlaf kann auch appetitfördernd sein!

Die Beurteilung von Schlafmangelzuständen ist sowohl subjektiv durch den Betroffenen als auch objektiv durch den Arzt eher schwierig. Zur fehlenden Quantität

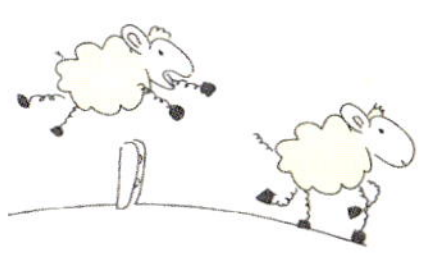

des Schlafs kommt auch noch die zumeist schlechte Schlafqualität hinzu. Schlafmangelzustände sind nicht unbedingt zu therapieren, wenn die Leistungsfähigkeit untertags nicht wesentlich reduziert ist. An ausreichend Schlaf sollte es auf Dauer jedoch nicht mangeln, da ein Zuwenig negative Folgen für Ihre Gesundheit haben kann. Eine Schlafverkürzung beeinflusst den Blutzuckerspiegel (Glucosewerte sind erhöht) und den Hormonhaushalt und schwächt das Immunsystem. Diese vorübergehende Stoffwechselentgleisung bildet sich zwar bei vorübergehendem Schlafmangel wieder zurück, bei dauerhaftem Schlafentzug schafft das der Körper kaum mehr.

Folgen von Schlafmangel

- ☆ Konzentrationsstörungen
- ☆ gestörter Stoffwechsel
- ☆ erhöhte Blutzuckerwerte
- ☆ erhöhtes Herzinfarktrisiko
- ☆ geschwächtes Immunsystem
- ☆ vermehrtes Hungergefühl
- ☆ Nervosität
- ☆ verminderte Reaktionsfähigkeit
- ☆ Herz-Kreislauf-Erkrankungen
- ☆ Magenbeschwerden

Auf die Frage, ob man früher stirbt, wenn man zu wenig oder zu viel schläft, gibt die Wissenschaft folgende Antwort: Laut Studien ist die Sterblichkeitsrate für Schläfer unter sechs Stunden und über neuneinhalb Stunden erhöht. Interessanterweise ist sie bei dieser Gruppe sogar höher als bei Rauchern und Menschen mit Bluthochdruck und Herzerkrankungen.

Schlafmangel kann die Lebensqualität auf körperlicher, intellektueller und emotionaler Ebene sowie das subjektive Wohlbefinden und soziale Beziehungen beeinträchtigen.

Tagesmüdigkeit und Abnahme der Gedächtnisleistung, aber auch Defizite in Bezug auf Motorik machen sich bei der chronischen Insomnie, einer der häufigsten Schlafstörungen, bemerkbar (Linzmayer et al. 2002). Man muss jedoch berücksichtigen, dass es viele verschiedene Formen von Schlafstörungen gibt, die sich unter-

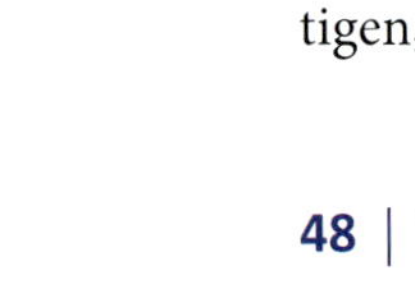

schiedlich auf die Tagesverfassung auswirken. Das heißt, Schlafstörungen assoziiert mit Depressionen, nächtlichen Atmungsstörungen oder Restless-Legs-Syndrom zeigen untertags unterschiedliche Auswirkungen (siehe Tab. im Anhang).

Psychiatrische Patienten leiden ungefähr dreimal so häufig an Schlafstörungen wie Gesunde. Und das Risiko, eine Depression zu entwickeln, ist bei Insomnie-Patienten viermal so hoch wie bei Nichtschlafgestörten. Insomnie zeigt sich auch als frühes Symptom bei Depressionen, Angststörungen und Alkoholentzug und ist ein bedeutender Risikofaktor für Herz-Kreislauf-Erkrankungen. Es stellt sich daher die Frage, ob eine frühe Behandlung von Schlafstörungen das Risiko für die Entwicklung von psychischen und psychiatrischen Erkrankungen abfangen kann. Dass die Psyche entsprechend labil reagiert, wenn das individuell gewünschte Schlafpensum (vorübergehend) nicht erreicht wird, wissen wir nun. Wie sehr sich aber unsere Persönlichkeit und unser Empfinden verändern, wenn das Schlafbedürfnis massiv unterdrückt wird, lesen Sie im nächsten Kapitel.

Das Schlafbedürfnis unterdrücken – Wie reagiert der Körper darauf?

Warum brauchen wir Schlaf? Ganz einfach: Um uns zu erholen! Aber wissen Sie auch, wie man sich am besten erholt? Die heutige Gesellschaft verlangt von uns fortwährend Leistung und Leistungsbereitschaft, sodass an Schlaf nicht immer zu denken ist, sondern mehr an die zu verrichtende Arbeit. Stress, Druck, Überstunden! Wer tagsüber Vollgas gibt, muss seinen Akku in der Nacht aufladen. Das Bedürfnis zu schlafen, nichts zu tun, nicht reden oder denken zu müssen, keine Entscheidungen fällen zu müssen, kennt jeder, und die Sehnsucht danach steigt mit dem Stresslevel. Regenerieren kann sich der menschliche Organismus nur bei einem funktionierenden Schlaf-Wach-Rhythmus mit ausreichend lang anhaltenden Schlafphasen. Wie viele Stunden Ihr Körper braucht, entscheiden Sie selbst. Die Schlafdauer sollte auf jeden Fall so sein, dass Sie die Alltagsanforderungen am nächsten Tag optimal meistern können.

In der Psychiatrie wird der therapeutische Schlafentzug bei der Behandlung von Depressionen eingesetzt. Die Wirksamkeit beruht auf chronobiologischen, neurochemischen und hormonellen Veränderungen.

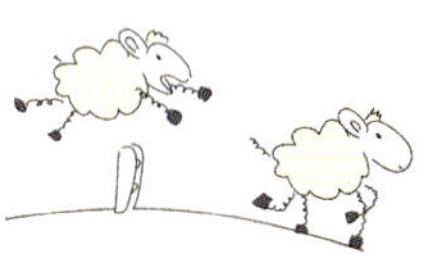

Manche Menschen brauchen einfach wenig Schlaf. Aber wenn man ihnen auch den noch nimmt, wird für sie das Wachsein zur Qual.

Schlafentzug als Folter? Schon im Mittelalter wurde Schlafentzug als Folter eingesetzt, um Gefangene gefügig zu machen. Dieser Methode bediente man sich sogar noch im Korea-Krieg. Schlafentzug ist nicht nur für den Körper eine echte Marter, sondern auch für die Psyche, die mindestens genauso davon betroffen ist. Kein Mensch kann und will ununterbrochen wach sein und aus diesem Grund nimmt das Schlafbedürfnis mit fortdauernder Wachheit zu.

Schlafentzugsexperimente führte man schon Ende des 19. Jahrhunderts durch. Bereits nach der zweiten durchwachten Nacht leidet die Befindlichkeit darunter, der Mensch wird reizbarer, launischer, emotional labil und die Leistungsfähigkeit nimmt ab. In Schlafentzugsexperimenten zeigte sich auch, dass oft ab der dritten quasi schlaffreien Nacht Mikroschlafperioden sowie visuelle und akustische Halluzinationen auftraten. Nach fünf Nächten totalen Schlafentzugs kann es zu Wahnideen tagsüber und Desorientiertheit in der Nacht kommen. Bei Schlafentzug geraten Herzschlag, Muskelspannung, Atmung, Blutdruck, Körpertemperatur, Hormone, Stoffwechsel und andere Funktionen durcheinander. Persönlichkeitsstörungen und sogar Suizidgedanken können bei massivem Schlafentzug ebenfalls nicht ausgeschlossen werden. In einem Schlafentzugsexperiment begann eine Frau nach 65 Stunden im Wachzustand beim Waschen auf ihren Armen und im Gesicht Spinnweben zu sehen und versuchte verzweifelt, diese zu entfernen. Eine andere Frau beklagte sich über ihren zu eng sitzenden und daher drückenden Hut, den sie gar nicht trug.

2007 wurde vom Briten Tony Wright der Weltrekord im Schlafentzug aufgestellt. Er schlief 266 Stunden am Stück nicht. Somit kam er um zwei Stunden länger ohne Schlaf aus als sein amerikanischer Vorgänger, der diesen Weltrekord im Jahr 1965 im Alter von 17 Jahren aufgestellt hatte. Wright wollte demonstrieren, dass ein Mensch trotz Schlafentzugs mit der richtigen Ernährung leistungsfähig und aktiv bleiben kann. Experten hegen große Zweifel, dass sich Menschen tatsächlich so lange wach halten können und vermuten in der Wachphase latente Mikroschlafepisoden und Sekundenschlafattacken. Unser Körper gibt klare Anzeichen, wann er Schlaf braucht, und hat ein persönliches Schlaf-Wach-Muster gespeichert.

Sobald es dunkel wird, beginnt sich unser Organismus langsam auf das Schlafen einzustellen; die untergehende Sonne unterdrückt immer weniger Melatonin, während die aufgehende Sonne am Morgen unseren Körper aufweckt, indem sie die Melatoninausschüttung wieder reduziert. Es ist jedoch nicht alleine die Intensität des Lichts, die einen Einfluss auf unsere Munterkeit und unser Aktivitätsausmaß

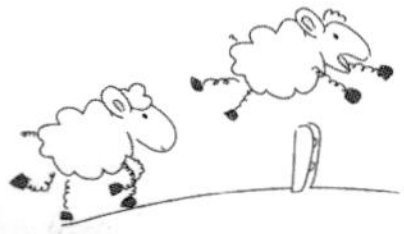

hat, sondern auch seine Farbe. Britische und amerikanische Forscher entdeckten Anfang des Jahrzehnts neben Stäbchen und Zapfen eine dritte Rezeptorenart auf der Netzhaut der Augen. Diese Zellen reagieren hauptsächlich auf blaues Licht von 480 Nanometern Wellenlänge. Sie senden Reize an den sogenannten Suprachiasmatischen Nucleus (SCN), die Steuerzentrale unserer inneren Uhr, die sich nur wenige Zentimeter hinter dem Nasenrücken befindet. Der SCN dirigiert im 24-Stunden-Rhythmus den Stoffwechsel, die Körpertemperatur und die Gehirnaktivität des Menschen. In diesem Zusammenhang wurde erkannt, dass blaues Licht die Ausschüttung des Müdigkeitshormons Melatonin hemmt und uns binnen Kurzem wach macht.

Unterdrücken wir nicht (zu oft) den Schlaf, wenn der Körper uns daran erinnert, dass es Zeit dafür ist. Wir brauchen ihn, denn „der Schlaf ist doch die köstlichste Erfindung“, so Heinrich Heine. Außerdem können wir im Schlaf bzw. im Traum alles sein und alles tun. Wir müssen nicht funktionieren und keine Leistung erbringen, sondern können einfach geschehen lassen.

Das Nachmittagsschläfchen – Was bringt das?

Machen Sie eine kurze Pause und legen Sie sich aufs Ohr! Menschen mit Schlafstörungen haben oft das Bedürfnis, sich zu Mittag bzw. am Nachmittag niederzulegen. Einerseits, um einem rhythmischen Vigilanzabfall während dieser Tageszeit nachzugeben, andererseits oft, um das Schlafdefizit der Nacht auszugleichen. Dagegen ist auch nichts einzuwenden, sofern das Nickerchen nicht zu spät stattfindet und nicht zu lange dauert.

Einige Zeit lang war das Mittagsschläfchen verpönt und wurde nur bei Kindern und alten Menschen akzeptiert. Doch unser biologischer Rhythmus ist so programmiert, dass wir nicht nur nachts müde werden, sondern auch um die Mittagszeit, wenn unser Kreislauf instabil wird und die Leistungsfähigkeit abfällt. Studienergebnisse zeigen deutlich, dass ein Mittagsschlaf oder „Büroschlaf“ von maximal 30 Minuten zur Leistungs- und Kreativitätssteigerung beiträgt und für körperliches und seelisches Wohlbefinden sorgt. Auch die Reaktionsgeschwindigkeit und Aufnahmefähigkeit verbessern sich nach einer kurzen Schlafphase, belegt eine Studie der NASA, die zu diesem Ergebnis bei der Beobachtung von Piloten kam.

Viele Arbeitgeber in unterschiedlichen Ländern haben diese Erkenntnisse zum Anlass genommen und stellen für ihre Mitarbeiter Schlafräumlichkeiten zur Verfügung, wo diese meditative Pausen oder kontrollierte Nickerchen machen können. Die USA, Kanada und England waren auf diesem Gebiet Vorreiter. Auch Japan hat den Wert bzw. Mehrwert dieses Nickerchens untertags erkannt und darauf mit der Errichtung von „Nap Shops“ reagiert. Es handelt sich dabei um Zelte oder Röhren, die von Schlafbedürftigen stundenweise für ein Nickerchen gemietet werden können.

Andere Länder verharren noch in den Denkmustern der Industrialisierung, für die die am Arbeitsplatz verbrachte Zeit mehr zählt als die Leistungsfähigkeit. Arbeitspsychologen sind Anhänger des Powernaps, weil man danach nicht nur leistungsfähiger und konzentrierter, sondern auch motivierter und fitter ist als nach unzähligen Tassen Kaffee.

Während in österreichischen und deutschen Firmen der produktive Kurzschlaf von den Arbeitgebern noch immer ungern gesehen wird, ist er in vielen amerikanischen Firmen sogar im Arbeitsvertrag verankert. Fest steht, dass wir am mittleren Vormittag und am späteren Nachmittag biologische Hochphasen haben, in denen kompliziertere Aufgaben erledigt werden sollten, und um die Mittagszeit eine eher unproduktive Phase erleben, die für eine kurze Pause genützt werden könnte.

Wer aber länger als 30 Minuten schläft – und das tun oft ältere Menschen –, fühlt sich häufig danach benommen und unkonzentriert und braucht entsprechend länger, um wieder voll leistungsfähig zu sein. Außerdem leidet der für den Körper und dessen Regeneration sehr wichtige Nachtschlaf darunter. Ausschlaggebend hierfür sind sowohl die Dauer als auch die Uhrzeit des Nickerchens. Eine kurze Siesta von maximal 30 Minuten nach dem Mittagessen dient der besseren Aufmerksamkeit und Konzentration und beeinträchtigt nicht den Schlaf in der Nacht. Eine positive Wirkung konnte festgestellt werden, wenn der Mittagsschlaf tatsächlich in der Mittagszeit, also zwischen 12.30 und 13.30 Uhr stattfindet. Von einem späteren Tagesschlaf wird abgeraten, da bis zum Schlafengehen wahrscheinlich nicht der nötige Schlafdruck aufgebaut werden kann. Wenn Sie aber in der Nacht arbeiten müssen oder ein entsprechendes Abendprogramm haben sollten, ist der prophylaktische Schlaf („antizipatorische Siesta“) untertags durchaus sinnvoll.

Und wie ist das mit der Siesta in den südlichen Ländern? Diese hat bereits Tradition und bietet erholsamen Schutz während der größten Mittags- und Nachmittagshitze. Ein kurzes Schläfchen hilft, in den Nachmittags- und Abendstunden wieder erfrischt seinen Freuden und Pflichten nachgehen zu können.

Tipp für Mittagsschläfer: Trinken Sie vor der Siesta eine Tasse schwarzen Tee! Die 20-minütige Resorptionszeit kann vom Organismus für einen kompensatorischen Kurzschlaf genützt werden, während danach die aktivierende Wirkung des Tees zu mehr Wachheit und Frische verhilft.

Tipps für den Mittagsschlaf

1. Wenn Sie Müdigkeit untertags spüren, dann greifen Sie nicht zu Aufputschmitteln wie Kaffee, Tee oder Zigaretten, sondern gönnen Sie sich – sofern das möglich und gestattet ist – einen kurzen Powerschlaf.
2. Schalten Sie für einen entspannten Mittagsschlaf Ihr Handy ab, schließen Sie bei Lärmbelästigung Fenster und Türen und, falls notwendig, kommunizieren Sie, dass Sie für kurze Zeit nicht gestört werden wollen!
3. Für einen entspannten Kurzschlaf genügt es, einfach die Beine hoch zu lagern, sich eventuell zuzudecken und die Augen zu schließen.
4. Die Siesta sollte nicht länger als 30 Minuten dauern, da man sonst zu lange braucht, um wieder in Gang zu kommen. Außerdem könnte der Nachtschlaf darunter leiden.
5. Es erweist sich als hilfreich, sich nach dem Powerschlaf zu räkeln, ein paar gymnastische Übungen zu machen und mehrmals tief ein- und auszuatmen.

Schlafen im Alter – Alles verändert sich!

Endlich in Pension und Zeit, sich so richtig auszuschlafen! Aber leider geht das nicht mehr so wie in jüngeren Jahren. Sie müssen sich zwar nicht mehr in der Früh aufquälen, wenn Sie schlecht geschlafen haben und ein Abendmensch sind, und Sie können am Abend auch später zu Bett gehen.

Aber Sie müssen zur Kenntnis nehmen, dass sich mit dem Alter das Schlafverhalten sowie die Schlafqualität ändern! Das ist kein Prozess, der von heute auf morgen einsetzt, sondern sich langsam entwickelt bzw. einschleicht. Es muss dabei berücksichtigt werden, dass ältere Menschen gerne ein Nickerchen von etwa einer Stunde am Nachmittag einlegen, was korrekterweise zur Gesamtschlafdauer gezählt wird. Und dann kommen zumeist auch alte Menschen auf eine Schlafdauer von sechs bis sieben Stunden und müssen sich keine Sorgen bezüglich eines Schlafmangels machen.

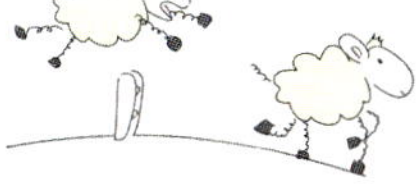

Versuchen Sie zu akzeptieren, dass mit fortgeschrittenem Alter der Schlaf nicht mehr so tief und so lange wie in jüngeren Jahren ist.

Dass sich das Schlafverhalten mit zunehmendem Alter verändert, wissen Sie bereits. Aber hätten Sie gedacht, dass auch die Uhren von älteren Menschen etwas anders gehen? Wir sprechen hier von der inneren Uhr, die bei älteren Menschen häufig etwas vorgeht. Das ist daran zu erkennen, dass sie gerne früher zu Bett gehen und entsprechend zeitig aufwachen. Diese Veränderungen müssen nicht mit körperlichen Beschwerden einhergehen, man sollte sich nur im Alter an andere Schlaf- und Aufwachzeiten gewöhnen und vor allem lernen, damit umzugehen. Der Verlust der sozialen Zeitgeber (z. B. Arbeitszeiten, Kinder), physische und psychische Erkrankungen sowie der veränderte zirkadiane Rhythmus sind Faktoren, mit denen sich jeder im Alter wohl oder übel auseinandersetzen muss.

Mit zunehmendem Alter wird unsere innere Uhr etwas ungenauer und die Konturen zwischen Tag und Nacht sind nicht mehr eindeutig erkennbar. Grund dafür ist das Tagschläfchen, das zumeist länger als 30 Minuten dauert und somit zu lange ist, weil es sich ungünstig auf den Nachtschlaf auswirken kann. Doch fast jeder zweite Mann und jede dritte Frau über dem 60. Lebensjahr hält täglich Siesta. Dieses Ritual ist auf schlechte Schlafqualität, Schlafmittel mit langer Halbwertszeit, deren Wirkung noch am frühen Vormittag zu spüren ist, Beruhigungsmittel, die schläfrig machen, auf die Verschiebung des Schlaf-Wach-Rhythmus nach vorne (alte Menschen gehen früher zu Bett) und auf dementielle Erkrankungen zurückzuführen.

Mit dem Alter nimmt der Schlaf an Tiefe ab, der Leichtschlaf nimmt zu und wir werden leichter und schneller wach.

Die tiefste Schlafphase (Stadium 4) verschwindet in höherem Alter fast gänzlich und die Länge des Stadiums 3 ist auch deutlich verkürzt. Schlafunterbrechungen nehmen zu und „in einem Stück durchzuschlafen" wird immer seltener. Der Schlaf ist nicht mehr so erholsam wie in jüngeren Jahren. Und das spüren ältere Menschen auch am Morgen. Hinsichtlich der Schlafdauer kommt es bei älteren Menschen mit Schlafstörungen immer wieder zu Fehleinschätzungen bzw. eingeschränkter Wahrnehmungsfähigkeit. Sie glauben, nachts kaum ein Auge zugemacht zu haben. Andererseits zeigen jüngste Untersuchungen bei Normalschläfern, dass ältere Männer ihre tatsächliche Schlafeffizienz überschätzen, während jüngere diese unterschätzen. Bei normalschlafenden Frauen hingegen unterscheiden sich die objektive und subjektive Schlafeffizienz nicht signifikant.

Verantwortlich für diese altersbedingten Schlafstörungen können reduzierte körperliche und soziale Aktivitäten gemacht werden. Körperliche und geistige Tätigkeiten untertags sind in der Tat schlaffördernd. Schlaflosigkeit ist also kein unausweichliches Schicksal, sondern kann durch eigenes Verhalten gesteuert werden. Voraussetzung dafür ist jedoch, dass weder eine akute noch eine chronische Erkrankung vorliegt. Chronische schmerzhafte Erkrankungen, Herz-Kreislauf-Erkrankungen, Lungenerkrankungen, Diabetes sowie Durchblutungsstörungen sind schlafhemmend und bedürfen primär der Behandlung. Nicht selten gesellen sich seelische Probleme dazu und es heißt nun beispielsweise, damit zurechtzukommen, dass man nicht mehr gebraucht wird, sondern – umgekehrt – von anderen Menschen Hilfe annehmen muss. Eine Veränderung des Lebensstils, eine Adaptierung an gegebene Umstände sowie die Pflege sozialer Kontakte können dabei unterstützen, besser zu schlafen und länger gesund zu bleiben. Dass sich der Schlaf im Alter quantitativ und qualitativ verändert, ist allerdings nur ein Aspekt und sollte nicht leichtfertig als alleinige Erklärung für gestörten Schlaf herangezogen werden. Der Tiefschlaf nimmt deshalb ab, weil beim normalen Altern schnelle Gehirnwellen zunehmen und langsame abnehmen, während es beim pathologischen Altern umgekehrt ist.

Ein geregelter, möglichst aktiver Tagesablauf mit ausreichend altersgemäßer Bewegung und sozialen Kontakten hilft älteren Menschen, die Nacht zu einer entspannenden, angenehmen Zeit zu machen.

Einschlafstörungen sind bei Frauen in den Wechseljahren sehr häufig, da es zu einer tiefgreifenden Veränderung des Hormonhaushalts kommt. Mit dem Aufhören der Menstruation treten vermehrt hormonell bedingte Schlafstörungen auf, von denen jede zweite Frau betroffen ist (Saletu-Zyhlarz et al. 2003). Frauen nach dem Wechsel klagen über häufiges nächtliches Aufwachen unter anderem bedingt durch Hitzewallungen. Die schlechte Schlafqualität kann auch auf die abnehmende Libido zurückgeführt werden, wenn diese zu Spannungen in der Partnerschaft führt und in weiterer Folge zu depressiver Verstimmung und nächtlichem Grübeln. Hormonersatztherapie scheint in der Mehrzahl der Fälle eine Abnahme der Schlafstörungen mit sich zu bringen. In Bezug auf Ein- und Durchschlafstörungen mit erhöhter Tagesmüdigkeit zeigt sich, dass Progesterone eher eine sedierende, also beruhigende, Wirkung haben, während Östrogene eher aktivierende Hormone darstellen.

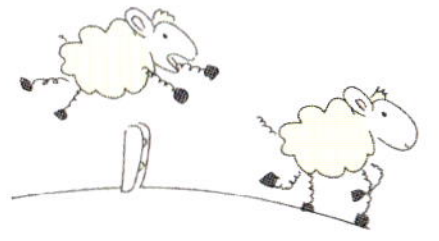

Frauen mit Neigung zu Hitzewallungen sollten im Schlafzimmer auf eine angemessene Raumtemperatur achten sowie auf eine atmungsaktive Matratze und Bettwäsche.

Nach der Menopause häufen sich auch bei Frauen die Fälle von Schlafapnoe, die teils hormonell bedingt sein kann, da mit dem Wegfall der weiblichen Sexualhormone die Schlundmuskulatur mehr erschlafft, was teils auch mit einer im Laufe der Wechseljahre nicht unüblichen Gewichtszunahme zusammenhängt.

Leichter Sport am Nachmittag hat bei Frauen in den Wechseljahren einen positiven Einfluss auf den Schlaf und ist in angemessener Dosierung nebenwirkungsfrei.

Im Laufe des Alters werden die Gelenke steif und beginnen zu schmerzen. Man fühlt sich sehr beeinträchtigt und eingeschränkt, wenn sich die Schmerzen über den ganzen Körper ausdehnen und einen vom Schlaf abhalten. Gymnastik ist in diesen Fällen immer das Mittel der ersten Wahl, noch bevor man eine Hormonersatztherapie in Anspruch nimmt.

Ältere Menschen verspüren nachts oft einen Harndrang, der sie zwingt aufzustehen und auf die Toilette zu gehen. Dies kann wieder mit Schlafmangel und längeren Wachzeiten erklärt werden, die eine Zunahme der Harnproduktion durch Abnahme des Renins (welches die Wasserrückresorption in der Niere steuert) bewirken. Somit ist an ein Durchschlafen nicht zu denken. Bis spätestens 18 Uhr zu trinken, um dem Körper ausreichend Zeit für die Ausscheidung zu geben, sowie Verbesserung des Schlafs ist die Empfehlung an diese Menschen.

Schlechter Schlaf führt zu einer verminderten Leistungs- und Gedächtnisfähigkeit, zu Feinmotorikstörungen und zu einer schlechteren Reaktionsleistung.

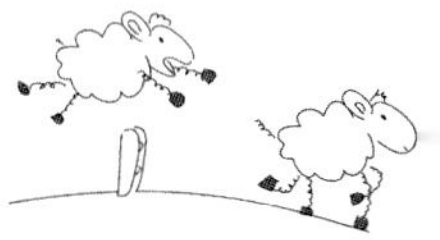

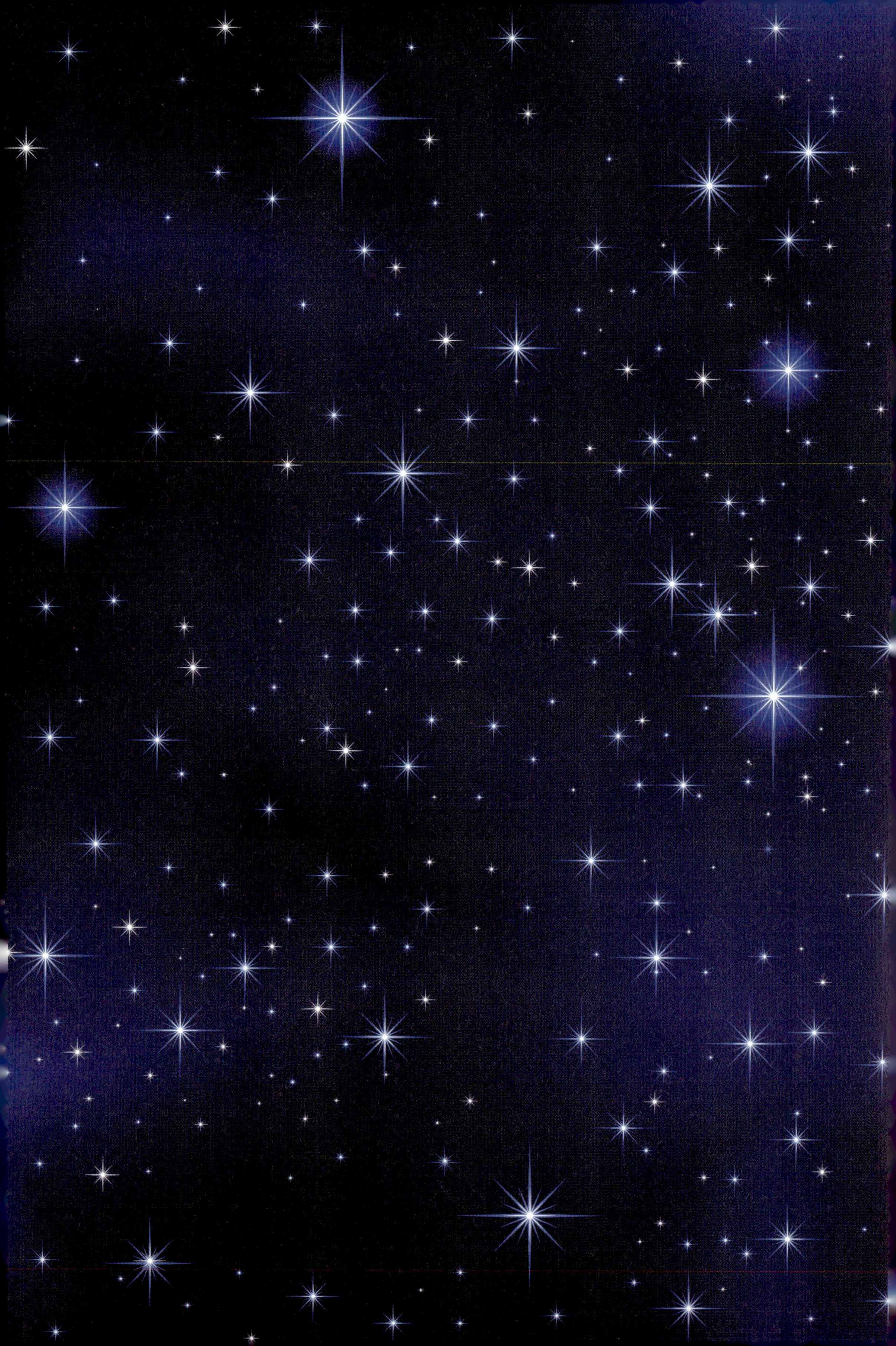

Was alles im Schlaf passiert …

Sie werden staunen, was alles während des „geheimnisvollen Drittels“ unseres Lebens passieren kann! Vieles ist uns gar nicht bewusst, nur an manches können wir uns nach dem Schlafen erinnern, wie etwa an Träume, an unangenehme Hitzewallungen oder lästige Wadenkrämpfe. Oder vielleicht ist es der Bettnachbar, der uns über unseren Schlaf aufklärt?

Schlafen ist ein aktiver Vorgang – man macht Bewegung und wechselt als gesunder Mensch mehrmals die Lage, man träumt, schnarcht, knirscht mit den Zähnen, spricht, rollt mit geschlossenen Augen, zuckt, schwitzt oder erlebt sowohl als Mann als auch als Frau Erektionen. All das kann während der Nacht passieren. Fernsehen, lesen, grübeln, Licht ein- und ausschalten, essen, trinken – auch das kann in manchen Nächten stattfinden, betonen Menschen mit Schlafstörungen, für die oft die Nacht zum Tag wird. Sie fürchten sich schon am Abend vor der Nacht, weil diese für sie jedes Mal eine Tortur ist und sie untertags mit (erhöhter) Müdigkeit zu kämpfen haben.

Als Parasomnien (para = während, nebenher; somnia = Schlaf) bezeichnet man bestimmte Funktionsstörungen, die aus dem Schlaf auftreten und bei denen man nicht sofort wach wird. Dazu zählen das Schlafwandeln, das nächtliche Aufschrecken, rhythmische Beinbewegungen sowie Sprechen und Zähneknirschen im Schlaf. Erfahren Sie hier mehr über die unterschiedlichen Aktivitäten im Schlaf, und informieren Sie sich bei Ihrem Bettnachbarn über Ihre eigenen.

Einschlafzuckungen

Plötzlich auftretende Zuckungen der Muskeln von Armen, Beinen oder des Kopfes sind ganz normal und nicht besorgniserregend, auch wenn sie von elektrisierenden Gefühlen oder Lichtblitzen begleitet sind. Neben diesen visuellen Einschlafzuckungen kann es auch zu auditiven und sensorischen Zuckungen kommen. Laute Geräusche, wie beispielsweise ein Knallen, werden gehört, die genau wie Lichtblitze von anderen, sich im gleichen Raum befindlichen Menschen nicht wahrgenommen werden. Werden sensorische Einschlafzuckungen erlebt, dann verspürt man ein Gefühl des Fallens oder Stolperns.

Diese Einschlafzuckungen müssen nicht regelmäßig jeden Abend auftreten, sondern können für eine kurze Dauer das abendliche Einschlafen begleiten und dann ganz plötzlich wieder verschwinden.

Viele Menschen kennen diese Einschlafzuckungen, die während des Einschlafens oder in der ersten Schlafphase beobachtet werden, messen ihnen aber wenig Bedeutung zu, solange sie dadurch nicht beeinträchtigt sind. In manchen Fällen ist der Herzschlag beschleunigt und die Atmung unregelmäßig. Erst wenn dadurch das Einschlafen gestört wird und die Zuckungen sehr häufig und in für den Betroffenen unangenehmer Intensität auftreten, gelten sie als Einschlafstörung. Nur in seltenen Fällen müssen diese kurzen (75–250 msec), hohen Spannungsspitzen in den Muskeln behandelt werden, z. B. wenn diese ausschließlich an einer Körperhälfte spürbar sein sollten. Unter diesen Umständen sollte ein Neurologe aufgesucht werden.

60 bis 70 Prozent der Bevölkerung haben Einschlafzuckungen.

Sprechen im Schlaf

Unter Somniloquie versteht man das unbewusste Sprechen im Schlaf – sei es verständlich oder unverständlich, zusammenhängend oder ohne Zusammenhang, mit Lautäußerungen oder nur stammelnd. Unter den Vier- bis Fünfjährigen findet sich Somniloquie zu etwa acht Prozent, im Laufe des Alterungsprozesses verschwindet sie zumeist, bei manchen aber bleibt sie erhalten. Vom medizinischen Standpunkt her ist sie nicht gefährlich. Es kann aber für den Betroffenen peinlich oder „gefährlich" werden, sofern er im Schlaf etwas ausplaudert, das er besser für sich hätte behalten sollen.

Somniloquie kann oft mit anderen Parasomnien einhergehen und ist häufig familiär bedingt. Wenn sie alleine vorliegt, muss sie nicht therapiert werden, da sie durch Stressabbau wieder verschwinden kann. Alkohol kann sich ebenfalls ungünstig auf diese Störung des Schlaf-Wach-Übergangs auswirken und sollte daher eher vermieden werden.

Dass sich viele Menschen an ihre nächtlichen Aktivitäten nicht erinnern, liegt darin begründet, dass während des Schlafs das Kurzzeitgedächtnis ausgeschaltet ist. Oft ist es Betroffenen ein Anliegen, das Reden im Schlaf abzustellen. Es ist ihnen weder bewusst, dass sie in der Nacht „Reden schwingen", noch kennen sie deren Inhalt, was sie manchmal etwas verunsichert. Wir geben an dieser Stelle eine kleine Entwarnung: Das Gesprochene steht zumeist in Verbindung mit den Träumen, an denen die unfreiwilligen Zuhörer nicht aktiv teilhaben, weshalb sie den Sprecher, der oft rein fiktive Äußerungen von sich gibt, nicht verstehen können.

Menschen mit Somniloquie können auch längere, durchaus verständliche Monologe von sich geben. Begünstigt wird dieses nächtliche Sprechen in Stressphasen sowie bei Fieberzuständen.

Nächtliches Schwitzen

Sommerliche Temperaturen, eine zu warme Decke, ein überheiztes Schlafzimmer, ein Glas Alkohol zu viel, Ärger oder Ängste – das sind einige Gründe, warum wir nachts schwitzen. Auch zu kalte Räumlichkeiten regen die Schweißproduktion übermäßig an und rauben unseren Schlaf. Wenn Sie aber über längere Zeit regelmäßig im Schlaf Schweißausbrüche haben, das Schlafgewand und die Bettwäsche durchnässt sind, obwohl weder die Decke zu warm noch das Schlafzimmer überheizt ist und Sie auch nicht von Albträumen geplagt wurden, liegen medizinische Ursachen zugrunde, die einer Abklärung bedürfen.

Aufgrund dieser Unterbrechungen im Schlaf, in denen geduscht oder das Nachtgewand gewechselt wird, ist die Befindlichkeit am Morgen und untertags auf einem niedrigen Niveau. Betroffene fühlen sich unausgeschlafen und erschöpft. Besonders Frauen in den Wechseljahren können von Schweißausbrüchen und Hitzewallungen in der Nacht ein Lied singen. Die Ursachen sind vielfältig. Diese reichen von Östrogenmangel, der gerne mit Hormonpräparaten behandelt wird, über psychische Belastungen, die Angst vor dem Älterwerden, vor dem Nachlassen der Attraktivität, die Trauer über ungeborene Kinder oder erwachsen gewordene Kinder bis zu den Sorgen über pflegebedürftige Eltern.

Weiters können eine Reihe von Medikamenten, Infektionskrankheiten, Tuberkulose, Schlafapnoe, seelische Belastungen und Ängste oder auch Tumore oder Krebserkrankungen für das nächtliche Schwitzen verantwortlich sein.

Veränderte Lebens- und Schlafgewohnheiten können bei leichteren Fällen dazu beitragen, die nächtliche Schweißproduktion zu reduzieren. Wenn aber konservative Methoden nicht ansprechen, so hat Ihr Arzt bestimmt ein passendes Medikament für Sie.

Nächtliche Schweißausbrüche haben verschiedene Ursachen. Sprechen Sie mit Ihrem Arzt darüber!

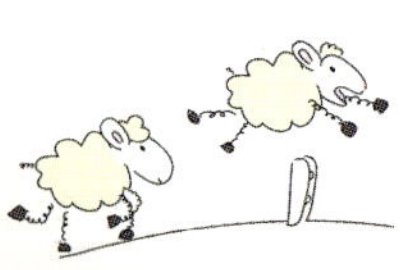

Erektionen im Schlaf

Penile Erektionen sind charakteristische Phänomene des REM-Schlafs und penile Erektionszyklen wurden bereits in den frühen 1940er-Jahren, also lange vor der Entdeckung des REM-Schlafs, beschrieben.

Eine Erektion am Morgen beim Aufwachen zu haben ist daher nichts Unübliches für einen gesunden Mann. Sogar mehrere Erektionen im Schlaf (durchschnittlich erleben Männer vier bis fünf Erektionen pro Nacht), die etwa 15 bis 40 Minuten, manchmal bis zu eine Stunde andauern können, sind normal. Die Ursache dafür – und jetzt werden manche vielleicht etwas enttäuscht sein – ist nicht sexueller Natur. Der Körper testet offenbar regelmäßig in der Nacht, wenn er Ruhe dafür hat, die Durchblutung seiner Organe. Bei Frauen können dann Klitoris und Schamlippen anschwellen, bei Säuglingen versteift sich das Glied und auch bei alten Menschen, die im Alltag nicht mehr erektionsfähig sind, kann dieses Phänomen – im wahrsten Sinne des Wortes – in der Nacht in Kraft treten.

Experten weisen in diesem Zusammenhang darauf hin, dass eine Potenzstörung organische, aber auch psychische Ursachen haben kann. Wenn es also einem Mann im sexuell erregten Zustand nicht möglich ist, eine Erektion zu bekommen, zu der er im Schlaf fähig ist, können psychische Probleme dafür verantwortlich sein. Wenn selbst im Schlaf Erektionen nicht möglich sind, deutet dies auf eine organische Störung der Erektionsfähigkeit hin. In diesem Fall wird eine medizinische Abklärung durch einen Urologen empfohlen.

Was kann nun schlecht sein an diesen Erektionen? Erektionen im Schlaf können unangenehm und schmerzhaft sein, weil sie die Männer aufwecken und ihnen das Urinieren trotz voller Blase erschweren.

Wenn die morgendliche Erektion fehlt, muss das nicht gleich auf mangelnde Erektionsfähigkeit zurückgeführt werden.

Der Traum – Jeder Mensch träumt!

Der Traum ist die zweite Welt unseres Bewusstseins. Er stellt daher eine besondere Form des Erlebens im Schlaf dar. Etwa ein Drittel unseres Lebens verschlafen wir, ein Fünftel davon verbringen wir mit Träumen.

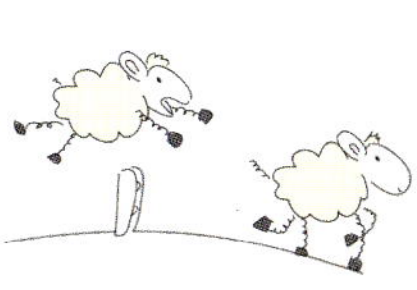

Seit Jahrtausenden zeigt die Menschheit Interesse am Traum und seiner Bedeutung. Schon im Alten Testament finden sich zahlreiche Traumberichte, wie derjenige von den „sieben schönen und fetten und den sieben hässlichen und mageren Kühen“. In den Träumen wird den Menschen etwas mitgeteilt, so Homer. Und während Hippokrates die Träume zur Diagnostik von Krankheiten nutzte, vermutete Aristoteles in Träumen Resteindrücke von Sinneswahrnehmungen. Derjenige, der sich als Erster wissenschaftlich mit Träumen auseinandersetzte, ist Sigmund Freud, der Vater der Psychoanalyse. Für ihn bestand der Sinn eines jeden Traums in der Wunscherfüllung. In unseren Träumen manifestieren sich verdrängte aktuelle, aber auch aus der Kindheit kommende Wünsche, die sich häufig in verschlüsselter Form zeigen. Als Traumquellen nannte er sowohl innere (z. B. Erinnerungen) als auch äußere Reize (z. B. Geräusche oder Berührungen), aber auch organische (z. B. Hunger, Durst oder Schmerz) und rein psychische Reize (z. B. Traumgedanken oder Gefühle). Freud vermutete in den Träumen die Kraft eines Wunsches, der bis dahin unterdrückt und verborgen vor der bewussten Wahrnehmung war, da er aus welchem Grund auch immer dem Betroffenen nicht annehmbar erschien. Folglich verzerrte der träumende Geist den wahren Wunsch und erlaubte, diesen Wunsch doch in einer gewissen Form erleben zu dürfen. Oft kann sich der Mensch in der Früh nicht mehr oder nur annähernd an seine Träume erinnern.

Während Freud im Traum verdrängte sexuelle Gefühle sowie tabuisierte Wunschvorstellungen zu erkennen glaubte, sah sein Schüler Carl Gustav Jung im Schlaf eine notwendige Bewusstseinsänderung, um Träumen Raum geben zu können. Nach Jung enthält jeder Traum eine entsprechende Botschaft, die so gedeutet werden kann, dass der Träumende mit seiner Analyse auch etwas anfangen kann.

> Freud war davon überzeugt, dass Träume etwas verhüllten, Jung glaubte, dass sie etwas enthüllten.

Träume erlauben den unmittelbaren Zugang zum kollektiven Unbewussten, so Jung. Er vermutete bestimmte seelische Grundstrukturen, die allen Menschen gemeinsam sind und im Traum eine bedeutende Rolle spielen. C. G. Jung spricht in diesem Zusammenhang von immer wiederkehrenden, archetypischen Figuren wie beispielsweise „die große Mutter“, „der weise Alte“, die gewisse Idealvorstellungen des Träumenden ausmachen. Für das Verstehen der Träume, so Jung, werden Verständnis für die Lebensgeschichte und die aktuelle Situation des Betroffenen, aber auch Kenntnisse aus der Mythologie vorausgesetzt. Er ließ seine Patienten ihre Träume aufschreiben und malen und mit den Figuren, die in ihren Träumen er-

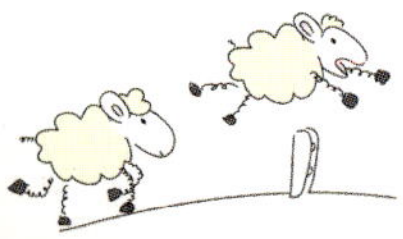

schienen, sprechen, um so den Traum besser verstehen zu können. Es ist wissenschaftlich belegt, dass die Träume, sofern sie nicht unmittelbar nach dem Erwachen aufgeschrieben werden, oft schon nach fünf Minuten vergessen sind. Obwohl Jung diese Erkenntnis damals noch nicht hatte, hielt er wenig von Freuds Methode, seine Patienten oft erst Tage später in der Analysestunde Träume beschreiben zu lassen, wo diese kaum mehr im Gedächtnis waren.

Interessante Entdeckungen machten 1953 die beiden amerikanischen Schlafforscher Eugene Aserinsky und Nathaniel Kleitmann. Während des REM-Schlafs, in dem schnelle Augenbewegungen stattfinden, zeigte das EEG eine hohe Gesamtgehirnaktivität, die vermuten ließ, dass der Schlafende etwas mit geschlossenen Augen beobachtete. Wenn man die Schlafenden in dieser Phase (REM-Traumphase) weckte, so das Ergebnis eines Experiments, konnten sich etwa 80 Prozent an ihre Träume erinnern. Dies war aber nicht der Fall, wenn man sie aus einem anderen Schlafstadium holte. Lediglich sieben Prozent der Versuchspersonen hatten dann Erinnerungen an das Geträumte.

Warum wir träumen, wissen wir nicht wirklich, wenngleich es mehrere plausible Hypothesen dazu gibt.

In der Regel ist in der REM-Phase die Muskelaktivität im gesamten Körper blockiert, was heißt, dass der Schlafende seine Träume körperlich nicht austragen kann. Wenn es aber zu einem massiven Anstieg der Gefühlsregungen im Traum kommt und der Bewegungsdrang zunimmt, wird der Traum aktiver erlebt. Der Träumende beginnt im Schlaf zu reden und sich zu bewegen (Zuckungen).

Träume finden jedoch nicht nur in der REM-Phase statt, wie man eine Zeit lang glaubte, sondern es gibt auch Non-REM-Traumphasen. Die Träume unterscheiden sich dadurch, dass in Non-REM-Stadien Gedanken und Ideen, nicht aber Erlebnisse wahrgenommen werden. Es handelt sich daher um unterschiedliche psychische Aktivitäten. Die Traumberichte der Träumenden sind im späteren Verlauf der Nacht und am Morgen wesentlich umfangreicher und enthalten mehr Details als die in der ersten Schlafperiode. Träume werden zum Großteil „gesehen", manchmal auch gerochen, empfunden oder gespürt. Besonders stark können Angst und Lust erlebt werden. Die Sprache und das Denken sind in diesem Bewusstseinszustand eingeschränkt. Doch allzu gerne denken wir über den einen oder anderen Traum nach, über seine Bedeutung und Botschaft. Ein kleines Rätsel bleiben sie immer, solange sie in unserem Gedächtnis verankert sind.

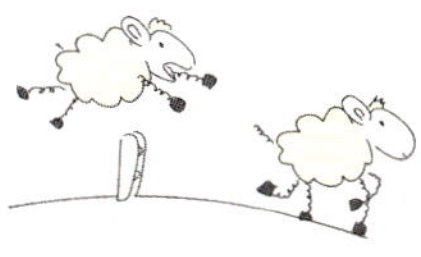

Jeder Mensch träumt jede Nacht, doch nicht jeder kann seine Träume abrufen. Manche Menschen können fast jeden Morgen einen Traum wiedergeben, andere geben an, seit Jahren nicht mehr geträumt zu haben. Frauen haben eine höhere Traumerinnerung als Männer.

Sind nun „Träume nur Schäume", „träumen wir, um zu vergessen" oder „setzt sich im Traum das Wachleben fort"? Möglicherweise tauchen im Traum vor allem jene Themen auf, denen im Wachzustand zu wenig Aufmerksamkeit geschenkt wird. Vielleicht werden Wachgedanken im Traum fortgesetzt. Über das Träumen existieren unterschiedliche Meinungen von Forschern. Und obwohl in den letzten 50 Jahren seit der Entdeckung des REM-Schlafs umfangreiche Forschung über den Traum betrieben wurde, bleiben doch weiterhin unzählige Fragen hinsichtlich der Bedeutung und Funktion des Traumes ungeklärt und offen. Auf der einen Seite versteht man unter Träumen die psychische Aktivität während des Schlafs, auf der anderen Seite ist es die Erinnerung an die psychische Aktivität während des Schlafs. Träumen stellt ein ganzheitliches Erleben mit Sinneseindrücken, Gefühlen und Gedanken dar. Wir erleben uns im Traum genauso wie im wachen Zustand. Messbar und daher auswertbar ist nur die Schlafphysiologie, also Gehirnströme, Augenbewegungen, Herzfrequenz etc., nicht aber das psychische Erleben, zu dem man durch detaillierte Befragung Zugang findet. Nicht direkt zugänglich ist das Träumen den träumenden Personen und Forschern. Einerseits muss der Träumende in der Traumphase aufwachen, andererseits muss er sich an das Geträumte erinnern können. Einschlafträume unterscheiden sich oft von den REM- und Non-REM-Träumen. Sie sind eine Fortsetzung der Gedanken, die wir beim Einschlafen hatten und die manchmal einen sehr bizarren Charakter haben können. Und werden wir nicht durch ein Geräusch beim Einnicken geweckt, werden wir niemals den Trauminhalt erfahren.

Zumeist werden nur aufregende und ungewöhnliche Träume erzählt. Tatsächlich enthalten etwa 30 Prozent der Träume bizarre Elemente wie etwa Szenensprünge, Inkonsistenzen und dergleichen. Träume mit negativem Inhalt bleiben uns auch länger in Erinnerung als positive, weil man diese wahrscheinlich öfter erzählt. Eine große Rolle beim Träumen spielt die auditive Wahrnehmung, wobei dem gesprochenen Wort eine größere Bedeutung zukommt als Geräuschen.

Was ist ein Oneironaut? Jeder Mensch, der Interesse an Träumen hat und sich damit beschäftigt, wird Oneironaut genannt, wörtlich übersetzt ein „Traumreisender".

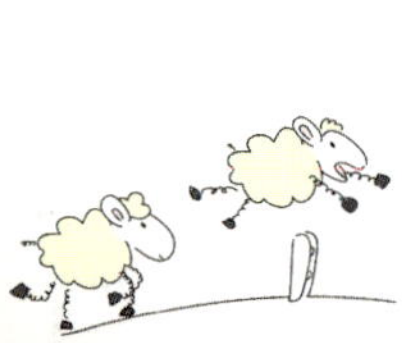

Menschen mit häufigen Wachperioden während der Nacht und einer schlechten Schlafqualität sowie Insomnie-Patienten haben zumeist eine höhere Traumerinnerung als gesunde Schläfer. Dies erscheint auch logisch. Denn je häufiger man aufwacht, umso größer ist die Chance, dass man sich an das davor Geträumte erinnert. Um sich einen Traum ins Gedächtnis holen zu können, muss man zum einen nach der Traumerfahrung wach sein, damit dieser in das Langzeitgedächtnis hinüberwandert. Zum anderen sollte der Aufwachprozess ziemlich störungsfrei sein und der Traum eine gewisse Wichtigkeit darstellen, damit er auch behalten wird. Studien zeigen, dass das Schlafstadium, aus dem man erwacht, im Zusammenhang mit der Traumerinnerung eine bedeutende Rolle spielt. Erwacht man aus REM-Schlaf, beträgt die Wahrscheinlichkeit, sich an den Traum zu erinnern 60–80 %, beim Erwachen aus allen anderen Schlafstadien sind es lediglich 0–60 %.

Tipps, um sich an Träume zu erinnern:

1. Legen Sie sich Schreibzeug zu Ihrem Bett, um jederzeit Träume notieren zu können ohne aufstehen zu müssen!
2. Nehmen Sie sich fest vor, sich am nächsten Morgen an einen Traum erinnern zu wollen (Absichtserklärung)!
3. Gehen Sie nach dem Aufwachen gedanklich zurück und überlegen Sie, ob Sie sich an etwas erinnern können, was Sie in den letzten Stunden erlebt haben!
4. Notieren Sie einen Traum in Stichworten!
5. Schreiben Sie regelmäßig Ihre Träume auf!

Beim Schlafen verlieren wir die Kontrolle über unsere Gedanken. Diese weisen keine erkennbaren Strukturen auf und erscheinen blitzartig wie Momentaufnahmen. Ein Erscheinen von verformten Gesichtern, verzerrten, oft sehr lauten Stimmen, die aber nicht verstanden werden, ein plötzliches Aufblitzen von Licht und Farben, die ineinander fließen, sich auflösen und dann wieder zusammensetzen, beobachten wir in der Einschlafphase wie passive Zuseher. Diese „Einschlafhalluzinationen", die uns weder entsetzen noch überraschen, treten im Zustand des Schlaf-Wach-Übergangs auf, der mehrere Minuten andauert und eine große Veränderung im Denkprozess darstellt. Die Gedanken werden schließlich zu Bildern, die schnell wechseln und von einem Thema zum anderen springen können.

Für die seelische und körperliche Ausgeglichenheit sind der Schlaf und der dadurch ermöglichte Traum unabdingbar. Wenn daher der Schlaf für längere Zeit gestört ist, ist der Traum von einem guten Schlaf ausgeträumt. Doch Träumen kann man lernen. Brigitte Holzinger erforschte das luzide Träumen (Klarträumen), d. h. wie

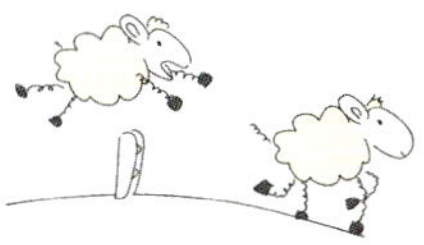

man seine Träume bei vollem Bewusstsein erleben und aktiv in den Traum eingreifen kann. Jedem von uns ist diese Art zu träumen möglich! Mit ein wenig Übung wird es Ihnen gelingen, Personen, Handlungen, die Umgebung sowie den eigenen Körper direkt zu beeinflussen.

Wenn dem Träumer bewusst ist, dass er träumt, ist er in der Lage, unangenehme oder belastende Zustände zu vermeiden bzw. Bedrohliches und Beängstigendes zu bewältigen, indem er aus der Albtraumsituation flüchtet oder diese umdeutet. Das versteht man unter luzidem Träumen, wodurch uns tiefe(-re) Einblicke in das Unterbewusstsein ermöglicht werden.

Luzides Träumen – (Er-)Lebe Deinen Traum!

1. Die Grundvoraussetzung ist ein perfektes Traumgedächtnis. Lernen Sie, sich an Ihre Träume zu erinnern! Wenn man sich an einen Traum nicht mehr erinnern kann, ist es so, als wäre er nie geschehen.
2. Legen Sie sich ein Traumtagebuch (oder Diktiergerät) zum Bett und notieren Sie in Ihrem Traumtagebuch das aktuelle Datum und die Uhrzeit, zu der Sie ins Bett gegangen sind, sodass Sie am Morgen gleich direkt den Traum/die Träume niederschreiben können.
3. Bevor Sie die Augen schließen und gedenken zu schlafen, erklären Sie die Absicht, sich am Morgen an das Geträumte zu erinnern. So kann das Traumgedächtnis gefestigt werden.
4. Bleiben Sie in der Früh nach dem Aufwachen still und mit geschlossenen Augen in Ihrem Bett liegen und lassen Sie sich durch nichts ablenken. Licht, Bewegung und Stress sind die drei größten Feinde einer lebhaften Traumerinnerung. Die ersten Minuten nach dem Aufwachen sind für die Traumerinnerung immens wichtig und sollten daher keine Störung erfahren.
5. Versuchen Sie, den Traum rückwärts zu rekonstruieren, da Sie zumeist mit der Erinnerung an die letzte Situation des Traumes aufwachen. Fragen Sie sich, wie Sie an diesen Ort des Traums gelangt sind. Welchen Sinn hat der Traum für Sie? Träume folgen keiner natürlichen Logik, was es manchmal schwierig macht, sie zu verstehen bzw. zu analysieren.
6. Erst wenn Sie alle Ihnen noch zugängigen Details gesammelt haben, schreiben Sie den Traum möglichst chronologisch mit wichtigen Aspekten (in Stichworten) auf. Notieren Sie auch die Gefühle, die Sie während des Traums und nach dem Aufwachen hatten. Emotionen helfen oft dabei, sich besser an das Traumgeschehen zu erinnern.

7. Schärfen Sie Ihre Sinne während des Wachzustandes. Das hilft, Ihre Träume genauso bewusst und selbstverständlich wie das wache Leben wahrzunehmen.
8. Fragen Sie sich auch im Alltag immer wieder: Träume ich gerade? Führen Sie dazu über den Tag verteilt mehrere Realitychecks (Realitätsüberprüfungen) durch, um ausreichend Routine und Regelmäßigkeit herzustellen und sie nach einiger Zeit in das Traumbewusstsein zu übernehmen. Verschiedene Traumzeichen helfen Ihnen beim Erkennen von Träumen oder Nichtträumen. Schauen Sie z. B. auf die Uhr, denn im Traum verlieren mechanische und digitale Geräte ihre Funktion und laufen falsch.
9. Seien Sie geduldig beim Lernen bzw. Auslösen von Klarträumen! Lassen Sie keine Zweifel zu, sondern vertrauen Sie sich selbst!
10. Ein ungesunder Schlaf kann luzides Träumen verhindern! Alkohol, Nikotin, zu schweres Essen sowie Lärmbelästigung wirken sich negativ auf das Klarträumen aus.

Im Laufe des Übens werden die Erinnerungen an Ihre Träume immer realistischer und detailreicher werden. Aus blassen Träumen werden dann nachvollziehbare Geschichten. Versuchen Sie, sich an mindestens einen Traum pro Nacht zu erinnern!

Jeder Mensch hat ganz persönliche Vorstellungen darüber, was er in den Klarträumen erleben möchte. Viele wollen in den Träumen fliegen können, vor einem großen Publikum eine erfolgreiche Rede halten oder den perfekten Tennisaufschlag lernen. Die unrealistische Fähigkeit zu fliegen erscheint im Traum natürlicher als das Laufen und stellt ein einzigartiges Erlebnis dar.

Die Traumkontrolle an sich ist für viele Klarträumer ein Faszinosum, weil man den Ort des Geschehens verändern, Gegenstände und Personen erscheinen lassen und sich alle Wünsche erfüllen kann. In Klarträumen kann man alles trainieren, was man möchte, wie z. B. den Golfschwung oder den Aufschlag beim Tennis. Die Verbesserung der Technik wird sich mit regelmäßigem nächtlichen Training dann auch im wachen Leben bemerkbar machen, da die neuronalen Verbindungen im Gehirn immer weiter ausgebaut werden, je öfter die Bewegung wiederholt wird. Viele erfolgreiche Sportler machen davon Gebrauch und möchten darauf nicht mehr verzichten. Luzides Träumen macht auch süchtig, so manche Klarträumer.

Nicht nur körperliche, sondern auch geistige Leistungen lassen sich in luziden Träumen trainieren, wie z. B. das Halten eines wichtigen Vortrages oder eine mündliche/schriftliche Prüfung.

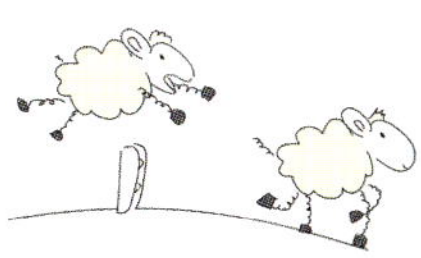

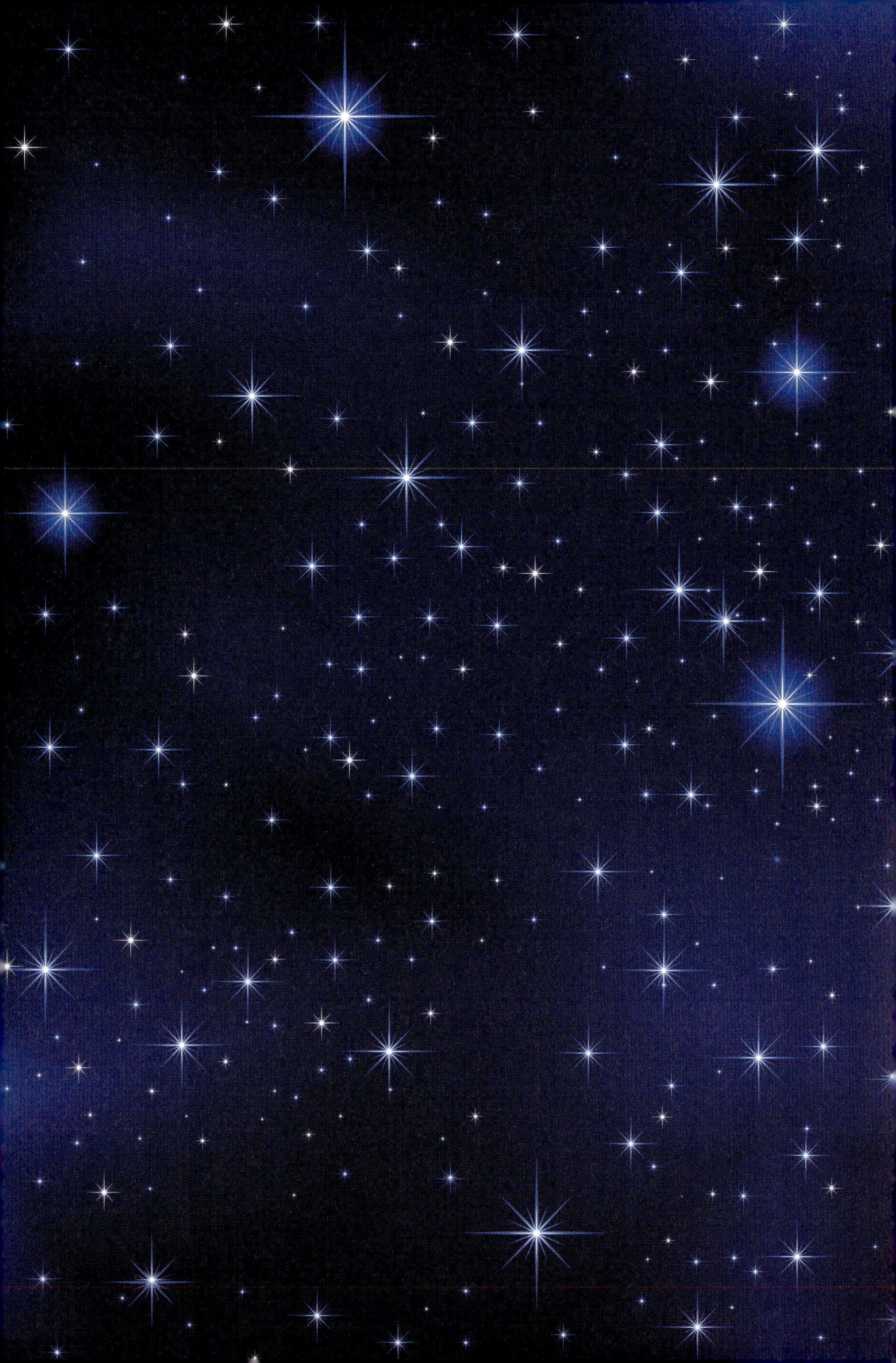

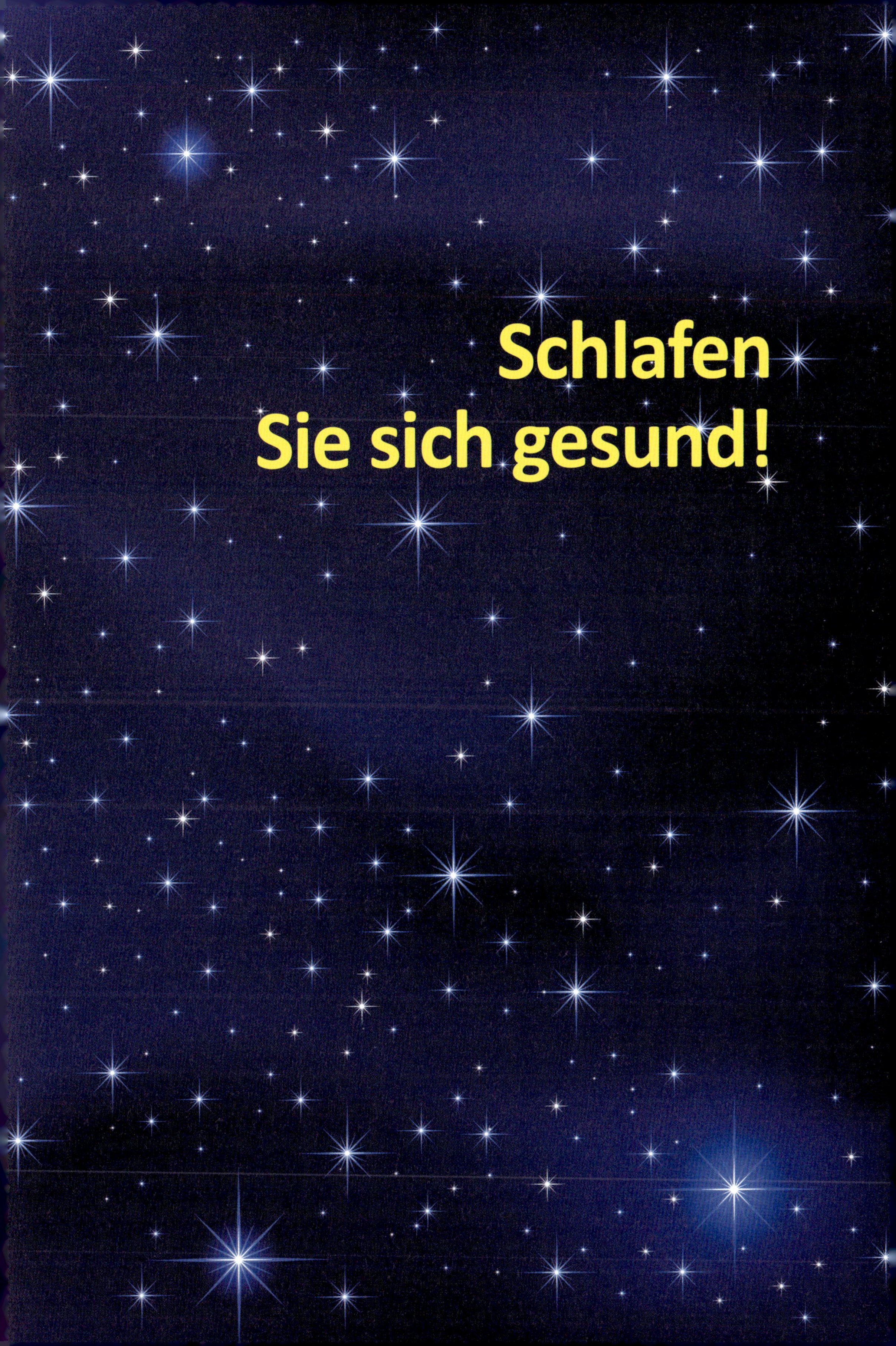
Schlafen
Sie sich gesund!

Kann man sich eigentlich gesund schlafen? Ein guter Schlaf trägt zu unserem Wohlbefinden bei, macht glücklich und zufrieden und sorgt für ein starkes Immunsystem. So rät auch der Volksmund, sich „gesund zu schlafen“ oder bei schwierigen Entscheidungen „erst einmal darüber zu schlafen“.

Wie sieht eigentlich ein gesunder Schlaf aus? Welche Auswirkungen hat ein schlechter, dauerhaft nicht ausreichender Schlaf auf die Gesundheit des Menschen? Erfahrungen mit einer oder mehreren „schlechten“ Nächten haben wir alle wahrscheinlich schon einmal gemacht. Wir sind müde, gereizt, leiden unter Stimmungsschwankungen und Konzentrationsstörungen. Wissenschaftlich belegt ist, dass sich REM-Schlaf-Entzug weniger als vermutet auf das psychische Verhalten des Menschen auswirkt. Es zeigen sich nur eine verstärkte REM-Aktivität sowie ein früherer REM-Schlaf in den darauf folgenden Nächten. Erfahren Sie hier mehr über einen gesunden Schlaf und warum dieser bei manchen Menschen nicht (immer) eintritt.

Ein gesunder Schlaf – Wie sieht er aus?

Ein gesunder Schlaf: Woran erkennt man ihn? Viele Menschen haben eine falsche Vorstellung von einem gesunden Schlaf. Sie sind der Meinung, dass rasches Einschlafen und Durchschlafen bis zum Aufwachen am Morgen einen normalen Schlaf ausmacht und alles andere eine Schlafstörung ist. Doch ein „Durchschlafen“ gibt es ebenso wenig wie traumlose Nächte oder einen stets gleich tiefen, erholsamen Schlaf. Das hängt unter anderem damit zusammen, dass wir nicht immer das gleiche Tagesprogramm haben und verschiedene Erfahrungen mit Menschen und in unserem unmittelbaren Umfeld machen, die wir zum Teil in den Schlaf mitnehmen. Dass sich berufliche und private Probleme auf unsere Psyche auswirken, die nicht nur untertags, sondern auch in der Nacht in uns „weiterarbeiten“, ist uns bekannt. So kann eben der eine seine persönlichen (negativen) Erfahrungen und Eindrücke besser, der andere schlechter verarbeiten. Auf unser Unterbewusstsein haben wir keinen Einfluss und es lässt sich auch in der Nacht nicht ausschalten. Im Anhang finden Sie Auswertungen zu Ein- und Durchschlafvariablen sowie Schlafstadien bei Normalschläfern dreier Altersgruppen (siehe S. 211).

Untertags aktiv und leistungsfähig, in der Nacht entspannt und ruhig? Der Wechsel von Alltagsaktivität zur abendlichen Ruhe ist nicht immer ein einfacher Prozess. Es wird auch schwieriger gelingen, nach einem aufregenden Krimi im Fern-

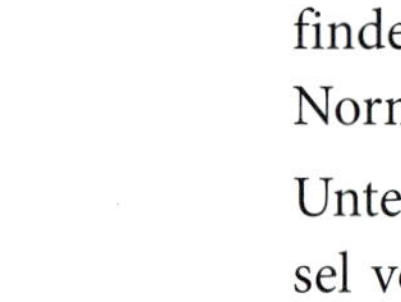

sehen entspannt und rasch einzuschlafen. Eigene Untersuchungen zum Einfluss des abendlichen Fernsehens auf den Schlaf von Patienten mit primärer Insomnie am Beispiel eines 50-minütigen Kriminalfilms aus der Serie „Kojak – Einsatz in Manhattan“ zeigten eine Verlängerung der Einschlaf- sowie der nächtlichen Wachzeit um 30 Minuten, obwohl die Patienten vorher meinten, Fernsehen würde sie nicht beeinflussen. Wir brauchen daher für den Wechsel von Aktivität zu Ruhe eine Übergangsphase, in der Stress, Probleme, Ärger und dergleichen verarbeitet werden können. Planen Sie dafür ausreichend Zeit ein, nämlich mindestens eine halbe, besser aber eine ganze Stunde. In dieser Zeit wird empfohlen, ruhige Musik zu hören, einen kurzen Abendspaziergang zu machen, etwas zu lesen, ein angenehmes, nicht zu heißes Bad zu nehmen oder Tagebuch zu schreiben. Es ist wichtig, den Tag ausklingen zu lassen, sich von belastenden Gedanken zu lösen und sich auf die Nacht einzustimmen.

Auf Knopfdruck kann niemand einschlafen. Bereiten Sie Ihren Körper jeden Abend auf die Nacht bzw. den Schlaf vor!

Laut unserer SIESTA-Normdatenbank erlebt unser Körper im 7,5 bis 6,6 Stunden dauernden Schlafzustand (der sogenannten Gesamtschlafzeit) je nach Alter unterschiedliche Schlafstadien, die von Leichtschlaf über mitteltiefen bis tiefen Schlaf bis hin zum Traumschlaf reichen (Klösch et al. 2001, Rappelsberger et al. 2001, Anderer et al. 2004). In der Schlafperiode (d. h. vom ersten Einschlafen bis zum letzten Aufwachen) erwacht auch der gesunde Schläfer bis zu viermal pro Stunde kurz – mit dem Unterschied, dass er gleich wieder einschlafen kann. Bei einer Schlafperiode von 7,7 Stunden ist ein kurzes Erwachen von über 15 Sekunden bis zu 11±6-mal bei 20 bis 39-Jährigen, 17±7-mal bei 40 bis 59-Jährigen und 21±8-mal bei 60 bis 95-Jährigen die Norm (s. S. 211). Kurze Aufwachphasen, in denen man die Schlafposition ändert, sind ganz normal. Schlafgestörten ist daher zu raten, ihre Aufwachphasen – sofern sie in der Norm sind – vorerst zu akzeptieren und sich nicht gleich Sorgen über ihren Schlaf zu machen. Ältere Menschen nehmen diese Aufwachphasen bewusster wahr, weil sie nicht nur länger andauern, sondern auch gehäufter auftreten. Sie legen auch gerne ein Nickerchen nach dem Mittagessen ein, das zumeist eine Stunde dauert, aber nur zehn bis 30 Minuten lang sein sollte, und fühlen sich gegen 21 Uhr wieder müde. Unter solchen Umständen ist der Schlafdruck sehr gering, sodass das Einschlafen oft schwierig ist und die Betroffenen gegen fünf Uhr morgens ausgeruht sind. Misst man die geschlafenen Stunden bei älteren Normalschläfern über dem 60. Lebensjahr, kommt man auf 6,6±0,8 Stunden.

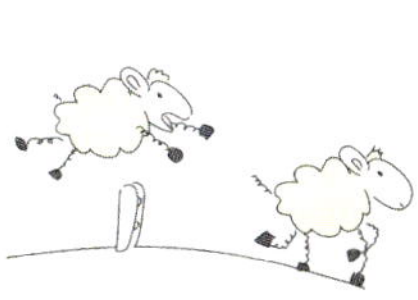

Unser Schlafverhalten und die Schlafqualität sind verändert, wenn wir an einem grippalen Infekt leiden und unser Immunsystem geschwächt ist. In diesem Zustand braucht unser Körper mehr Schlaf, um wieder zu Kräften zu kommen und leistungsfähig zu werden. Tag für Tag ist unser Immunsystem vielen unterschiedlichen Einflüssen ausgesetzt, auf die es zu reagieren hat bzw. mit denen sich unser Organismus auseinandersetzen muss. Chronischer Schlafmangel führt zu vermehrter Infektanfälligkeit und kann Depressionen auslösen. Es ist wissenschaftlich erforscht, dass Menschen mit Schlafstörungen ein erhöhtes Risiko haben, eine Suchterkrankung zu entwickeln. Alkohol als Einschlafmittel ist daher mit größter Vorsicht einzusetzen. Ein Gläschen in Ehren kann zwar niemand verwehren, aber leider bleibt es nicht immer bei einem Gläschen, sondern es kommt gerne ein zweites oder drittes hinzu. Und so entwickelt sich einerseits eine Alkoholabhängigkeit, anderseits wird das Schlafproblem mit dieser Methode nicht behoben.

Einen erholsamen Schlaf erkennt man auch an einer guten Gedächtnisleistung, denn nach ein bis zwei wenig erfreulichen Nächten sind wir weniger aufnahmefähig und merkfähig.

Ein gutes Erwachen – Wie sieht es aus?

Einen guten Schlaf macht nicht nur die Schlafdauer, sondern vielmehr die Schlafqualität aus. Die Mehrheit der Menschen braucht sieben bis acht Stunden Schlaf pro Nacht, um sich am nächsten Tag ausgeschlafen zu fühlen und wieder leistungsfähig zu sein. Ein Zuviel an Schlaf bringt weder bessere Gesundheit, noch kurbelt es die Leistungsfähigkeit an. Im Gegenteil: Man fühlt sich am Morgen meist müde, energielos und kommt nur schwer aus dem Bett. Die Aufwachqualität hängt jedoch auch davon ab, aus welchem Schlafstadium wir geweckt werden. Wenn uns das Klingeln des Weckers direkt aus dem Tiefschlaf reißt, fühlen wir uns unausgeschlafen und erschöpft, selbst wenn wir ausreichend geschlafen haben. Erwachen wir jedoch aus einer Phase, in der wir weniger tief schlafen und unser Gehirn fast wach ist, wie dies zum Beispiel unmittelbar vor oder nach dem REM-Schlaf der Fall ist, fühlen wir uns deutlich besser und das Aufstehen fällt wesentlich leichter.

Bei der Diagnostik von Schlafstörungen sind sowohl die Schlafqualität als auch die Aufwachqualität von Bedeutung. Sie gelten als Indikatoren für den Verlauf des kommenden Tages.

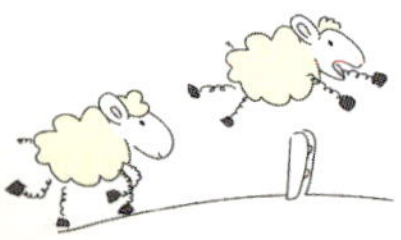

Morgenmuffel sind nach dem Aufstehen am Morgen müde, schlecht gelaunt und kaum ansprechbar. Erst im Laufe des Vormittags fühlen sie sich besser, aber so richtig in die Gänge kommen sie erst am Nachmittag bzw. am Abend.

Sowohl bei stationären als auch bei ambulanten Schlafaufzeichnungen wird die subjektive Schlaf- und Aufwachqualität mittels des Selbstbeurteilungsbogens von Saletu (siehe Anhang, S. 205) gemessen. Während die Schlafqualität bei Normalschläfern keine Unterschiede zwischen den Altersgruppen zeigt, wird die Aufwachqualität im Alter schlechter und körperliche Beschwerden nehmen zu (siehe Tabelle S. 212). Psychometrische Untersuchungen zeigten, dass die abendliche und morgendliche Befindlichkeit bei Jugendlichen signifikant schlechter ist als bei älteren Menschen, während Antrieb, Stimmung und Affizierbarkeit sich auch mit zunehmendem Alter nicht verändern. Die morgendliche Müdigkeit wird von jüngeren Menschen schlechter bewertet.

Die intellektuelle Leistung (Aufmerksamkeit, Konzentration, Zahlengedächtnis) sowie die Feinmotorik und komplexe Reaktion nehmen mit zunehmendem Alter ab (siehe Tabelle S. 212). Psychophysiologische Variable zeigen im Laufe des Alterungsprozesses eine Abnahme der Flimmerverschmelzungsfrequenz morgens, was auf eine geringere zerebrale Aktivierung hinweist (siehe Tabelle S. 213). Auch die Muskelkraft nimmt im Alter ab, während der abendliche und morgendliche Blutdruck (nach 15 min. liegend gemessen) zunimmt. In der Pulsfrequenz waren bei Normalschläfern keine signifikanten Unterschiede zwischen den Altersgruppen feststellbar.

Die innere Uhr, die Schlaf- und Wachzeiten regelt, ist bei jedem Menschen anders eingestellt. Daher können Morgenmuffel in den wenigsten Fällen etwas dafür, dass für sie das frühe Aufstehen am Morgen eine Qual ist und sie schlecht gelaunt den Tag beginnen.

Tipps und Tricks, die den Start in den Tag erleichtern:

1. **Stehen Sie immer rechtzeitig auf, auch wenn es Ihnen schwerfällt!**
   Wenn Sie sich morgens abhetzen, geraten Sie nur in Stress und das verbessert sicher nicht die Laune. Also besser den Wecker etwas früher läuten lassen, um den Tag in Ruhe beginnen zu können.
2. **Machen Sie Morgensport!**
   Nein, Sie müssen nicht unbedingt am Morgen eine Stunde joggen gehen! Es reicht, wenn Sie sich im Bett etwas räkeln, sich strecken und dehnen und einige Male tief ein- und ausatmen.

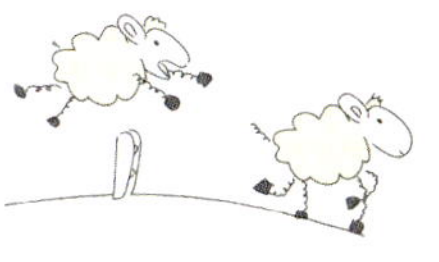

3. **Lassen Sie Licht ins Zimmer herein!**
   Durch das Licht wird die Produktion des körpereigenen Schlafhormons Melatonin gehemmt. Deshalb wird empfohlen, gleich nach dem Aufstehen die Vorhänge zurückzuziehen, um Licht in den dunklen Raum zu lassen. In den Wintermonaten helfen spezielle Lampen mit natürlichem Licht, die mindestens 5000 Lux Helligkeit besitzen sollten.
4. **Kalt duschen!**
   Kalt zu duschen ist zwar nicht jedermanns Sache, zumal der Körper kurzfristig in eine Stresssituation gerät, die ihn allerdings rasch munter werden lässt. Gehen Sie dabei aber behutsam und herzschonend vor. Beginnen Sie mit den kalten Wasseranwendungen an den Füßen und Beinen und kommen Sie erst dann zum Oberkörper und den Armen. Chronisch Kranken wird empfohlen, vorher einen Arzt zu befragen.
5. **Fenster öffnen und tief durchatmen!**
   Wenn Sie kaltes Duschen am Morgen eher ablehnen, dann verschaffen Sie sich Frische und einen klaren Kopf, indem Sie das Fenster öffnen, das Zimmer gut durchlüften und die frische Luft einatmen.
6. **Richten Sie sich nach den Schlafphasen!**
   Wie wir wissen, durchlaufen wir Nacht für Nacht mehrere Schlafzyklen von etwa 90 Minuten. So ein Zyklus beginnt mit einem Zustand leichten Schlafs, der dann in den Tiefschlaf und anschließend in den REM-Schlaf übergeht. Nach der REM-Phase beginnt wieder ein neuer Zyklus. Das Aufwachen in den weniger tiefen Schlafphasen fällt leichter. Hilfreich ist in diesem Zusammenhang der Schlafphasenwecker, der mittels Aktigrafie (Verfahren zur Untersuchung menschlicher Aktivitäts- und Ruhezyklen) die Schlaftiefe misst und Sie so in einem abends gewählten Zeitfenster für das Aufstehen aus einem leichten Schlaf wecken wird.
7. **Führen Sie Schlaf- bzw. Aufwachrituale ein!**
   Schlaf- und Aufwachrituale eignen sich nicht nur für Kinder, sondern auch für Erwachsene: Beginnen Sie den Tag mit einer Tasse Kaffee oder Tee, mit Morgengymnastik, Ihrem Lieblingslied oder einem anderen Ritual, das Sie den Tag gut gelaunt und munter beginnen lässt.

Es gibt Menschen, die eine gewisse Zeit brauchen, bis sie auf Touren kommen. Das ist völlig normal!

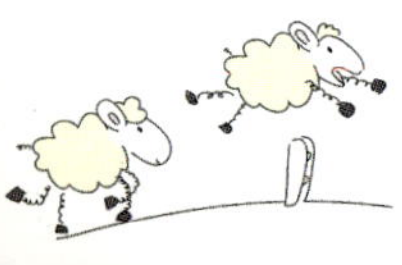

Krankheiten, die unsere Nachtruhe stören

Mit Schmerzen kann man nicht gut schlafen! Das wissen besonders ältere Menschen mit chronischen Leiden. Sie klagen aufgrund ihrer Schmerzproblematik oft über Ein- und Durchschlafstörungen und fühlen sich am Morgen wie gerädert und sind müde.

60 bis 80 Prozent der älteren Menschen leiden unter chronischen Schmerzen, die zu Schlafstörungen führen können.

Zu den Krankheiten, die die Nachtruhe stören oder unterbrechen, zählen neben chronischen Schmerzen auch häufiger Harndrang bei Blasen- und Prostataleiden, Gelenkserkrankungen, Herz-Kreislauf-Erkrankungen, Atemwegserkrankungen, Magenschmerzen sowie Sodbrennen, Fieber bei Infekten, juckende bzw. schmerzende Hauterkrankungen, neurologische Erkrankungen und hormonelle Störungen (siehe Tab. S. 78).

Die Schmerzempfindlichkeit unterliegt genauso wie der Schlaf einem zirkadianen Rhythmus, also tageszeitlichen Schwankungen.

Über Zahnschmerzen weiß man, dass diese am frühen Morgen am schlimmsten und am Nachmittag gegen 16 Uhr am geringsten sind. Die Gelenke älterer Menschen sind am Morgen nach dem Aufstehen oft noch steif und werden im Laufe des Tages durch Bewegung „geschmiert", sodass die Gelenksteifigkeit zum Teil vergeht. Anders die Arthrose, deren Schmerzen durch Beanspruchung abends schlimmer werden. Rückenschmerzen, wovon 50 bis 60 Prozent betroffen sind, führen ebenfalls zu einer Verschlechterung der Schlafqualität, da wir unsere Schlafposition in der Nacht bis zu 30-mal ändern. Und diese Bewegungen können schmerzhaft und unangenehm sein, sodass Betroffene immer wieder aufwachen und der Erholungsfaktor sinkt. Eine gute Matratze kann hier ein wenig Abhilfe schaffen, chronische Rückenprobleme jedoch nicht heilen. Stabilisieren bzw. stärken Sie Ihren Rücken mit gezielten Bewegungen und sportlichen Aktivitäten wie Wandern, Laufen, Aerobic und Gymnastik! Gezielte Bewegung sollte regelmäßig und ausdauernd erfolgen, um die geschwächte Rückenmuskulatur zu aktivieren und langfristig zu stärken.

Migräne und Spannungskopfschmerzen können Ursache, aber auch eine Folge von Schlafstörungen sein. Das Schlafhormon Melatonin kann sich bei Kopfschmerzen positiv auf den Schlaf auswirken. Wichtig dabei ist, dass Melatonin abends immer zur gleichen Uhrzeit eingenommen wird (eine Stunde, bevor das Licht ausgeschaltet wird).

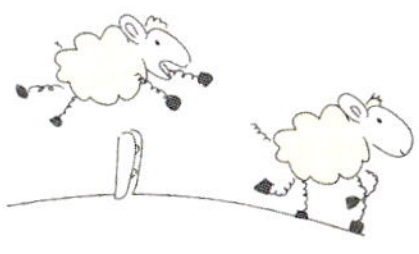

Organische Erkrankungen im Zusammenhang mit Schlafstörungen

Erkrankung	Beispiel
Akute/chronische Schmerzen	Arthritis, chron. Kreuzschmerzen, chron. Kopfschmerzen, Krebs, postoperative Schmerzen, Fibromyalgie, Neuropathie, orofaziale Schmerzen, Verbrennungen
Herz- und Gefäßkrankheiten	Angina pectoris, Symptome kongestiver Herzinsuffizienz (z. B. Hypoxämie, Cheyne-Stokes-Atmung/periodische Atmung, Nykturie), periphere vaskuläre Erkrankungen mit nächtlichen Schmerzen in den Beinen
Pulmonale Erkrankungen	COPD, Ansammlung von Bronchialsekret, nächtlicher Bronchospasmus, schlafbezogener Laryngospasmus, Rhinitis/Sinusitis
Gastrointestinale Erkrankungen	Symptome gastrointestinaler Refluxkrankheit (z. B. Schmerzen, Husten), Dyspepsie, Ulcusschmerzen
Endokrine Erkrankungen	Zentrale Schlafapnoe assoziiert mit Hypothyroidismus, Diabetessymptome (z. B. nächtliche Hypo-/Hyperglykämie, Nykturie, neuropathische Schmerzen), menopausale Symptome (z. B. Hitzewallungen, Stimmungsschwankungen)
Nierenerkrankungen	Urämie
Urogenitale Erkrankungen	Inkontinenz
Neurologische Erkrankungen	Folgen eines zerebrovaskulären Insults (z. B. Aspiration, periodische Atmung, Schmerzen durch Bewegungsunfähigkeit), Demenz, nächtliches Anfallsgeschehen, Parkinsonismus, neuromuskuläre degenerative Erkrankungen

Rückenschmerzen, Muskelverspannungen oder Wadenkrämpfe zählen zu Schlafstörern, die nach einer entsprechenden Therapie verlangen.

Was das Herz betrifft, so wissen wir, dass der Herzschlag im Laufe der Nacht langsamer wird und der Blutdruck sinkt. Durch jedes abrupte Aufwachen – bewusst oder unbewusst durch nächtliche Atemaussetzer – werden sowohl Herzschlag als auch Blutdruck in die Höhe getrieben. Das kann auf Dauer für das Herz eine massive Belastung darstellen und schließlich zu einem chronischen Bluthochdruck führen, der wiederum für nächtliche Unruhe sorgt. Menschen mit obstruktiver Schlafapnoe sind daher vermehrt gefährdet, Bluthochdruck zu entwickeln und in weiterer Folge einen Herzinfarkt oder Schlaganfall zu erleiden.

Menschen mit Herzerkrankungen leiden unter Einschlafproblemen, haben lange nächtliche Wachzeiten und einen wenig erholsamen Schlaf.

Wenn wir in der Nacht keine Luft bekommen, d. h. uns ausreichend Sauerstoff fehlt, beeinflusst dies unseren Schlaf ebenfalls negativ. Das kann durch eine verstopfte Nase bei einer Erkältung oder einer Nasennebenhöhlenentzündung sein, eine Bronchitis, Lungenentzündung oder Bronchialasthma. Die damit verbundene Atemnot und mögliche Hustenanfälle hindern die Betroffenen am Ein- und Durchschlafen. Menschen mit Bronchialasthma leiden nachts besonders, weil sich die Bronchien verengen und das Atemvolumen abnimmt. Atemnot und Beklemmungsgefühle halten diese Menschen vom Einschlafen ab. Asthmaanfälle treten sowohl in der Non-REM- als auch in der REM-Phase auf und können sogar lebensbedrohlich sein. Die Erholsamkeit des Schlafes ist zumeist nicht gegeben.

Magenprobleme und Sodbrennen sind ein weiterer, sehr häufiger Grund für einen gestörten Schlaf in den frühen Morgenstunden. Zehn Prozent der Bevölkerung berichten von gastroösophagealem Reflux, die Säureproduktionsspitzen liegen zwischen 22 Uhr und zwei Uhr. Die im Magen gebildete Säure fließt im Liegen in die Speiseröhre zurück und verursacht ein schmerzhaftes Brennen, das zu Hustenanfällen führen kann. Bei 50 bis 75 Prozent der Apnoe-Patienten findet man aufgrund des negativen intrathorakalen (in der Brusthöhle) Drucks infolge des Ringens nach Luft gastroösophagealen Reflux – mit einer Verbesserung von 48 Prozent durch CPAP-Behandlung.

Menschen, die sehr überlastet und gestresst sind, leiden unter einem chronischen Erschöpfungssyndrom, das ursächlich für Schlafstörungen sein kann.

Hormone beeinflussen ebenfalls unseren Schlaf-Wach-Rhythmus. Das spüren viele Frauen in den Wechseljahren, wenn sich ihr Hormonhaushalt verändert. Nächtliche Schweißausbrüche, innere Unruhe und depressive Verstimmungen machen manchen Frauen die Nächte zur Qual. Doch diese Schlafstörungen gehen in der Regel vorbei und lassen sich zumeist gut behandeln.

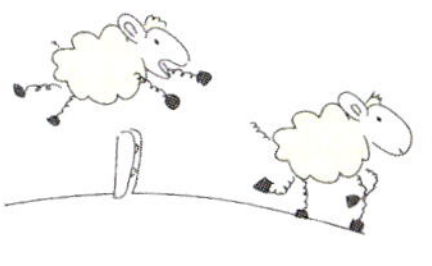

Schwer behandelbar sind Alzheimer und dementielle Erkrankungen. Die Veränderungen im Gehirn führen zu Einschlaf- und Durchschlafproblemen und beeinträchtigen den Tiefschlaf. Der REM-Schlaf von Demenzkranken ist oft besonders lebhaft. Heftige Träume, Trugbilder und Wahnvorstellungen lassen die Betroffenen häufig aus dem Schlaf aufschrecken und eine Verbindung zur Wirklichkeit herstellen, die dann völlig verklärt und verändert gesehen wird, aber nicht der Wahrheit entspricht.

Und wenn es die ganze Nacht im Ohr brummt, rauscht oder surrt – Tinnitus lässt grüßen –, fällt das Ein- und Durchschlafen ebenfalls sehr schwer. Durch die Stille der Nacht tritt das surrende Ohrengeräusch in den Vordergrund und hält den Betroffenen vom Schlafen ab. Viele Tinnituspatienten haben sich schon daran gewöhnt und nehmen die Ohrengeräusche nicht mehr (unangenehm) wahr. Es wird daher empfohlen, die Aufmerksamkeit weniger auf diese Geräusche zu lenken, um die für den Schlaf notwendige Entspannung zulassen zu können.

Als wichtige Auslöser für emotionell bedingte Schlafstörungen wären neurotische (generalisierte Angststörungen, Panikstörungen), Belastungs- und somatoforme Störungen (bei 41 bis 49 Prozent unserer Schlafambulanzpatienten), affektive Störungen (Depressionen und Dysthymien) (bei 31 bis 38 Prozent) sowie psychische und Verhaltensstörungen durch psychotrope Substanzen (sechs bis 15 Prozent) zu nennen, die einer entsprechenden Therapie bedürfen.

Je mehr Wachphasen und Bewegungen während des Schlafs auftreten, desto weniger erholsam und angenehm gestaltet sich der Schlaf und desto unerfreulicher und belastender sind die Träume.

Wünschenswert für eine optimale Schlafqualität wäre ein hoher Anteil an Schlaf im mitteltiefen Schlafstadium 2 (ca. 50 Prozent), 20 Prozent im Tief- und REM-Schlaf und zehn Prozent im Leichtschlaf sowie keine Ein- und Durchschlafstörungen (siehe Tabelle S. 211). Auch das morgendliche Empfinden nach diesen Nächten ist dann gut (siehe Tabellen S. 212f.). Man fühlt sich ausgeruht, erfrischt und zeigt in der Regel keine koordinativen Schwächen.

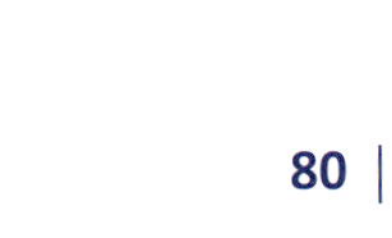

Wie man sich bettet, so liegt man!

Unserem Bett vertrauen wir Nacht für Nacht unseren Körper, aber auch unsere Seele an. Es ist der Ort, an dem wir ein Drittel unseres Lebens verbringen. Und es sind bei einem 60-Jährigen 20 Jahre, die er im Reich des Morpheus verbringt!

Sparen Sie daher nicht beim Kauf von Matratzen, Lattenrost und Bettwäsche, wenn Ihnen Ihr Schlaf und Ihre Gesundheit wichtig sind. Matratze und Lattenrost müssen gut aufeinander abgestimmt sein, damit sich der Körper – insbesondere Wirbelsäule und Bandscheiben – in der Nacht erholen kann. Beträgt etwa der Abstand zwischen den einzelnen Latten mehr als sieben Zentimeter, wird dem Körper keine ausreichende Unterstützung geboten. Die Wirbelsäule hängt zu sehr durch, was zu einem wenig erholsamen Schlaf führt. Schmale bewegliche Latten mit geringen Zwischenräumen und einstellbarer Härte sind für alle Matratzentypen geeignet. Bilden sich durch das Liegen rasch Mulden in der Matratze, d. h. ist die Matratze sehr weich, wirkt sich das ungünstig auf die Schlafqualität aus und man fühlt sich am Morgen zerschlagen und keinesfalls ausgeruht. Harte Matratzen sind eindeutig besser. Lassen Sie sich von einem kompetenten Fachmann ausgiebig beraten!

Machen Sie folgenden Matratzentest:
Stützen Sie sich mit dem Knie in der Matratze ab. Bildet sich dabei eine Delle von 30 bis 40 Zentimetern, so ist diese Matratze zu weich.

Hilfreiche Informationen rund um die Matratze:

- ☆ Lattenrost und Matratze sollten gut aufeinander abgestimmt sein.
- ☆ Eine Matratze darf weder zu weich noch zu hart sein. Wie hart sie sein soll, hängt von jedem persönlich ab. Schwereren Menschen wird eine härtere Matratze empfohlen.
- ☆ Eine gute Matratze macht keine störenden Geräusche, wenn man sich umdreht.
- ☆ Matratzenschoner werden nur dann empfohlen, wenn die Abstände der Latten des Lattenrosts zu groß sind.
- ☆ Achten Sie auf ausreichende Luftzufuhr der Matratze sowie auf genügend Abstand zum Boden!
- ☆ Wenden Sie Ihre Matratze mindestens viermal im Jahr, um sie vor Hausstaubmilben zu schützen!
- ☆ Aus hygienischen Gründen werden abnehmbare und waschbare Matratzenbezüge empfohlen.

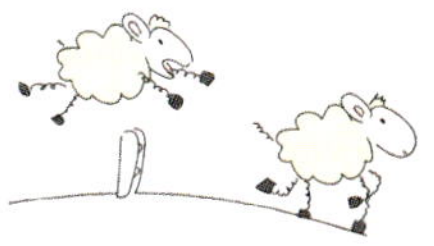

- ☆ Nehmen Sie sich genug Zeit für den Kauf einer neuen Matratze! Testen Sie die Matratze, bevor Sie sie kaufen! Probeschlafen wäre von Vorteil!
- ☆ Eine Matratze ist leider keine Anschaffung für die Ewigkeit! Nach etwa zehn Jahren sollte sie ausgetauscht werden.

Ein wichtiges Kriterium bei der Auswahl des Betts ist auch seine Größe. Denn wenn man beim Umdrehen oder Strecken an Bettkanten anstößt oder den Bettpartner dabei im Schlaf belästigt, ist das Bett eindeutig zu kurz oder zu schmal. Optimal wäre eine Schlafstätte, die mindestens 15 bis 20 Zentimeter Raum zum Kopf- bzw. Fußende bietet.

Und wie sieht das optimale Kopfkissen aus? Ein sanftes Ruhekissen sorgt nicht nur für gutes Gewissen, sondern auch für einen erholsamen Schlaf. Das Kopfkissen sollte weder zu hart noch zu weich sein, sondern so gefüllt, dass es Kopf und Nacken optimal unterstützen kann. Bei Allergieneigungen wählen Sie ein entsprechendes Material, das gut hautverträglich ist. Es gibt mittlerweile unzählige Modelle, sodass sich bestimmt für jeden das richtige Kissen finden lässt.

Und welche Bettdecke ist zu empfehlen? Ob Daunen, Baumwolle, Seide oder synthetische Materialien – welche Bettdecke Sie bevorzugen, ist eine Frage des Geschmacks, aber auch der Brieftaschengröße.

Leider kann bei manchen Schlafstörungen auch das beste Bett nicht die ersehnte Nachtruhe bringen!

Welchen Effekt ein gutes bzw. unser gewohntes Bett hat, zeigt die erste Nacht im Schlaflabor. Sie ist charakterisiert durch eine verlängerte Einschlafzeit (Schlaflatenz), vermehrte Wachstadien während der Schlafperiode, eine Zunahme von Dämmerschlafstadien und eine Verlängerung der Zeit vom Einschlafen bis zum Auftreten der ersten REM-Periode. REM- und Tiefschlafstadien sind in dieser ersten Schlaflabornacht zumeist reduziert. Dieses Phänomen wird als First Night Effect bezeichnet. Aus diesem Grund dient die erste Nacht meist als Adaptationsnacht.

Schaffen Sie eine angenehme Schlafumgebung!

Es ist nicht nur das Bett, das uns schlafen oder eben nicht bzw. schlecht schlafen lässt. Eine Reihe von verschiedenen Umweltfaktoren wie Licht, Kälte, Hitze, Lärm sowie die Bewegungen des Bettpartners beeinflussen unseren Schlaf. Dieser ist eben sehr störanfällig, was sensible Menschen noch mehr spüren werden. Für empfind-

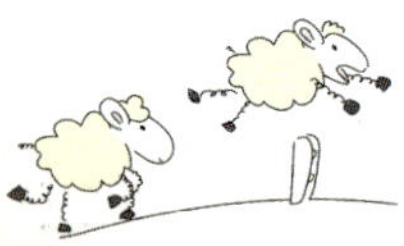

same Menschen ist nicht nur die Lautstärke, sondern auch die Bedeutung bzw. die Qualität des Lärms von Relevanz. Ältere Menschen reagieren generell sensibler auf Umwelteinflüsse als jüngere, Frauen sind gegenüber Lärm empfindlicher als Männer. Mütter wachen schon bei einem leisen Wimmern ihres Kindes auf, aber vielleicht nicht unbedingt bei einem Gewitter. Dasselbe gilt für das Schnarchen. Manche Menschen können trotz beträchtlicher Schnarchlaute im Schlafzimmer Ruhe finden, während andere diese lästigen Laute ihres Bettpartners gar nicht tolerieren können und daher aus dem gemeinsamen Schlafzimmer ausziehen müssen.

Nicht nur Lärm, sondern auch andere äußere Einflüsse wie Wetterwechsel oder bestimmte Wetterlagen und eine ungewohnte Schlafumgebung, klimatische Veränderungen, Helligkeit, aber auch schlechte Schlafhygiene bringen einen um den dringend benötigten Schlaf. Medizinisches Personal, Schichtarbeiter, Piloten oder Flugbegleiter haben mit entsprechenden negativen Einflussfaktoren zu kämpfen. Ihr Schlaf kann unruhig und oberflächlich sein. Auch wenn wir glauben, uns an so manche äußeren Faktoren bereits gewöhnt zu haben, so weiß man, dass gesundheitliche Folgen durch dauerhaften Lärm nicht ausgeschlossen werden können.

Normalerweise ist das Einschlafen bei einem Geräuschpegel von 20 bis 30 dB (Dezibel) leicht möglich, da wir uns nicht beeinträchtigt fühlen. Auch das gleichförmige Rauschen eines Wasserfalls, was etwa 100 dB entspricht, wirkt sich kaum störend auf unseren Schlaf aus. Aber eine Mücke, die mit 40 dB im Schlafzimmer herumschwirrt, kann uns ganz schön nerven und vom Schlaf abhalten. Es kommt also nicht nur auf die Lautstärke, sondern fast noch mehr auf die Art der Geräusche an, wenn wir von belastenden Umwelteinflüssen auf den Schlaf sprechen.

Mehreren wissenschaftlichen Untersuchungen kann entnommen werden, dass sich der Gewöhnungseffekt an gleichmäßigen Lärm rascher einstellt. Zudem ist bekannt, dass die Sensibilität gegenüber Umwelteinflüssen gegen Schlafende, also in den Morgenstunden, zunimmt.

Straßenlärm bewirkt eine Abnahme von subjektiv erlebtem Schlafkomfort und Tiefschlaf sowie eine Zunahme von Ein-, Durch- und Wiedereinschlafschwierigkeiten.

Man gewöhnt sich zwar an alles oder vieles, aber das heißt nicht, dass der Körper das alles tatsächlich toleriert. Er reagiert immer darauf, wenngleich die langfristigen Folgen oft erst einige Zeit später spürbar bzw. sichtbar werden, wenn ihm etwas nicht gut bekommt. Das macht eine amerikanische Studie, die das Schlafverhalten von Menschen an einem fensterlosen Arbeitsplatz untersucht hat, deutlich. Diese zeigte, dass sich ein Arbeitsplatz ohne Fenster ungünstig auf das Privatleben und die Lebensqualität auswirkt. Beschäftigte, die tagein tagaus bei Kunstlicht arbeiten müssen, weil ihr Büro ohne Fenster ausgestattet ist, schlafen im Durchschnitt 46 Minuten kürzer als ihre Kollegen, die in einem Büro mit Tageslicht arbeiten. Ihr Schlaf ist auch weniger erholsam und die Konzentrationsfähigkeit herabgesetzt, was zu einer höheren Fehler- und Unfallquote führt. Steigender Appetit und Übergewicht sind weitere negative Folgen von schlechtem Schlaf. Kunstlichtarbeiter bewerten auch ihren Gesundheitszustand und ihr Wohlbefinden schlechter als Tageslichtarbeiter. Die innere Uhr der Kunstlichtarbeiter scheint etwas irritiert zu sein, da diese nicht das Bedürfnis haben, das fehlende Tageslicht mit Aktivitäten im Freien auszugleichen. Sie sind grundsätzlich weniger aktiv als ihre Kollegen. Daran erkennt man, dass der menschliche Biorhythmus von Hell-Dunkel-Phasen abhängig ist und direktes Licht die körperlichen und psychischen Prozesse im 24-Stunden-Takt steuert. Es handelte sich hier allerdings nur um eine kleine Pilotstudie, und es bedarf noch weiterer Untersuchungen in diesem Bereich. Bekannt ist jedoch, dass Licht eine wichtige Rolle für den Schlaf-Wach-Rhythmus spielt. Ein gut abgedunkeltes Zimmer erleichtert daher vielen Menschen das Ein- und Durchschlafen. Aber nicht allen! Denn einige Menschen schlafen ungern in völlig dunklen Räumen. Bedenken Sie, dass auch Licht über 50 Lux den Schlaf stören kann.

Der Fernseher gehört nicht in das Schlafzimmer! Wenn Sie aber nicht darauf verzichten wollen, dann schalten Sie ihn während des Schlafens besser ganz aus.

Wie wir nun wissen, ist das Schlafzimmer der Raum unserer Wohnung, der am häufigsten genützt wird. Immerhin verbringen wir dort sehr viele Stunden unseres Lebens. Geben Sie daher Ihrem Schlaf bzw. Schlafplatz das, was er braucht: Ruhe, entsprechende Dunkelheit und ein bequemes Bett. Das Schlafzimmer sollte ein Ort der Entspannung sein, an dem man keinesfalls an unerledigte Arbeiten erinnert werden soll, sondern der uns zum Schlafen einlädt.

Faktoren, die einen angenehmen erholsamen Schlaf begünstigen:

- ☆ keine übermäßige Lärmbelastung
- ☆ keine störenden Lichtquellen
- ☆ gutes Raumklima (angenehme Raumtemperatur und Raumfeuchtigkeit)
- ☆ entsprechende Liegestätte
- ☆ angenehme Bettwäsche (Kissen und Decke)

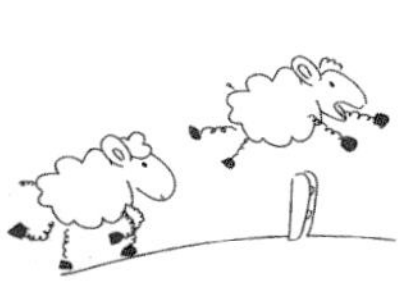

Frischluft fördert den Schlaf! Sorgen Sie in Ihrem Schlafzimmer für eine optimale Raumtemperatur von 16 bis 18 °C. Es sollte an diesem Platz weder zu warm noch zu kalt sein. Im fortgeschrittenen Alter, wenn das Wärmebedürfnis zunimmt, sind auch 20 °C angebracht. Grundsätzlich sollte das Schlafzimmer in den kalten Wintermonaten nicht zu sehr ausgekühlt sein und das Bett nicht zu nahe am Fenster stehen, damit es außerhalb der Kältezone liegt. Eine Schlaftemperatur von 24 °C und darüber belastet den Schlaf und lässt uns öfter aufwachen.

Schlafhemmend ist auch zu trockene Luft, da diese die Schleimhäute der Atemwege zu sehr austrocknet und die Atmung dadurch beeinträchtigt ist. Empfehlenswert wäre eine individuell angepasste Körper-, Bett- und Raumtemperatur, um einen zu häufigen Lagewechsel zu vermeiden, der uns aufwachen lässt. Eine zu hohe Raumtemperatur bringt uns zum Schwitzen, wir decken uns unbewusst ab, kühlen vielleicht aus und wachen mit einer Muskelverspannung oder Verkühlung auf.

Männer bevorzugen einen kühleren Schlafraum, Frauen schlafen lieber in wohltemperierten Räumen.

Wissenschaftliche Untersuchungen haben gezeigt, dass der Ein- und Durchschlafprozess durch extreme Temperaturen gestört wird. Die Wachstadien nehmen zu, die REM-Schlaf-Stadien nehmen ab.

Was die Raumfeuchtigkeit betrifft, ist darauf zu achten, dass diese in den Schlafräumlichkeiten bei etwa 50 Prozent liegt. Dies erzielt man auch ohne Luftbefeuchter, nämlich indem man einfach gründlich lüftet. Empfohlen werden zwei Lüftungen von etwa zehn Minuten am Tag, nämlich morgens nach dem Aufstehen und abends vor dem Zu-Bett-Gehen. Öffnen Sie dabei das Fenster ganz! Das ist wesentlich besser und effizienter als ein stundenlang gekipptes Fenster. Manche Menschen ziehen es vor, bei gekipptem Fenster zu schlafen, andere können auch – sofern es der Straßenlärm zulässt – bei geöffnetem Fenster subjektiv ungestört schlafen.

Mit der Höhe des Aufenthaltsorts sinkt übrigens die Schlafqualität. Wenn Sie sich in einer Höhe von 4000 Metern befinden, dürfen Sie sich also nicht wundern, wenn Ihr Schlaf gestört ist. Die Latenzzeit ist verlängert, die Wachphasen während der Schlafperiode sind erhöht und die Schlafeffizienz ist auf 70 Prozent reduziert. Zudem sind die REM- und Tiefschlafstadien reduziert. In großen Höhen wirkt sich der Sauerstoffmangel zusätzlich auf die Atmung aus. Gewöhnen wird sich der Körper daran erst nach ungefähr ein bis zwei Wochen, so die Wissenschaftler.

Beeinflusst der Mond unseren Schlaf?

Wenn Menschen unter Schlafstörungen leiden, suchen sie nach Ursachen und Erklärungen. Schläft man bei Vollmond schlechter als sonst, oder passiert in einer Vollmondnacht ein schwerer Unfall, dann ist für viele unkritische Menschen die Ursache eindeutig. Hat der Mond tatsächlich Auswirkungen auf unseren Schlaf? Etwa 40 Prozent geben an, in Vollmondnächten schlechter schlafen zu können und „mondfühlig“ zu sein. Auf der anderen Seite finden Menschen den Schlaf bei Vollmond besonders angenehm und erholsam. Ist nun der Mond ein potenzieller Schlafstörer oder doch nicht? Und welche Eigenschaften des Mondes kommen dafür infrage? Schon frühzeitig wurde ausgeschlossen, dass die Anziehungskraft des Mondes in diesem Zusammenhang eine Rolle spielt. Nur die Gezeiten von Ozeanen werden davon beeinflusst, nicht aber kleinere Gewässer, und schon gar nicht der menschliche Körper. Vielmehr kommt ein zirkalunarer 29,5-Tage-Rhythmus infrage, der auch beim Galapagosleguan nachgewiesen wurde.

Aus der Schlafmedizin ist bekannt, dass (nächtliches) Licht unseren Organismus beeinflussen kann, weil Licht die Melatoninproduktion hemmt und Dunkelheit diese Hemmung wieder aufhebt. Wie stark ist nun das Licht des Vollmondes? Es wird mit einer Helligkeit von weniger als einem Lux als sehr schwach beschrieben und hat somit eine geringere Lichtstärke als manche Straßenlaternen.

1 Lux entspricht etwa dem Licht einer Kerze im Abstand von einem Meter. Der Vollmond hat in einer klaren Mondnacht eine Lichtstärke von nur 0,2 bis 0,3 Lux.

Der Neurowissenschaftler Martin Dresler hat den Mond als Übeltäter entlastet. Er konnte nach der Auswertung eines umfangreichen Datensatzes keinen statistisch belegbaren Einfluss der Mondzyklen auf unsere Nachtruhe entdecken. Der Schlafforscher Jürgen Zulley von der Universitätsklinik Regensburg und auch die SIESTA-Forschungsgruppe schließen sich dieser Meinung an, doch der Baseler Chronobiologe Christian Cajochen liefert aktuelle Belege für eine lunare Ruhestörung, die Anhänger des Mondaberglaubens jubeln lässt. Er berichtete, dass die Menschen während der Vollmondphasen durchschnittlich 20 Minuten kürzer schliefen, fünf Minuten länger zum Einschlafen bräuchten und 30 Prozent weniger Tiefschlaf hätten. Auch der Melatoninspiegel zeigte sich in den Vollmondphasen signifikant niedriger. Bei der Aufnahme der Daten waren ganz andere Fragestellungen Ziel der Studie und zu keinem Zeitpunkt während oder nach der Studie waren sich die Probanden oder die Forscher selbst über eine zehn Jahre später durchgeführte Analyse ihrer Schlafdaten hinsichtlich des Mondeinflusses bewusst.

Kritisiert wird an der Studie von Cajochen einerseits die geringe Teilnehmeranzahl (31 Probanden) und andererseits, dass die Versuchspersonen nicht über den gesamten Mondzyklus hinweg beobachtet wurden und hier somit Momentaufnahmen entstanden sind. Cajochen ist dies bewusst. Er betont, dass zur Bestätigung des Einflusses des Mondes auf den Schlaf noch wesentlich mehr Studien erforderlich sind. Untersuchungen dazu gibt es zwar einige, allerdings mit einer geringen Probandenzahl, und vielleicht handelt es sich hierbei um Zufallsbefunde, die deswegen nicht veröffentlicht wurden.

So stört der Vollmond den Schlaf wohl eher nicht, wenn wir aber anderer Meinung sind, ist es die selbst erfüllende Prophezeiung, die uns dann tatsächlich in diesen „helleren" Nächten schlechter schlafen lässt, so der Schlafexperte Jürgen Zulley.

Stören Handy und Computer unseren Schlaf?

Das Telefonieren mit dem Handy und die tägliche Arbeit am Computer sind für die meisten Menschen völlig normal. Immerhin greifen viele tagsüber etwa sechsmal pro Stunde zu ihrem mobilen Telefon und können sich auch nachts nur schwer von ihm trennen. Doch Mobiltelefone, Tablets, Fernseher und andere Geräte mit LED-Bildschirmen, also Computer, strahlen, wie aktuelle Untersuchungsergebnisse zeigen. Es ist das blaue Licht, das der Wellenlänge unseres Tageslichts gleicht und eine aktivierende Wirkung auf unseren Organismus hat. Bei Sonnenuntergang nimmt der blaue Anteil des Lichts ab und weicht Licht mit roten Wellenlängen. Die Melatoninausschüttung kann nun beginnen. Doch künstliches Licht, das blaue Licht der Computerbildschirme und auch das Tageslicht (Sonnenaufgang) lassen unsere innere Uhr auf Tag umschalten und reduzieren signifikant die Ausschüttung des Melatonins. Langes abendliches Arbeiten vor LED-Bildschirmen kann laut einer Schweizer Arbeitsgruppe die nächtliche Schläfrigkeit reduzieren und den Einschlafprozess hinauszögern. Zudem werden zu Beginn der Nacht die frontalen langsamen Hirnwellen, die für die homöostatische Schlafregulierung zuständig sind, reduziert, sodass man sagen kann, dass künstliches Blaulicht einen akuten Effekt auf unseren Schlaf hat.

Da die hohen Blaulichtkonzentrationen in Bildschirmen und LED-Beleuchtungen (Handy) den Schlaf stören können und uns später einschlafen lassen, raten Mediziner, die Strahlenbelastung möglichst gering zu halten.

Allerdings zeigen jüngste Arbeiten derselben Gruppe, dass blaulichtblockierende Gläser oben genannte negative Effekte der modernen Lichtgebung im Sinne der Wachheitsförderung auf die zirkadiane Physiologie am Abend erfolgreich hemmen können.

Ist Nacktschlafen gesund?

Führt textilloses Schlafen zu einer tieferen und erholsameren Nachtruhe? Ein Nachthemd, ein Pyjama oder ähnliche Nachtgewänder können nicht nur ziemlich unerotisch sein, sondern beim Schlafen störend wirken. Schon ein kleiner Knopf oder ein Reißverschluss kann drücken und den Schlaf unterbrechen, und durch das mehrmalige Umdrehen entwickelt das Kleidungsstück manchmal ein Eigenleben, sodass wir das lästige Textil dann gerne loswerden wollen. Wie wir wissen, sorgt eine kühlere Umgebung in der Regel für einen besseren Schlaf. Durch das Nacktschlafen findet der Körper seinen natürlichen Ausgleich, warmes Schlafen hemmt die Ausschüttung von Melatonin und der Wachstumshormone, die für die Zellregeneration wichtig sind. Folglich wird einer kühleren Umgebung auch ein (minimaler) Anti-Aging-Effekt nachgesagt.

Viele Menschen schlafen vor allem in den warmen Monaten nackt. Da die Körpertemperatur im Tiefschlaf sinkt und wir im REM-Schlaf poikilotherm werden (die Umwelttemperatur annehmen), kann es beim Nacktschlafen zur Unterkühlung kommen. Experten raten aus hygienischen Gründen eher davon ab, da der Köper während der Nacht schwitzt und bis zu einen halben Liter Flüssigkeit absondert. Diese über die Haut und den Atem abgesonderte Feuchtigkeit geht bei Nacktschläfern direkt in das Leintuch und die Matratze, während sie ein Pyjama oder ein Nachthemd aufnehmen könnte. Außerdem schützt ein Nachtgewand vor Unterkühlung und Muskelverspannung. Schließlich zeigte eine Basler Forschungsgruppe, dass warme Socken die Schlafqualität verbessern können. Denn was beim Einschlafen gar nicht geht, sind kalte Füße. Greifen Sie daher zu warmen Wollsocken, oder nehmen Sie kurz vor dem Schlafen ein warmes Fußbad! Wissenschaftler

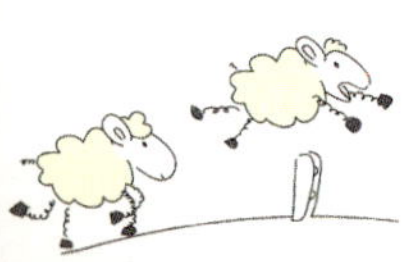

sagen, dass warme Füße abends die Zeit vor dem Einschlafen verkürzen, und dass ein kühler Kopf tatsächlich das Ein- und Durchschlafen verbessern kann. Für den Schlaf bzw. für das Einschlafen ist eben nicht nur die Raumtemperatur, sondern auch die Temperatur der Füße entscheidend.

Ob mit oder ohne Nachtgewand – wichtig ist, dass Sie sich am Morgen ausgeruht und frisch fühlen!

Der Schönheitsschlaf – Was ist dran?

Wer gut schläft, sorgt für eine gesunde Zellregeneration. Schlechter Schlaf und vor allem zu kurzer Schlaf macht sich sofort bemerkbar: blasse und trockene Haut, Ringe unter den Augen und Falten. Ist die für die Zellregeneration wichtige Tiefschlafphase immer wieder gestört, wird die Haut zunehmend dünner und es kommt zur Faltenbildung.

Aber auch ein gesunder Schlaf kann den Alterungsprozess nicht aufhalten. Wir werden möglicherweise durch mehr Schlaf gesund älter, und es liegt in der Natur der Sache, nach einem gesunden Schlaf erholter auszusehen. Die Haut wirkt am Morgen besser durchblutet, ist rosiger und glatter und dadurch etwas praller, was uns jünger erscheinen lässt. Im Schlaf wird im wahrsten Sinne aufgetankt, nämlich nicht nur Energie, sondern auch Wasser, das für den Flüssigkeitsspiegel in den Zellen verantwortlich ist und für frischeres Aussehen sorgt. Zehn Stunden und sogar länger kommen wir in der Nacht ohne Essen aus, da im Schlaf ein Hormon ausgeschüttet wird, das unser Hungergefühl hemmt. Und das hat einen positiven Effekt auf unser Aussehen bzw. unsere Figur.

Ärzte sprechen nicht von Schönheitsschlaf, sondern von erholsamem, gesundem Schlaf, der länger für jugendliches Aussehen sorgt.

Auch die Haut braucht in der Nacht eine andere Creme als am Tag: eine intensive Feuchtigkeitscreme mit regenerierenden Wirkstoffen.

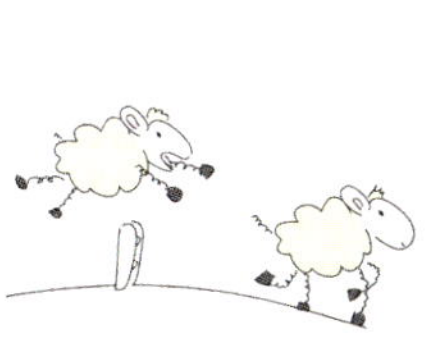

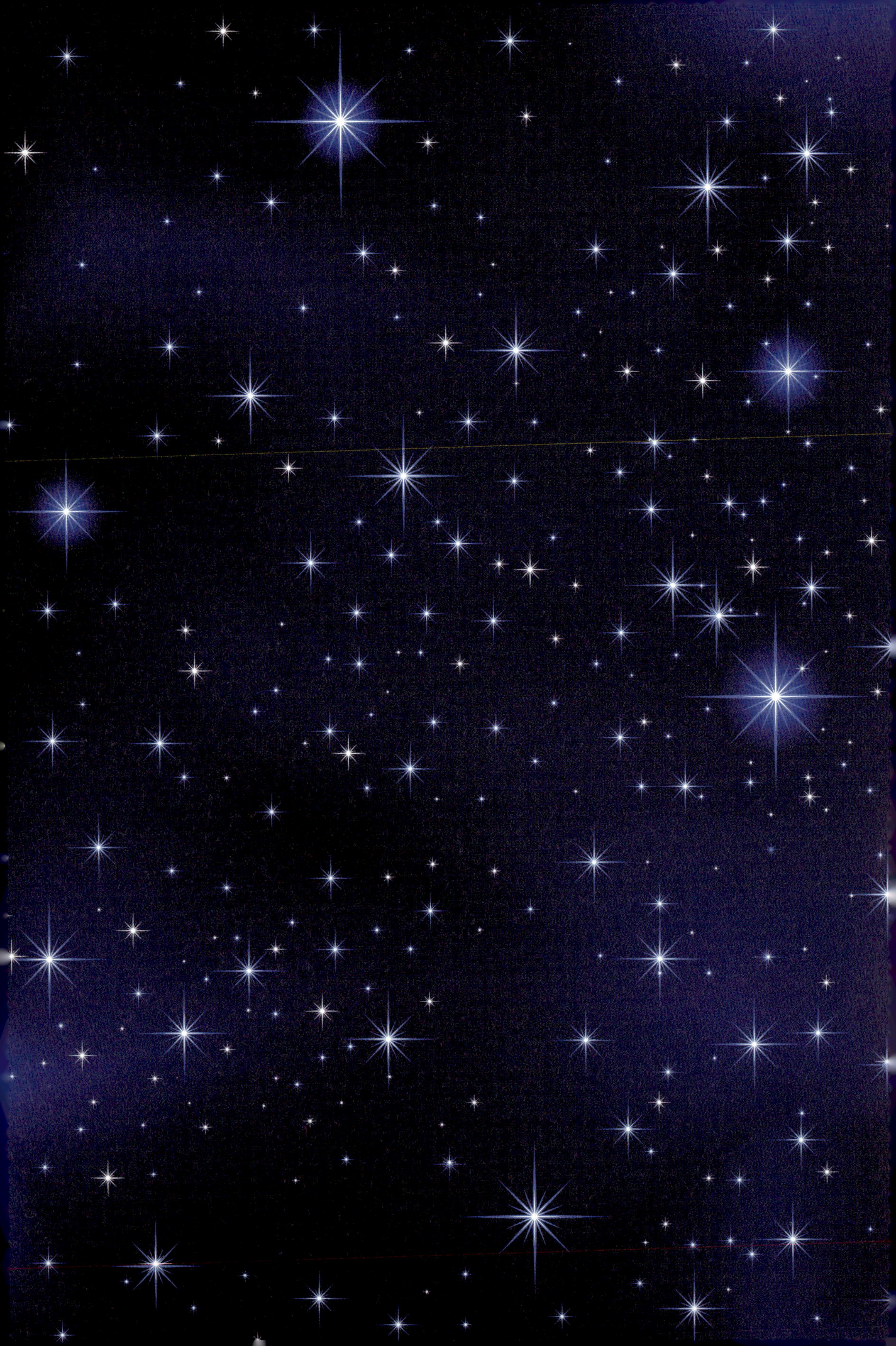

Schlafstörungen gibt es VIELE

Fast jeder Mensch erlebt gelegentlich eine unruhige Nacht. Berufliche oder private Probleme, Stress, Reisefieber oder die Vorfreude auf ein wichtiges Ereignis wirken gerne bis weit in die Nacht hinein und bringen nicht die gewünschte Ruhe und Erholung. Ein grippaler Infekt, jede Art von Schmerzen oder ein juckender Hautausschlag stören ebenso unseren wichtigen Schlaf. Auch die alte, unbrauchbar gewordene Matratze, ein falsches Kopfkissen, eine lästige Straßenbeleuchtung vor dem Schlafzimmerfenster oder ein Nachbar, der in den Nachtstunden laut Musik hört, können für nächtliche Unruhe sorgen.

Lassen sich für akut auftretende Schlafprobleme keine greifbaren Auslöser wie Stress oder ein Infekt finden, sollte man unbedingt der Ursache nachgehen, vor allem dann, wenn die Schlafstörungen bereits länger als ein Monat bestehen.

Schlafstörungen kommen selten alleine, sie treten häufig mit anderen Erkrankungen auf.

Wissenswertes über Schlafstörungen

Es gibt nicht nur **eine** Schlafstörung, sondern mittlerweile je nach Klassifikationssystem an die hundert und für jede eine entsprechende Behandlung. Nicht nur Ein- und Durchschlafstörungen bedürfen einer medizinischen Abklärung, sondern auch andere Abweichungen des Schlafs von der Norm, wenn etwa der Erholungswert sowie die Befindlichkeit und Leistungsfähigkeit am Morgen beeinträchtigt sind. Schlafstörungen sind sehr komplex und verlangen nach einer ausführlichen und sorgfältigen Diagnostik. Sie stellen eines der Hauptprobleme in der Bevölkerung dar und werden in vielen Arztpraxen thematisiert. In Österreich hat jeder Vierte eine Schlafstörung.

1. Dauerhafte Schlafstörungen können vor, während und nach psychischen Krankheiten auftreten.
2. Schlafstörungen können im Zusammenhang mit medizinischen und neurologischen Erkrankungen oder Schmerzen stehen.
3. Schlafstörungen, die Erkrankungen mit sich ziehen, sollten immer zuerst behandelt werden und umgekehrt.

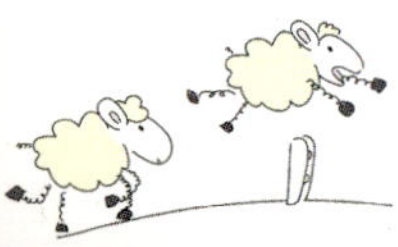

Epidemiologische Studien zeigen, dass 81 Prozent der Schlafgestörten in Österreich bereits über ein Jahr unter Schlafstörungen leiden. Mehr als die Hälfte der Schlafgestörten wälzt sich über fünf Jahre jede Nacht im Bett und kann kaum erholsamen Schlaf finden. Demnach handelt es sich um eine chronische Störung, die sich mittel- bis langfristig körperlich und seelisch auswirken kann.

Jede körperliche und psychische Erkrankung kann beträchtliche Auswirkungen auf den Schlaf haben.

Bei Frauen sind Schlafstörungen wesentlich häufiger als bei Männern, doch im Alter nehmen sie bei beiden Geschlechtern zu. Wenn man bedenkt, wie viele Menschen Probleme mit dem Schlafen haben, so ist erstaunlich, dass sich lediglich 2,5 Prozent der österreichischen Bevölkerung Schlafmittel verschreiben lassen. Wenn man die Schlafgestörten nach den möglichen Ursachen für ihren problematischen Schlaf fragt, so werden persönliche Probleme, körperliche Erkrankungen, Probleme am Arbeitsplatz, Sorgen um die Kinder, die Pflege von Angehörigen oder belastende Umwelteinflüsse genannt. Aus Untersuchungen weiß man, dass nicht-organische, d. h. psychosoziale emotionelle Probleme zu etwa 50 Prozent für schlaflose oder problematische Nächte verantwortlich sind. Während Anfang der 1990er-Jahre etwa ein Drittel der Schlafgestörten mit ihrem Arzt über dieses Leiden sprach, sind es heute bereits etwa zwei Drittel. Noch immer ist viel zu wenig bekannt, dass es für die vielen verschiedenen Formen von Schlafstörungen entsprechende Therapien gibt. Wenn man nur ab und zu schlecht schläft, weil man gerade mit einer belastenden Situation konfrontiert ist, physische oder psychische Schmerzen hat oder kurz vor einer schweren Prüfung steht, ist dies kein Anlass zur Sorge. Fest steht jedoch, dass der Schlaf sehr störanfällig ist und eine gute Nachtruhe von unterschiedlichen Faktoren abhängig ist. Reden Sie mit Ihrem Arzt darüber, bevor Sie sich jahrelang in den Schlaf wälzen und am Morgen nicht ausgeruht, schlecht gelaunt und wenig leistungsfähig sind!

Schlafstörungen können einerseits Symptome bei unterschiedlichen Krankheiten sein, andererseits als eigene Krankheiten angesehen werden, wenn sie im Zentrum der klinischen Aufmerksamkeit stehen.

Schlafstörungen treten meist in Kombination mit Angststörungen, Depressionen, Substanzgebrauch, Atmungs-, Schmerz- oder Bewegungsstörungen auf. Im Schlaflabor wurde nachgewiesen, dass der Schlaf depressiver Menschen nicht nur oberflächlicher und unruhiger ist als der von psychisch Gesunden, sondern dass auch die

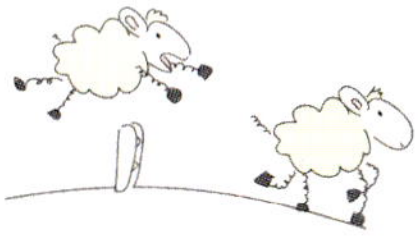

Schlafstadien einen anderen Verlauf nehmen. In der Regel kommt man nach etwa 90 bis 120 Minuten in den REM-Schlaf. Depressive erreichen diese Phase bereits nach 50 Minuten, vereinzelt auch schon kurz nach dem Einschlafen. Zudem berichten depressive Menschen von Angst-, Panik- und Albträumen. Nach dem Aufwachen aus Albträumen kommen Betroffene mit Depressionen oder Angststörungen lange Zeit nicht wieder zur Ruhe. Der Schlaf von Depressiven ist nicht erholsam, da sie eine reduzierte Schlafeffizienz, Ein- und Ausschlafstörungen und in der Schlafarchitektur wenig Tiefschlaf, mehr Leichtschlaf sowie eine verkürzte REM-Latenz, erhöhte REM-Dichte und REM-Dauer in der ersten REM-Periode aufweisen.

Einteilung von Schlafstörungen

Wie schon erwähnt, gibt es eine Vielzahl unterschiedlicher Schlafstörungen. Dazu zählt alles, was von der Norm abweicht. Schlafstörungen werden meist nach einem von drei – sich teilweise überschneidenden – Klassifikationssystemen eingeteilt, nämlich der weltweit gebräuchlichen, von der WHO herausgegebenen **ICD-10 (Internationale Klassifikation der Krankheiten),** die frühestens 2017 durch die ICD-11 ersetzt werden wird, der aus den USA stammenden DSM-IV bzw. ab Oktober 2014 geltenden **DSM-5 (Diagnostisches und Statistisches Manual Psychischer Störungen**, siehe S. 215f.) und der **ICSD-3 (Internationale Klassifikation von Schlafstörungen,** siehe S. 217ff.), einem Klassifikationssystem, das sich für eine genauere und differenziertere Diagnose der Schlafstörungen eignet. Letzteres ist vor allem für Schlafspezialisten (Somnologen) geeignet, beinhaltet 97 verschiedene Schlafstörungen und wird voraussichtlich im Oktober 2015 implementiert.

Klassifikation von Schlafstörungen:
Im weltweit gebräuchlichen ICD-10-Klassifikationssystem der WHO, das alle Krankheiten auflistet, unterscheidet man 18 Schlafstörungen, im DSM-5 31 Schlafstörungen und im speziellen Klassifikationssystem für Schlafstörungen (ICSD-3 = Internationale Klassifikation von Schlafstörungen) von Spezialisten für Spezialisten werden derzeit insgesamt 97 Schlafstörungen angeführt.

Grundsätzlich wird unterschieden hinsichtlich der Dauer des Schlafs, der Ein-, Durch- und Ausschlafqualität, hinsichtlich der Anzahl nächtlicher Aufwachereig-

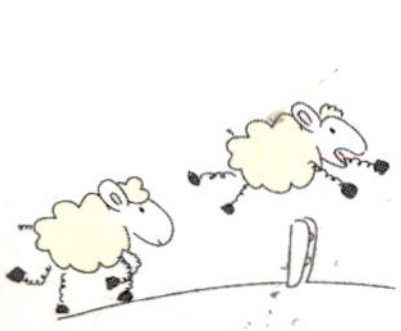

nisse, der Ursachen von Schlafunterbrechungen, seines Erholungswerts sowie der Befindlichkeit und Leistungsfähigkeit am nächsten Tag.

Nach der ICD-10 der WHO (siehe S. 221) werden Schlafstörungen grob unterteilt in organische und nicht-organische Schlafstörungen. Die weitere Einteilung erfolgt bei beiden großen Gruppen nach der Art der Schlafstörungen.

Nicht-organische Schlafstörungen (ICD-10, Kapitel V [Psychische und Verhaltensstörungen], Gruppe F51) stellen nach eigenen Schlafambulanzdaten mit etwa 70 Prozent den Hauptanteil der Schlafstörungen und werden weiter in Dyssomnien und Parasomnien, d. h. Phänomene, die während des Schlafs auftreten (z. B. Schlafwandeln, nächtliches Aufschrecken und Albträume), unterteilt. Bei den Dyssomnien kann es sich um Insomnien (Zustandsbilder mit ungenügender Schlafdauer und -qualität), Hypersomnien (gekennzeichnet durch exzessive Schläfrigkeit und Schlafanfälle) und Störungen des Schlaf-Wach-Rhythmus handeln.

Zu den **organischen Schlafstörungen** (ICD-10, Kapitel VI [Krankheiten des Nervensystems], Gruppe G47), die auf körperlichen Faktoren basieren, zählen Ein- und Durchschlafstörungen, ein krankhaft gesteigertes Schlafbedürfnis und Störungen des Schlaf-Wach-Rhythmus. Zudem gehören auch die Schlafapnoe (schlafbezogene Atmungsstörung gekennzeichnet durch nächtliche Atempausen), die Narkolepsie (erhöhte Tagesschläfrigkeit mit zwingendem Schlafdrang) und Kataplexie (emotionsbedingt auftretender, kurzzeitiger Verlust des Muskeltonus ohne Bewusstseinstrübung) zu dieser Kategorie der Schlafstörungen. Weitere organische Schlafstörungen finden sich mit Restless-Legs-Syndrom (RLS) und periodischen Beinbewegungen (Sonstige extrapyramidale Krankheiten und Bewegungsstörungen), Gruppe G25, und mit primärem Schnarchen im Kapitel XVIII (Symptome und abnorme klinische und Laborbefunde), Gruppe R06 (Störung der Atmung).

Unter den **sonstigen nicht-organischen Schlafstörungen** versteht man Schlafstörungen, die unter keine der genannten Rubriken fallen und die auf „allgemeine medizinische Ursachen" zurückzuführen oder substanzinduziert sind.

Dyssomnien sind durch Störungen der Dauer, der Qualität und des Zeitpunktes des Schlafs gekennzeichnet und können daher in Insomnie (zu wenig an Schlaf), Hypersomnie (zu viel an Schlaf) und Störungen des Schlaf-Wach-Rhythmus unterteilt werden.
Parasomnien umfassen Schlafstörungen, die durch unerwünschte physische und psychische Ereignisse beim Einschlafen, im Schlaf und durch Weckreaktionen aus dem Schlaf charakterisiert sind. Dazu zählen Aufwachstörungen aus

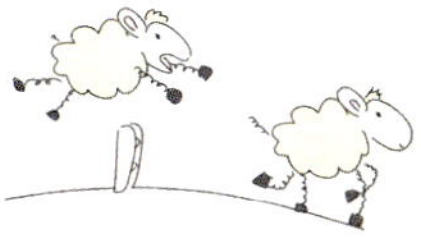

dem Non-REM-Schlaf (z. B. Schlaftrunkenheit, Schlafwandeln und nächtliches Aufschrecken), Schlaf-Wach-Übergangsstörungen (z. B. Einschlafzuckungen, Sprechen im Schlaf, nächtliche Beinkrämpfe), REM-Schlaf-assoziierte Parasomnien (z. B. Albträume, REM-Schlaf-Verhaltensstörungen, Schlaflähmung) und andere Parasomnien (z. B. Bettnässen, schlafbezogene Halluzinationen).

Nach der ICD-10 können Schlafstörungen entweder als eigenständiges Krankheitsbild oder als Symptom einer physischen oder psychischen Erkrankung auftreten. Dies kann nur aufgrund des klinischen Erscheinungsbildes, des Verlaufs sowie therapeutischer Betrachtungen und Prioritäten zum Zeitpunkt der Konsultation beurteilt werden. Die Diagnose einer spezifischen Schlafstörung ist durch so viele weitere Diagnosen der Begleiterkrankungen zu ergänzen, dass Pathologie und Pathophysiologie eines bestimmten Falles angemessen beschrieben sind.

Hauptursachen für Schlafstörungen

Schlafstörungen kommen selten alleine. Zumeist gehen sie mit psychiatrischen, neurologischen oder internistischen Erkrankungen einher, sodass es zu einer Überlappung der Symptome kommt, die in einigen Fällen eine Herausforderung für die Diagnose und Therapie darstellt.

Außerdem können sich diverse Medikamente auf den Schlaf-Wach-Rhythmus ungünstig auswirken und sollten daher bei Schlafstörungen nur gezielt verschrieben und eingenommen werden (siehe Schloss-Schlüssel-Prinzip).

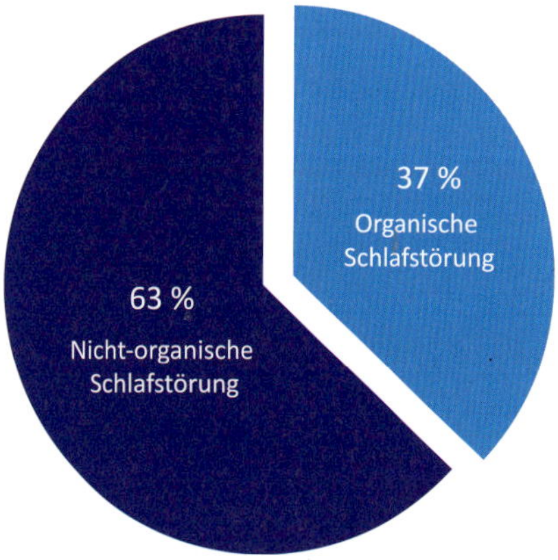

Organische und nicht-organische Schlafstörungen (Schlafambulanz der Wiener Universitätsklinik für Psychiatrie und Psychotherapie 2007–2009)
63 % der Schlafambulanzpatienten leiden an nichtorganischen Schlafstörungen, 37 % an organischen Schlafstörungen.

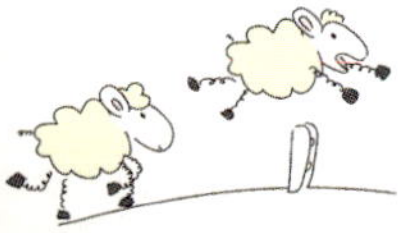

Untersuchungen der Schlafambulanz der Wiener Universitätsklinik für Psychiatrie und Psychotherapie von 1996 bzw. 2007 haben ergeben, dass 70 bzw. 63 Prozent der Patienten an nicht-organischen Schlafstörungen und 30 bzw. 37 Prozent an organischen Schlafstörungen leiden. Es ist die Insomnie, ein Mangel an Schlaf, der den größten Anteil an nicht-organischen Schlafstörungen ausmacht, und die Schlafapnoe, die bei den organischen Schlafstörungen dominiert.

Bei den psychischen Begleiterkrankungen nehmen neurotische, Belastungs- und somatoforme Störungen mit 41 bzw. 49 Prozent den ersten Rang ein (z. B. Angststörungen, Zwangsstörungen, Reaktionen auf schwere Belastungen und Anpassungsstörungen, körperliche Störungen seelischen Ursprungs etc.); gefolgt von affektiven Störungen mit 31 bzw. 38 Prozent und Störungen bedingt durch Alkohol, Medikamente und Drogen mit 15 bzw. 6 Prozent.

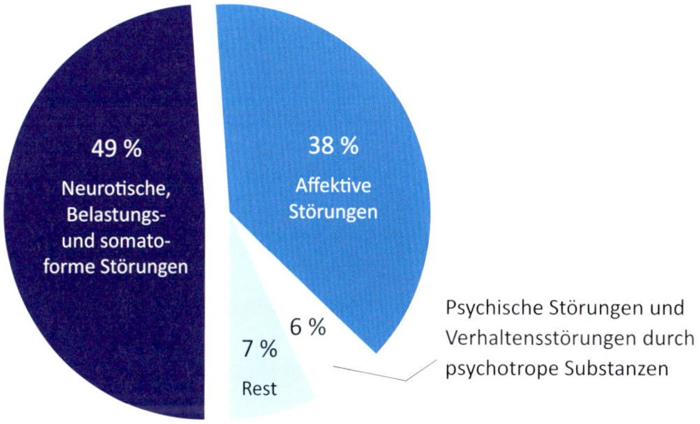

Psychiatrische Zusatzdiagnosen (Schlafambulanz der Wiener Universitätsklinik für Psychiatrie und Psychotherapie 2007–2009)
Bei den psychiatrischen Zusatzdiagnosen dominieren neurotische, Belastungs- und somatoforme Störungen (ICD-10: F40–48) bei 49 % der Patienten, gefolgt von affektiven Störungen (F30–39) bei 38 % und Störungen durch psychotrope Substanzen (F10–19) bei 6 %.

Auch organische Begleiterkrankungen finden sich häufig im Zusammenhang mit Schlafstörungen. Hierbei stehen in Untersuchungen der Schlafambulanz der Wiener Universitätsklinik für Psychiatrie und Psychotherapie endokrine, Ernährungs- und Stoffwechselkrankheiten mit 23,3 Prozent sowie Herz-Kreislauf-Erkrankungen mit 18,8 Prozent im Vordergrund; gefolgt von neurologischen Erkrankungen mit 10,2 Prozent, Problemen im Urogenitalbereich (z. B. Inkontinenz, Prostata-Hyperplasie) mit 9,5 Prozent, Krankheiten des Verdauungssystems mit 6,2 Prozent, Krankheiten des Atmungssystems mit 3,7 Prozent, HNO-Erkrankungen (z. B. Tinnitus) mit

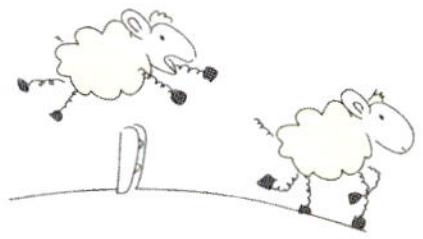

2,7 Prozent und Erkrankungen des Muskel-Skelett-Systems mit 2,7 Prozent. Natürlich hängt die Verteilung der Haupt- und Begleitdiagnosen in Schlafambulanzen vom Schwerpunkt der jeweiligen Abteilung ab.

Die häufigsten Schlafstörungen

Wie bereits erwähnt, unterschied man in der ICD-9 nur nicht-organische und organische Schlafstörungen. 1991 wurden durch die Veröffentlichung der ICD-10 diese beiden Gruppen weiter differenziert. Lesen Sie hier über die häufigsten Schlafstörungen, nämlich über Ein- und Durchschlafstörungen, die übermäßige Tagesmüdigkeit und Tagesschläfrigkeit, die Schlafapnoe, die Narkolepsie, das Restless-Legs-Syndrom (RLS) und die periodischen Beinbewegungen. Beschrieben werden hier auch nächtliches Aufschrecken, Schlafwandeln, Albträume, Bettnässen, schlafbezogene Essstörung sowie REM-Schlaf-Verhaltensstörungen und andere.

Zwei weitere Klassifikationssysteme von Schlafstörungen (DSM-5, ICSD-3) finden sich im Anhang (siehe S. 215f., 217ff.).

Schlafstörungen beeinflussen nicht nur die organische, sondern auch die psychische Gesundheit und können somit weitreichende negative Auswirkungen auf das familiäre, soziale und berufliche Umfeld haben. Sie sind vielschichtig und machen sich in einer Veränderung des allgemeinen körperlichen Gesundheitszustandes, aber auch beispielsweise durch verminderte berufliche Leistungsfähigkeit oder allgemeine Konzentrationsprobleme bemerkbar.

Ein- und Durchschlafstörungen (Insomnien)

Da Ein- und Durchschlafstörungen am häufigsten diagnostiziert werden, sind viele Menschen der Meinung, dass es nur diese eine Form der Schlafstörung gibt. In der medizinischen Fachsprache nennt man Ein- und Durchschlafstörungen „Insomnien“. Tatsächlich wird in der ICD-10 im Kapitel V bei „Psychischen und Verhaltensstörungen“ von „nicht-organischen Insomnien“ (F51.0) und im Kapitel VI bei organischen „Krankheiten des Nervensystems“ von „Ein- und Durchschlafstörungen“ (G47.0) gesprochen. Chronische Insomnien von über drei Monaten Dauer kommen bei zehn Prozent der Bevölkerung vor, die akute Insomnie allerdings bereits bei 30 bis 35 Prozent, wobei Frauen öfter betroffen sind als Männer. Aber auch bei Kindern leiden bereits zehn bis 30 Prozent an Ein- und Durchschlafstörungen.

Die Einjahresprävalenz der akuten Insomnie (mit einer Dauer von weniger als drei Monaten) liegt bei 15 bis 20 Prozent.

Betroffene haben Probleme beim Einschlafen und/oder durch nächtliches Aufwachen und leiden unter deren Folgen. Sie verbringen die Nächte mit Schäfchenzählen, Kissen-Zurechtrücken, Schlaflagewechsel und Grübeln. Die Nächte werden dann oft recht kurz. Ob der Schlaf nun ausreichend ist oder nicht, kann nur der Betroffene für sich selbst entscheiden. Leidet dieser untertags unter Antriebsschwäche, Müdigkeit, Erschöpfung, depressiven Verstimmungen, Konzentrationsschwäche oder Muskelschmerzen, deutet dies auf Ein- und Durchschlafstörungen hin.

Sie sind ursächlich für zahlreiche Erkrankungen wie schlafbezogene Epilepsien, Kopfschmerzen oder schlafbezogenes Bronchialasthma und zumeist mit einer krankhaft gesteigerten Müdigkeit und Tagesschläfrigkeit verbunden.

Nicht unterschätzt werden dürfen die Schlafwahrnehmungsstörungen, die dann gegeben sind, wenn Patienten behaupten, lediglich drei Stunden oder weniger schlafend zu verbringen, aber die Ergebnisse im Schlaflabor eindeutig auf einen sechs- oder gar siebenstündigen Schlaf hinweisen. Der Patient kann seine Schlafquantität am besten überprüfen, indem er zu jeder vollen Stunde die Uhrzeit auf einen Zettel, der auf dem Nachtkästchen liegt, notiert.

Menschen mit Schlafstörungen schlafen leicht beim Fernsehen oder Musikhören ein, weil der Druck, in der Nacht schlafen zu müssen, wegfällt. Wenn sie aber dann zu Bett gehen, sind sie oft wieder hellwach.

Ein- und Durchschlafstörungen lassen sich weiter untergliedern in primäre und sekundäre (besser komorbide) Insomnie.

Bei der **primären (= psychophysiologischen) Insomnie** liegt keine ursächliche psychiatrische, medizinische oder substanzinduzierte Störung vor.

- ☆ Schlafstörung, deren Beginn in Zusammenhang mit einer Belastung oder Veränderung steht
- ☆ Gestörter Schlaf aufgrund erhöhter Anspannung
- ☆ Interne und externe Konditionierung führen zur Chronifizierung
- ☆ Schlaflatenz ↑, Schlafeffizienz ↓, Aufwachanzahl und nächtliche Wachzeit ↑, SREM ↓

Die **sekundäre Insomnie** tritt als komorbide Störung von psychischen (41 bis 49 Prozent bei Angststörungen, 31 bis 38 Prozent bei affektiven Störungen, sechs bis 15 Prozent bei substanzinduzierten Störungen) und physischen Erkrankungen auf. Unter Angststörungen fallen etwa Anpassungsstörungen mit Angst und depressiver Re-

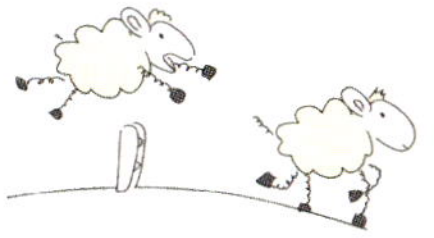

aktion auf berufliche und private Belastung, die sich bei Nichtbehandlung zu einem chronischen Leiden entwickeln. Probleme kreisen in den Köpfen von Schlaflosen, die sie nicht zur Ruhe kommen lassen und am Entspannen – als wichtige Voraussetzung für die Einschlafphase – hindern. Ärger und Wut über schlaflose Nächte schaukeln sie nicht in den sehnlich gewünschten Schlaf. Gedanken wie „Ich muss schlafen, sonst bin ich morgen nicht leistungsfähig“ erzeugen negative Emotionen und tragen zum erschwerten Einschlafen bei. Während die durchschnittliche Einschlafzeit bei gesunden Menschen etwa 15 Minuten beträgt und keine Veränderung durch den Alterungsprozess zeigt, kann sie bei Einschlafstörungen schon eine Stunde oder länger sein. Männer können grundsätzlich wesentlich schneller einschlafen als Frauen.

Der Schlaf verändert sich mit dem Alter sowohl qualitativ als auch quantitativ. Entscheidend aber ist das subjektive Empfinden des Betroffenen, d. h. ob er mit dem kürzeren und leichteren Schlaf im Alter zurechtkommt oder ob er darunter leidet und der Tag für ihn zur Belastung wird.

Auch bei Kindern und Jugendlichen können Insomnien aus oben genannten Gründen (mit einer Prävalenz von zehn bis 30 Prozent) auftreten, aber auch bedingt durch Albträume, nächtliches Aufschrecken und Schlafwandeln, durch die zunehmende Lärm- und Stressbelastung sowie die (mediale) Reizüberflutung, der viele schon in jungen Jahren ausgesetzt sind. Unregelmäßige Ess- und Schlafgewohnheiten, zu langes abendliches Sitzen vor dem Computer oder dem Fernseher sowie schulische und familiäre Konflikte beeinflussen das Schlafverhalten junger Menschen.

Schlafstörungen können auch erlernt und ortsgebunden sein. Dieses Phänomen wird sichtbar, wenn Betroffene im Urlaub oder in fremden Betten problemlos ein- und durchschlafen können, sich aber zu Hause damit quälen. Diesen Menschen wird geraten, wieder ein entspanntes Verhältnis zum Schlaf zu gewinnen und negative Emotionen dazu zu verabschieden.

Treten Ein- und Durchschlafstörungen als akute Belastungsreaktionen nur vorübergehend bei seelischem oder körperlichem Stress auf und verschwinden sie nach dessen Behebung wieder von selbst, wird kaum ein Arzt konsultiert.

Hypnophobie nennt man die Angst vor dem Schlaf. Menschen, die darunter leiden, fürchten, aus dem Schlaf nicht mehr zu erwachen oder im Schlaf bedroht oder vernichtet zu werden. Fachärztliche, psychotherapeutische Behandlung wird in solchen Fällen dringend empfohlen.

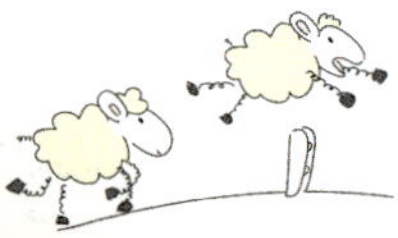

Eine Insomnie liegt nach ICD-10 vor, wenn

- man unter Ein- und Durchschlafstörungen oder schlechter Schlafqualität leidet,
- dieses Leiden wenigstens dreimal pro Woche länger als einen Monat andauert (seit 2014 in der ICSD-3 und DSM-5 drei Monate),
- ein überwiegendes Beschäftigtsein mit der Schlafstörung sowie eine übertriebene Sorge über deren negative Konsequenzen besteht,
- die unbefriedigende Schlafdauer und/oder -qualität entweder deutlichen Leidensdruck verursacht oder sich störend auf die soziale und berufliche Leistungsfähigkeit auswirkt.

Die Diagnose der Insomnie ist bei Komorbiditäten durch so viele weitere Diagnosen zu ergänzen, dass die Psychoneuropathologie und Pathophysiologie eines bestimmten Falles angemessen beschrieben werden.

Durchschlafstörungen sind altersabhängig. Sie nehmen mit dem Alter sowohl bei Frauen als auch bei Männern zu.

Übermäßige Tagesmüdigkeit und Tagesschläfrigkeit (Hypersomnien)

Etwa 29 Prozent der Normalbevölkerung klagen über Tagesmüdigkeit, 14 Prozent sogar über Tagesschläfrigkeit mit Naps, zu deren Folgen Leistungsverminderung und Unfallgefahr am Arbeitsplatz und im Straßenverkehr zählen.

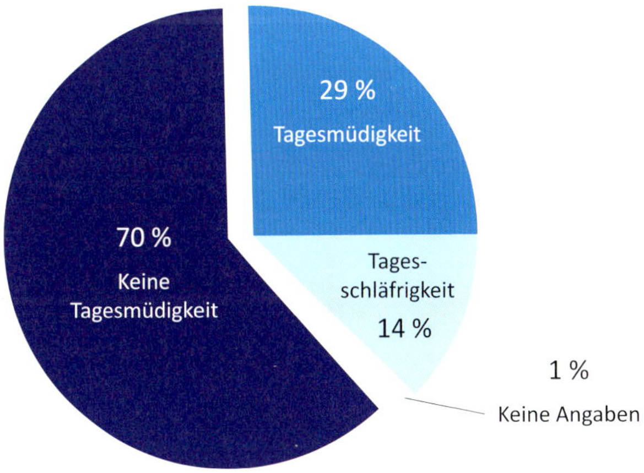

Tagesmüdigkeit und Tagesschläfrigkeit in Österreich
29 % von 1000 befragten Österreichern leiden an Tagesmüdigkeit, 14 % an Tagesschläfrigkeit.

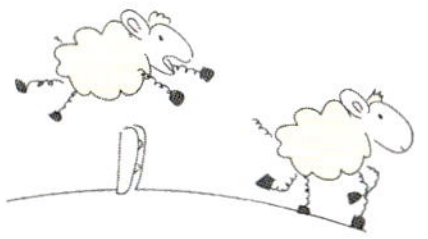

In der medizinischen Fachsprache bezeichnet man als „Hypersomnolenz“ das Symptom einer exzessiven Tagesschläfrigkeit, als „Hypersomnie“ spezifische Krankheiten, wo die Hypersomnolenz eine Schlüsselrolle spielt, aber wozu sich noch weitere Krankheitskriterien (z. B. Frequenz, Dauer) gesellen müssen. Die ICD-10 unterscheidet nicht-organische (F51.1) und organische Hypersomnien (G47.1).

Betroffene klagen nicht über schlechten nächtlichen Schlaf, fühlen sich aber aus oft unerklärlichen Gründen untertags enorm müde und könnten ungewollt und innerhalb weniger Minuten einschlafen. Wenn dies in der Arbeit, im Theater oder Kino oder gar während des Lenkens eines Autos passiert, kann es nicht nur peinlich, sondern auch gefährlich werden. Schlaftrunkenheit mit Verwirrtheits- und Desorientierungszuständen sowie Leistungseinbußen und verlängerte Reaktionszeiten sind symptomatisch für übermäßige Tagesschläfrigkeit, die in ausgeprägten Fällen zur Berufsunfähigkeit sowie zum sozialen Rückzug führen kann.

Mikroschlaf nennt man in der Fachsprache den kurzen, ungewollten Schlaf von nur wenigen Sekunden oder Minuten, der Menschen mit übermäßiger Tagesmüdigkeit überfällt.

Tagesmüdigkeit und -schläfrigkeit sind Phänomene, von denen viele Menschen betroffen sind. Der Unterschied liegt darin, dass die **Tagesmüdigkeit** das Gefühl vermittelt, untertags nicht voll wach zu sein, aber auch am Tage nicht schlafen zu können.

Die **Tagesschläfrigkeit** ist mit dem Risiko verbunden, tatsächlich (insbesondere bei monotonen Tätigkeiten) ungewollt untertags einzuschlafen. Beide Phänomene, Tagesmüdigkeit und Tagesschläfrigkeit, sind relativ häufig und für die Betroffenen mit Einschränkungen und Gefahren verbunden, sodass das Interesse an einer Diagnostik und Therapie vorhanden (3,3 Prozent von Schlafambulanzpatienten), jedoch nicht so groß wie bei der Insomnie ist (47,5 Prozent). Es fragt sich, warum ein Zuviel an Schlaf die Patienten viel seltener in Arztpraxen führt als ein Zuwenig an Schlaf. Ist es das schlechte Gewissen um die Lebensführung, das sie davor zurückscheuen lässt, Spezialisten aufzusuchen, ist es gesellschaftlich nicht anerkannt oder ist zu wenig Wissen darüber vorhanden?

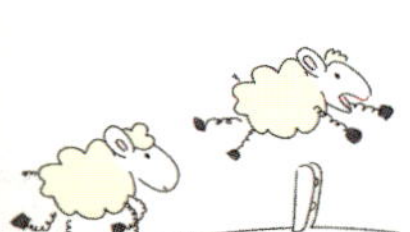

Die wichtigsten Krankheiten, die zu Tagesschläfrigkeit führen können:

1. Störungen der Atmung im Schlaf (insbesondere Schlafapnoe)
2. Narkolepsie
3. Periodische Beinbewegungen
4. Depression
5. Somatoforme Störungen
6. Neurasthenie
7. Körperliche Erkrankungen

Wenn es sich um ein **chronisches Müdigkeitssyndrom** (CFS = Chronic Fatigue Syndrome) handelt, fühlt sich der Betroffene wie gelähmt, erschöpft, unkonzentriert und leidet unter Muskel- und Gliederschmerzen. Ob eine eigene Erkrankung vorliegt oder lediglich ein Erschöpfungszustand im Rahmen einer anderen zugrunde liegenden (etwa psychischen) Erkrankung (z. B. Ängste oder Depressionen), ist bis heute noch umstritten. In der ICD-10 wird es unter Neurasthenie (F48.0) gelistet.

Sind vier oder mehr der folgenden Symptome schon seit mindestens sechs Monaten präsent und haben sie nicht schon vor der Erschöpfung bestanden, spricht man vom Chronic Fatigue Syndrome:

1. subjektiv empfundene Einschränkungen des Kurzzeitgedächtnisses und der Konzentration, die zu beruflichen, sozialen und privaten Aktivitätseinbußen führen
2. Halsschmerzen
3. schmerzempfindliche Lymphknoten im Bereich von Hals und Achseln
4. Muskelschmerzen
5. Schmerzen mehrerer Gelenke ohne Schwellung und Rötung
6. Kopfschmerzen
7. keine Erholung durch Schlaf
8. länger als 24 Stunden anhaltende Verschlechterung der Symptomatik nach körperlichen Anstrengungen

Das **Burnout-Syndrom** (Ausgebranntsein; Zustand der totalen Erschöpfung) ist ein weiteres Syndrom mit Müdigkeit und Schläfrigkeit, welches sich aber in der ICD-10 als Z73.0 im Kapitel der „Probleme mit Bezug auf Schwierigkeiten bei der Lebensbewältigung“ findet, insbesondere bei beruflichen Schwierigkeiten.

Was ist der Unterschied zwischen Müdigkeit und Schläfrigkeit?
Unter **Müdigkeit** verstehen wir die subjektive Wahrnehmung von Schläfrigkeit, d. h. von körperlichen und kognitiven Symptomen, die häufig mit dem Zustand der Schläfrigkeit assoziiert sind, aber noch nicht zu Naps führen.
Unter **Schläfrigkeit** versteht man eine physiologische Schlafneigung mit Einschlafwahrscheinlichkeit (Naps) und Schwierigkeit, wach zu bleiben, resultierend aus der zirkadianen Rhythmik (z. B. Siesta).
Exzessive Schläfrigkeit ist durch erhöhte Einschlafneigung, unerwünschtes Einschlafen in monotonen Situationen (Sekundenschlaf am Steuer) charakterisiert. Oft ist sie auch das Ergebnis eines veränderten Schlafablaufes oder unerholsamen Schlafs.

Folgende klinische Merkmale zeichnen eine Hypersomnie aus:

- übermäßige Schlafneigung und Schlafattacken während des Tages, die nicht durch unzureichende Schlafdauer oder Schlaftrunkenheit erklärbar sind
- die Schlafstörung tritt täglich, länger als einen Monat oder in wiederkehrenden Perioden kürzerer Dauer auf
- Fehlen von zusätzlichen Symptomen anderer Schlafstörungen, neurologischen und internistischen Zustandsbildern, für die Hypersomnolenz symptomatisch sein kann

Was sind die Ursachen für übermäßige Tagesmüdigkeit und Tagesschläfrigkeit?

Tagesmüdigkeit und Tagesschläfrigkeit kann hervorgerufen werden durch sozial oder beruflich bedingten Schlafmangel, aber auch durch diverse Krankheiten, wie Schlaf-Wach-Rhythmus-Störungen, Schlafapnoe, periodische Beinbewegungen, psychische Störungen, körperliche Erkrankungen wie Herzerkrankungen, Stoffwechselstörungen oder verschiedene Formen des Rheumatismus. Bestimmte Arzneimittel, wie Hypnotika, Tranquilizer, Neuroleptika, Antidepressiva, Antiepileptika, Antihistaminika (Mittel gegen Allergien), Betablocker und andere Medikamente können ebenfalls Ursache für Tagesmüdigkeit und Tagesschläfrigkeit sein, insbesondere bei längerer Einnahme. Auch Schlafmittel mit langer Halbwertszeit können weit in den nächsten Tag hineinwirken und Tagesmüdigkeit verursachen. Belastende Umwelteinflüsse können ebenfalls für erhöhte Tagesmüdigkeit verantwortlich sein.

Da sich hinter einer übermäßigen Tagesschläfrigkeit nicht nur ein sozial oder beruflich bedingter Schlafmangel, sondern auch eine ernsthafte Erkrankung verbergen kann, darf man diese Form der Schlafstörung keinesfalls auf die leichte Schulter nehmen. Eine ärztliche Abklärung unter Einschluss von klinischen Ratingskalen (z. B. Fragebogen zur Tagesschläfrigkeit/Epworth Sleepiness Scale – siehe Anhang, S. 206) sowie objektiven Messmethoden (MSLT = Multipler Schlaflatenztest – siehe S. 207, Aktigrafie, Langzeit-EEGs) ist daher auf jeden Fall ratsam.

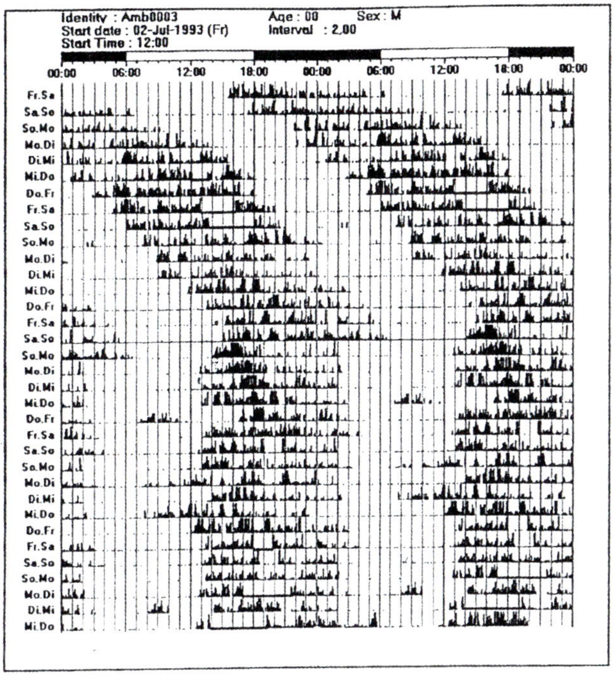

Aktigrafie (34 Tage) eines Patienten mit einer Nicht-24-Stunden-Schlaf-Wach-Rhythmus-Störung vor und unter chronobiologischer Therapie

Mit einem am Handgelenk getragenen uhrähnlichen Messgerät – dem Aktometer – wird die Bewegungsaktivität bei Tag und Nacht gemessen. Viele Bewegungssignale zeigen Wachheit, die Pausen Schlafperioden an. Während der Patient vor der Behandlung täglich um ca. zwei Stunden später zu Bett geht, analog dazu später aufsteht und demnach eine kontinuierliche Verschiebung seiner Schlafphase zeigt, ist er unter chronobiologischer Behandlung mit morgendlichem hellem Licht und abendlicher Medikation (0,25 mg Triazolam) in der Lage, einen regulären Schlaf-Wach-Rhythmus aufzunehmen.

Als Therapie werden medikamentöse sowie nicht medikamentöse Interventionen empfohlen, wobei letztere Schlafhygiene- und Verhaltensregeln sowie psychologische Maßnahmen umfassen.

Man geht davon aus, dass wir heutzutage um etwa 1,5 Stunden weniger schlafen als vor mehreren hundert Jahren. Schon eine Verkürzung der benötigten Schlafdauer von zwei Stunden führt zu übermäßiger Müdigkeit untertags, zu Leistungseinbußen und beeinträchtigtem Denken.

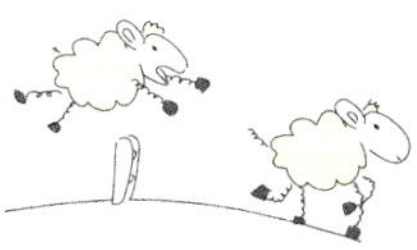

Was aber zur Aufrechterhaltung der chronischen Müdigkeit beiträgt, sind folgende Faktoren:

- ☆ Inaktivität
- ☆ keine, aber auch unbeständige körperliche Aktivität, wodurch schnell der Eindruck der unangenehmen „Anstrengung" vermittelt wird und das Gefühl des positiven Trainingseffekts nicht aufkommen kann
- ☆ Sätze wie „Ruhe ist die einzige Therapie!" führen zu noch mehr Inaktivität, wo aber zumindest leichte Aktivitäten gefragt wären
- ☆ ein Zentrieren der Aufmerksamkeit auf körperliche Symptome
- ☆ das ständige Nachdenken über emotionale Konsequenzen der Müdigkeit, das Angst und Depressionen erzeugen und wiederum zu Inaktivität führen kann

Tagesschläfrigkeit hat weitreichende Konsequenzen …

Sobald Sie merken, dass Ihnen beim Autofahren die Augen zuzufallen drohen, Sie einen starren Blick bekommen oder Doppelbilder sehen, ist es an der Zeit, eine kurze (Schlaf-)Pause zu machen, bevor der gefährliche Sekundenschlaf droht.

Woran erkennt man einen bevorstehenden Sekundenschlaf?

- ☆ häufiges Gähnen, das sich kaum mehr unterdrücken lässt
- ☆ schwer werdende Augenlider
- ☆ starrer Blick
- ☆ brennende oder schmerzende Augen
- ☆ trockene Mundschleimhaut
- ☆ leichtes Frösteln
- ☆ wiederholtes Aufschrecken aus Unaufmerksamkeit

Mindestens ein bis drei Prozent aller Verkehrsunfälle sind auf Einschlafen am Steuer zurückzuführen. Vermutlich ist dieser Anteil wesentlich höher, zumal bei einer Befragung 50 Prozent der Fahrzeuglenker angaben, im vergangenen Jahr trotz Zeichen von Müdigkeit ein Fahrzeug gelenkt zu haben. Schläfrigkeitsbedingte Unfälle im Straßenverkehr wären zum Teil vermeidbar, würden wir die Warnsignale unseres Körpers erkennen und mehr Eigenverantwortung beim Fahrzeuglenken übernehmen. Denn niemand kann einschlafen, ohne vorher Zeichen von Müdigkeit wahrgenommen zu haben. Es wäre notwendig und nützlich, die Verkehrsteilneh-

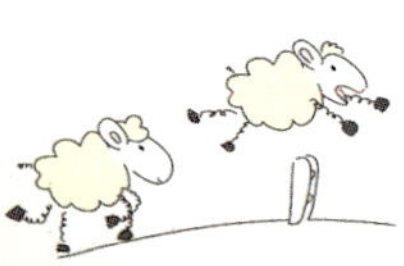

mer über die Risikofaktoren und die Gefahren der Schläfrigkeit aufzuklären bzw. wirksame Gegenmaßnahmen zu ergreifen, um die Unfälle durch Übermüdung bzw. Tagesschläfrigkeit zu minimieren. Aufgestellte Warntafeln sowie gerippte Seitenstreifen im Straßenbau haben bereits einige Unfälle vermeiden können.

Sehr aufschlussreich ist auch der Zeitpunkt, zu dem sich die meisten Unfälle ereignen. In den Nachtstunden zwischen zwei und sechs Uhr sowie in den Nachmittagsstunden zwischen 14 Uhr und 16 Uhr konnte eine verminderte Reaktionsfähigkeit nachgewiesen werden, die für Unfälle ursächlich verantwortlich gemacht wird. Manche dieser Fahrzeuglenker gaben an, davor keine Anzeichen von Müdigkeit gemerkt zu haben. Der „Sekundenschlaf" ist dafür die Erklärung. Schlafforscher stehen dieser Aussage skeptisch gegenüber und haben den Verdacht, dass sich die Verunfallten nach dem Unfall nicht mehr an die Müdigkeitserscheinungen erinnern können. Die Schläfrigkeit als Vorbote des Schlafs kann wohl niemand leugnen. Oftmals werden diese Vorboten falsch eingeschätzt und Strategien eingesetzt, diesen zu entkommen, die nur von kurzer Wirkungsdauer sind. Es wird dann während der Autofahrt das Fenster geöffnet, das Radio (lauter) aufgedreht, Kaugummi gekaut oder eine Zigarette geraucht, um sich wach zu halten. Damit erreicht man jedoch nur für etwa 15 Minuten eine verbesserte Reaktionszeit. Danach verschlechtert sich die objektiv messbare Reaktionszeit wieder, während die subjektive Einschätzung der Leistungsfähigkeit noch höher ist. Die Empfehlung bei massiver Schläfrigkeit wäre, sich so rasch wie möglich einen Parkplatz zu suchen, zwei Tassen Kaffee oder ein koffeinhaltiges Getränk zu sich zu nehmen und *anschließend* 15 Minuten zu schlafen. Eine längere Schlafdauer wäre kontraproduktiv, zumal dann das Erwachen erschwert wäre und sich Anzeichen von Schlaftrunkenheit bemerkbar machen könnten.

Das Unfallrisiko steigt mit zunehmender Tagesmüdigkeit.

Woran erkennt man schläfrigkeitsbedingte Verkehrsunfälle?

Charakteristische Merkmale sind eine fehlende Bremsspur sowie langsames Abweichen von der Fahrbahn von mehr als sieben Sekunden bis zum Aufprall bei guten Straßen- und Sichtverhältnissen. Aufgrund der oft langen und geraden Fahrbahnen sind Autobahnen prädestiniert für diese Art von Unfällen. Ein bekanntes Phänomen stellt in diesem Zusammenhang die „fatal attraction" dar. Schläfrige Autolenker fahren aus unerklärlichen Gründen geradezu zielstrebig auf den einzigen Baum am Straßenrand oder eine Straßenlaterne zu, als würden sie sich davon im schläfrigen Zustand angezogen fühlen. Diese Fahrt endet mit einer Kollision oder einem Schleuderunfall. Die Reaktionszeit ist eben sowohl bei krankheitsbedingter Tagesschläfrigkeit als auch bei gesunden Menschen mit einem vorübergehenden Schlafmangel signifikant verlängert. Man bedenke, dass nach einer 24-stündigen Wachphase die Leistungsfähigkeit so stark reduziert ist wie bei einem Promille Alkohol im Blut. Wer sich müde ans Steuer setzt, gefährdet nicht nur sich selbst, sondern auch Mitfahrende und andere Verkehrsteilnehmer. Und das sollte jedem bewusst sein!

Schlaf-Wach-Rhythmus-Störungen

Wenn die innere Uhr nicht mit der äußeren Uhr übereinstimmt bzw. wenn der Zeitpunkt des Schlafens und Wachens nicht mit den äußeren Zeitgebern, nämlich der Dunkelheit und Helligkeit, oder auch Mahlzeiten, Straßenlärm etc. synchron ist, spricht man von Schlaf-Wach-Rhythmus-Störungen. Dazu zählen in der ICSD-3 die organischen zirkadianen Schlaf-Wach-Rhythmus-Störungen wie der Störung der verzögerten Schlaf-Wach-Phase, der vorverlagerten Schlaf-Wach-Phase und des irregulären Schlaf-Wach-Rhythmus, die Nicht-24-Stunden-Schlaf-Wach-Rhythmus-Störung sowie verhaltensinduzierte nicht-organische Schlaf-Wach-Rhythmus-Störungen wie die Schichtarbeits- und Jetlag-Störung.

Störung der verzögerten Schlaf-Wach-Phase

Die Störung der verzögerten Schlaf-Wach-Phase, auch verzögertes Schlafphasensyndrom genannt, ist dadurch charakterisiert, dass Menschen abends nicht ins Bett finden, weil die Müdigkeit erst in den späten Nachtstunden (zwischen zwei und drei Uhr nachts) kommt, und morgens schwer aufstehen. Die Prävalenzzahl liegt zwischen sieben und 16 Prozent. Sofern es ihr Tagesablauf erlaubt, schlafen sie bis weit in den Vormittag hinein und zeigen erst ab Mittag volle Leistungsbereitschaft. Ist dies aus beruflichen Gründen nicht möglich, leiden sie unter einem chronischen Schlafdefizit mit verminderter Leistungs- und Konzentrationsfähigkeit. Legen sie sich früher nieder, können sie nicht einschlafen. Da man aus einer ausgeprägten „Eule" keine „Lerche" machen kann, wird es kaum funktionieren, diese Menschen „mit einer früheren Schlafenszeit zu behandeln". Man kann allerdings vorübergehend zu einer „Eule" mutieren, etwa während des Studiums, wenn bis in die Nacht hinein gelernt wird, oder in einer längeren Phase der Arbeitslosigkeit bei unregelmäßigem Tagesrhythmus.

Die Störung der verzögerten Schlaf-Wach-Phase ist die häufigste organische Schlaf-Wach-Rhythmus-Störung, die vorzugsweise bei männlichen Jugendlichen auftritt. Lichttherapie, Verhaltens- und Pharmakotherapie können die Phase vorverschieben. Melatonin als abendlicher Zeitgeber und Lichttherapie am Morgen haben sich am besten bewährt.

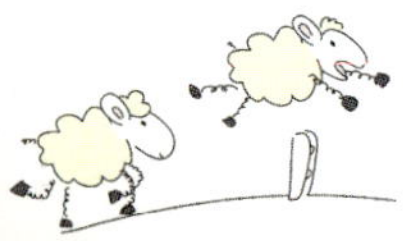

Störung der vorverlagerten Schlaf-Wach-Phase

Die Störung der vorverlagerten Schlaf-Wach-Phase, auch vorverlagertes Schlafphasensyndrom genannt, wird dann diagnostiziert, wenn Menschen abends sehr zeitig zu Bett gehen und sich ohne Koffein, Nikotin oder ähnlichen Stimulanzien ab etwa 19 Uhr kaum mehr auf den Beinen halten können. Infolgedessen wachen sie mitten in der Nacht auf und können dann nur schwer einschlafen, wenn „der Rest der Welt noch schläft". Die Punktprävalenz ist unbekannt, bei 40- bis 64-Jährigen wird eine Häufigkeit von ein Prozent geschätzt. Aufgrund der Schlafverschiebung leiden die Patienten tagsüber unter Müdigkeit und sind daher stärker unfallgefährdet als Nichtschlafgestörte. Der Schlaf gilt als normal, wenn die Betroffenen auf ihr benötigtes Schlafpensum kommen und sich untertags ausgeruht und aktiv fühlen. Die Störung der vorverlagerten Schlaf-Wach-Phase tritt im fortgeschrittenen Lebensalter vermehrt auf, d. h. je älter wir werden, umso mehr werden wir zu „Lerchen". Als Ursache für diese organische Schlafstörung wird eine Degeneration der Nervenzellen des zirkadianen Schrittmacherzentrums genannt. Ein zu frühes Zu-Bett-Gehen kann auch eine Flucht in den Schlaf bedeuten, die psychologisch hinterfragt werden muss. In vielen Fällen steckt eine Depression dahinter, die sich mit einer entsprechenden Psychotherapie behandeln lässt. Als Therapie kommt die abendliche Lichttherapie infrage.

Störung des unregelmäßigen Schlaf-Wach-Rhythmus

Die Störung des unregelmäßigen Schlaf-Wach-Rhythmus kommt bei Menschen mit unregelmäßigem Lebensstil vor, bei Kindern mit Entwicklungsstörungen sowie bei älteren depressiven, dementen und schwer kranken inaktiven Menschen. Demografische Befunde spiegeln jene der Entwicklungsstörungen und neurogenerativen Erkrankungen wider. Patienten fühlen sich untertags müde und legen sich daher mehrmals nieder, können aber in der Nacht nicht einschlafen, sodass ihr Schlaf wenig erholsam und ziemlich zerstückelt ist. Diese Schlafstörung ist gekennzeichnet durch drei oder mehrere über den Tag verteilte Schlafphasen, die in Summe über 24 Stunden betrachtet in der altersüblichen Norm liegen. Als Begleitsymptome wären hier unregelmäßige Essgewohnheiten sowie Phasen von Desorientiertheit zu nennen, unter denen vor allem in Altersheimen lebende Menschen leiden. Ist die Demenz bereits fortgeschritten, sind den Betroffenen ihre Defizite nicht mehr bewusst.

Behandelt wird diese Form der Schlafstörung mithilfe eines klar strukturierten Tagesablaufs mit festgesetzten Aufwach- und Schlafenszeiten, regelmäßigen Mahlzeiten, schlafhygienischen Maßnahmen und körperlicher Bewegung. Sollte sich die Schlafrhythmusstörung auf diese Art und Weise nicht korrigieren lassen, muss eine gezielte medizinische Therapie in Anspruch genommen werden. Unterstützt wird diese gerne mit morgendlicher Lichttherapie sowie schlafanstoßenden Medikamenten, die abends vor dem Schlafengehen verabreicht werden. Behandeln Sie aber Störungen des Schlaf-Wach-Rhythmus niemals auf eigene Faust! Dafür ist der Schlaf viel zu wesentlich für Ihre Gesundheit.

Nicht-24-Stunden Schlaf-Wach-Rhythmus-Störung

Die Nicht-24-Stunden Schlaf-Wach-Rhythmus-Störung ist gekennzeichnet durch ein beständiges Muster einer täglichen Verzögerung der Einschlaf- und Aufwachzeiten um ein bis zwei Stunden bei normalen Zeitgebern. Gemessen werden kann diese Störung mittels Aktigrafie (siehe S. 105). Ein Großteil der Menschen (ca. 50 Prozent), der diese Störung aufweist, ist blind. Die genaue Ursache ist noch zu wenig erforscht. Betroffenen wird empfohlen, sich bewusst an den ortsüblichen Rhythmus anzupassen. Aktivierung am Morgen unterstützt durch Lichttherapie und möglichst regelmäßige Schlafenszeiten am Abend unterstützt durch Melatonin helfen bei dieser Schlaf-Wach-Rhythmus-Störung.

Aufgrund des fehlenden Lichts sind chronobiologische Schlafstörungen auch ein häufiges Problem bei blinden Menschen.

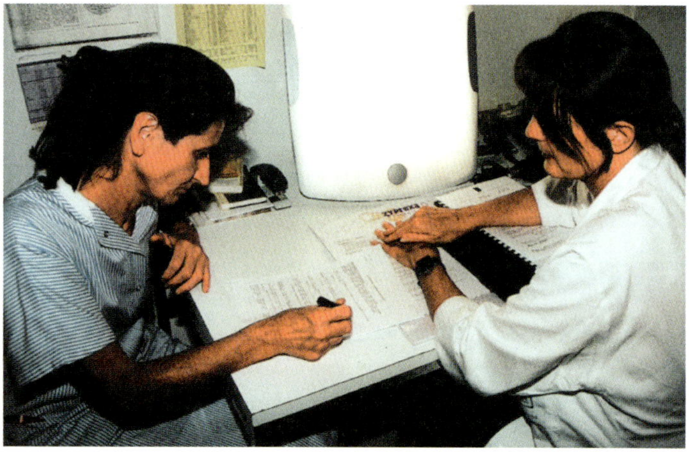

Diagnose und Therapie der Schlaf-Wach-Rhythmus-Störung
Das am linken Handgelenk der Ärztin getragene Aktometer wird zur objektiven Messung von Schlaf-Wach-Rhythmus-Störungen eingesetzt. Der Pittsburgher Schlafqualitätsindex (PSQI) dient zur subjektiven Beurteilung einer Schlaf-Wach-Rhythmus-Störung über 4 Wochen. Die am Tisch aufgestellte Spezialleuchte dient zur Lichttherapie von Schlaf-Wach-Rhythmus-Störungen, aber auch Depressionen.

Das Jetlag-Syndrom

Das Jetlag-Syndrom ist charakterisiert durch ein zeitlich begrenztes Missverhältnis zwischen der inneren und äußeren Uhr, wenn mindestens zwei Zeitzonen überschritten werden. Von New York nach Wien, von Frankfurt nach Peking, von Zürich nach Los Angeles – dass in nur wenigen Stunden tausende Kilometer zurückgelegt werden können, verdanken wir den technischen Errungenschaften der Moderne. Sie haben aber eine unangenehme Begleiterscheinung – den Jetlag, den man zu den Zeiten, als man noch mit dem Schiff oder Zug Fernreisen, die wesentlich länger dauerten, auf sich nahm, noch nicht kannte.

Wenn man mit dem Flugzeug mehrere Zeitzonen überquert, hat der Organismus keine Zeit, seine „innere Uhr“ mit der „äußeren Uhr“ zu synchronisieren und es kommt zu einem gestörten Schlaf-Wach-Rhythmus. Vom Jetlag bleibt kaum jemand verschont. Kinder und Menschen, deren Tagesablauf antizyklisch ist, können damit besser umgehen als Ältere und Menschen mit Schlafproblemen. Sie fühlen sich müde, schlapp, antriebslos, leiden unter Schwindel und Schlafstörungen, Verdauungsproblemen und Appetitlosigkeit, wenn sie nach Osten fliegen, weil ihre innere Uhr der Ortszeit noch einige Stunden nacheilen muss. Die Dauer des Jetlags hängt von der Zahl der überquerten Zeitzonen ab, denn der Körper braucht zur Anpassung etwa einen Tag für den Zeitzonenwechsel von einer Stunde. Und mit zunehmendem Alter verringert sich diese Anpassungsfähigkeit. Wenn man bereits vor dem Beginn eines Langstreckenflugs Müdigkeit verspürt, verstärkt sich das Jetlag-Syndrom.

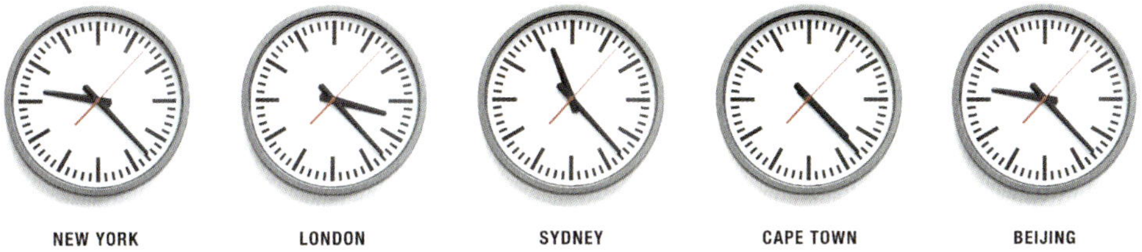

Beim Jetlag ist die äußere Uhr gegenüber der inneren vor- bzw. nachgestellt. Flüge von Ost nach West sind wesentlich weniger beschwerlich für unseren Organismus als die in den Osten. Das ist damit zu erklären, dass unsere „innere Uhr“ eher einem 25- als einem 24-Stunden-Rhythmus folgt. Es ist schwieriger, die Zeit gegen den Uhrzeigersinn zu verschieben.

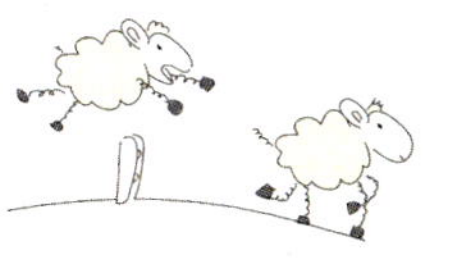

Wie kann man sich schneller an die „neue" Zeit anpassen?

1. Bereiten Sie sich auf den Langstreckenflug bzw. auf die Reise in das Ausland vor, indem Sie zwei bis drei Tage vor dem Abflug beginnen, die Schlafenszeit bei Flügen nach Westen um eine bis zwei Stunden nach hinten zu verschieben und bei Flügen nach Osten eine bis zwei Stunden früher schlafen zu gehen.
2. Stellen Sie sich schon im Flugzeug auf die „neue" Zeit an Ihrem Ankunftsort ein und Ihre Uhr entsprechend um. Verwenden Sie eine Schlafmaske, um an Bord schlafen zu können, wenn dies der zirkadiane Rhythmus verlangt, und unterstützen Sie Ihren Organismus mit Melatonin.
3. Am Zielort angekommen, wäre es empfehlenswert, sich so rasch wie möglich an den neuen Lebensrhythmus anzupassen, d. h. bei Tag aktiv zu sein und Sonnenlicht aufzunehmen. Wenn die Müdigkeit untertags zu groß ist und man nicht wach bleiben kann, darf ein kurzes Tagesschläfchen von einer bis zwei Stunden eingebaut werden. Ein längeres Schläfchen würde den darauf folgenden Nachtschlaf beeinträchtigen.
4. Vorsicht mit Alkohol! Er erleichtert zwar das Einschlafen, verhindert aber das Durchschlafen und erschwert somit die Anpassung an die neue Zeit.
5. Auch mit der Ernährung kann man ein wenig nachhelfen! Während proteinreiche Nahrung das Wachsein begünstigt, fördert kohlenhydratreiche Nahrung die Müdigkeit.
6. Bei Kurzreisen ins Ausland kann man auch den heimatlichen Rhythmus beibehalten, sofern dies aus beruflichen Gründen möglich ist.
7. Zur Behandlung empfiehlt sich, Melatonin als Zeitgeber eine halbe bis eine Stunde vor der gewünschten Schlafenszeit einzunehmen.

Umstellung auf die Sommerzeit – eine Stunde kürzer schlafen

Das Tageslicht eine Stunde länger zu nutzen hilft, den Energieverbrauch zu reduzieren. Doch jede Zeitumstellung bringt unseren Schlafrhythmus aus der Balance, auch wenn es sich dabei lediglich um eine einzige Stunde handelt. Der eine spürt diese geringe zeitliche Änderung in seinem Schlaf-Wach-Rhythmus mehr, der andere weniger. Personen, die grundsätzlich an Schlafstörungen leiden, sind davon mehr betroffen und beschreiben die Umstellung auf die Sommerzeit als eine Art „Mini-Jetlag". Leidtragende sprechen von Müdigkeit am Vormittag, Appetitlosigkeit zu Mittag und Einschlafproblemen am Abend. Als Therapie bzw. Gegenmaßnahme wird hier gerne empfohlen, am Morgen regelmäßig um eine Stunde früher aufzustehen. Somit wird der Schlafdruck am Abend stärker und man ist rascher wieder im Schlafrhythmus. In der Regel klingt diese Form der Insomnie bedingt durch die Zeitumstellung nach wenigen Tagen, in Ausnahmefällen erst nach zwei bis drei Wochen ab.

Besondere Vorsicht im Straßenverkehr ist Montagfrüh nach der Zeitumstellung geboten, weil unsere innere Uhr noch nicht auf wach eingestellt ist, wenn wir zur Arbeit fahren. Die Folge: Es ereignen sich mehr Verkehrsunfälle als an einem normalen Montagmorgen. Dieses Phänomen betrifft nicht nur die Zeitumstellung im Frühling um eine Stunde von Winterzeit auf Sommerzeit, sondern auch die Rückstellung der Zeit im Herbst. Ob dafür als Hauptursache die Schlafdauer, die Verschiebung des externen Rhythmus oder die veränderten Lichtverhältnisse während der Rushhour verantwortlich gemacht werden können, bleibt zum gegebenen Zeitpunkt offen.

Schichtarbeitsstörung

Wenn die Morgensonne ins Zimmer scheint und die Vögel nach der nächtlichen Pause zu zwitschern beginnen, ist das ein natürlicher Weckruf für den menschlichen Organismus. Nicht aber für Schichtarbeiter, die zu dieser Zeit ihre Schicht beenden und an das Schlafen denken. Ihr Organismus braucht jetzt Ruhe und Erholung von der Nachtarbeit.

Bei der Schichtarbeitsstörung fällt die Arbeitsperiode in die übliche Schlafphase oder umgekehrt. Schichtarbeiter müssen ihre innere Uhr gegen die äußere verstellen. Und das zumeist in wöchentlichen Abständen. Da es aber etwa eine Woche dauert, bis man sich auf den neuen Arbeitsrhythmus eingestellt hat und nach einer Woche zumeist wieder ein neuer Schichtwechsel ansteht, können sich Betroffene kaum an einen Rhythmus gewöhnen. Die innere Uhr hinkt quasi immer der äußeren nach. Am schwierigsten ist für den Organismus ein Schichtwechsel „gegen den Uhrzeigersinn", also die Reihenfolge Nachtschicht, Spätschicht, Mittelschicht.

Schichtarbeiter agieren oft jahrelang gegen ihre innere Uhr und bringen auf diese Art und Weise den gesamten Organismus aus dem Lot. Herz-Kreislauf- und Magen-Darm-Erkrankungen, aber auch seelische Probleme wie Erschöpfungssyndrome und Nervosität sind die Folge. Frauen klagen häufig über Zyklusstörungen und müssen mit gestörten bzw. risikobehafteten Schwangerschaften rechnen.

Arbeiten, wenn die Mehrheit schläft und der Organismus Ruhe bräuchte, schlafen in den produktiven Hochphasen, wenn der Körper auf Aktivität ausgerichtet ist – das Schicksal der Schichtarbeiter.

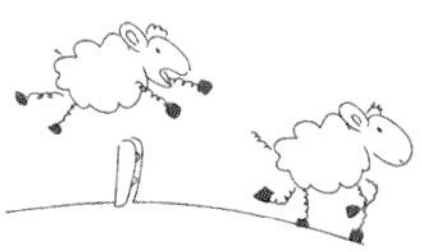

Die meisten Störungen treten während der Nachtschicht auf. Die Schlafverkürzung führt sukzessive zu einer erhöhten Schlafschuld, die in weiterer Folge zu einer erhöhten Einschlafneigung sowie zum Nachlassen der Konzentration und Reaktion führt. Fehler und Unfälle passieren aufgrund von Übermüdung, vor allem in der zweiten Nachthälfte. Fernfahrer, Fabrikarbeiter, Piloten, aber auch Ärzte und im Gesundheitswesen Tätige sind davon besonders betroffen.

Mit dem Alter nehmen die schichtarbeitsbedingten Schlafstörungen zu.

In Industrieländern machen Schichtarbeiter ca. 20 Prozent der gesamten Arbeitskraft aus. Die geschätzte Prävalenz der schichtarbeitsbedingten Schlafstörung beträgt in der Bevölkerung zwei bis fünf Prozent, der Anteil der rotierenden Schichtarbeiter und Nachtschichtarbeiter zehn bis 38 Prozent.

Es ist die Chronobiologie, die Lehre von der inneren Uhr, die sich mit der zeitlichen Organisation von biologischen Systemen beschäftigt und rhythmisch wiederkehrende Verhaltensmuster von Menschen untersucht. Wissenschaftler haben herausgefunden, dass zwei Faktoren entscheidend dafür sind, wann wir wach und aktiv werden – zum einen unsere Gene, zum anderen das Licht. Viele Menschen leiden unter Lichtmangel, insbesondere Schichtarbeiter, die in der Nacht arbeiten und untertags das Licht meiden, weil sie Schlaf brauchen. Der moderne Lebensstil weicht zunehmend von unserer biologischen Uhr ab, unter anderem bedingt durch das berufliche Reisen durch verschiedene Zeitzonen. Dadurch gerät der zirkadiane Rhythmus aus dem Gleichgewicht, der auch für das seelische Gleichgewicht verantwortlich ist. Depressionen und sonstige psychische bzw. psychiatrische Störungen sind mögliche Folgen.

Auswirkungen der Schichtarbeitsstörung:

- ☆ Ein-, Durch- und Ausschlafstörungen
- ☆ Schlafverkürzung
- ☆ Tagesmüdigkeit
- ☆ subjektiv schlechtere Schlafqualität
- ☆ erhöhte Reizbarkeit
- ☆ Leistungsminderung
- ☆ vermehrte körperliche Beschwerden
- ☆ größere Krankheitsanfälligkeit
- ☆ erhöhtes Unfallrisiko

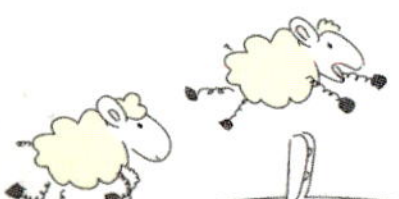

Katastrophale Folgen aufgrund von Übermüdung:
April 1986: Unfall im Atomreaktor von Tschernobyl – verursacht durch völlig übermüdetes Kontrollpersonal
Jänner 1986: Absturz der Raumfähre „Challenger" von Cape Canaveral – die Verantwortlichen schliefen nur zwei Stunden
März 1989: Tankerunglück „Exxon Valdez" in Alaska – die übermüdete Mannschaft überließ nachts das Ruder einem unerfahrenen Mann
Quelle: „Psychologie heute", Juli 2001

Viele Nachtschichtarbeiter leiden darunter, nach ihrer Nachtschicht am Vormittag nicht oder nur schlecht schlafen zu können. Ihr Schlaf ist zumeist nicht ausreichend und nicht von besonders guter Qualität. Auch wenn Schichtarbeiter jahrelange einen regelmäßigen Schlaf-Wach-Rhythmus haben, kann sich der Organismus an diesen unorthodoxen zirkadianen Rhythmus nicht oder nur schlecht anpassen. Eine kurative Behandlung ist daher so lange nicht möglich, solange die Schichtarbeit weiter besteht. Es gibt allerdings Maßnahmen, die den Betroffenen dabei helfen, mit dem unregelmäßigen Rhythmus besser zurechtzukommen.

Tipps für Schichtarbeiter:

1. Schichtwechsel im Uhrzeigersinn sind für den Organismus leichter zu verkraften als solche gegen den Uhrzeigersinn.
2. Einzeln verteilte Nachtschichten sowie kürzere Nachtschichtblöcke sind aus schlaf- und arbeitsmedizinischer Sicht zu befürworten.
3. Um die Qualität des Tagschlafs zu verbessern, sollte man in einem dunklen, möglichst ruhigen Raum schlafen, in dem ein angenehmes Schlafklima herrscht (Jalousien, blickdichte Vorhänge, Lärmschutzfenster).
4. „Vorschlafen", um eine bevorstehende Nachtschicht besser zu überstehen! Schon ein Schläfchen von einer Dreiviertelstunde kann den Schlafdruck abbauen und die Wachheit und Aufmerksamkeit für die nächsten sechs Stunden verbessern.
5. Biologisch aktives Licht (zwischen 2.500 und 10.000 Lux) verbessert die Aufmerksamkeitsleistung am Arbeitsplatz und hat diese Wirkung auch nachts.
6. Alkohol ist mit Vorsicht zu genießen!

Der Schlaf nach einer Nachtschicht, also der Schlaf untertags, ist weniger tief, störanfälliger und dadurch weniger erholsam als der Nachtschlaf. Aus diesem Grund sollten beste Voraussetzungen für „Tagschläfer" gegeben sein: angenehmes Raumklima, möglichst geräuscharme Schlafumgebung, abdichtende Vorhänge oder Schlafmasken, keine störenden Einflüsse und Ohropax.

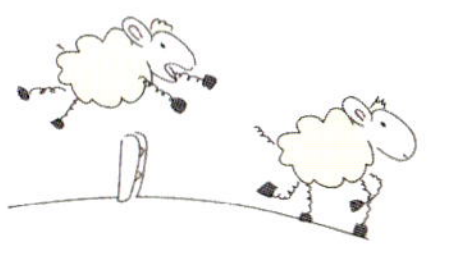

Personen mit folgenden Erkrankungen sollten ihrer Gesundheit zuliebe keine Nachtschichten machen:

- ✩ Magen-Darm-Erkrankungen
- ✩ Schilddrüsenerkrankungen
- ✩ Diabetes mellitus
- ✩ Herz-Kreislauf-Erkrankungen
- ✩ schwere Lungenfunktionsstörungen
- ✩ psychische Störungen

Schnarchen

Schnarchen ist in den meisten Fällen für den Betroffenen selbst nicht wirklich besorgniserregend und nicht schmerzhaft. Es ist ihm oft gar nicht bewusst, wie laut bzw. intensiv er „sägt“. Aber die im selben Zimmer Schlafenden treibt es manchmal zur Verzweiflung und zum Auszug aus dem gemeinsamen Schlafzimmer, vor allem dann, wenn diese unangenehme Geräuschkulisse eine Lautstärke von 40 dB erreicht und auf 90 dB ansteigt, was mit dem Lärm eines Lastkraftwagens verglichen werden kann. Wenngleich dieser Auszug verständlich erscheint, so bringt er doch neue Probleme auf der psychischen Ebene mit sich.

Das Schnarchen ohne Atemunregelmäßigkeiten wird als **„primäres Schnarchen“** bezeichnet. Es verursacht keine Tagesschläfrigkeit oder Insomnie. Schnarchen birgt jedoch insofern ein Gesundheitsrisiko, als Mikroweckreaktionen (Arousals) im Gehirn entstehen und Vibrationen an den großen Halsgefäßen in der Pathogenese der Arteriosklerose eine Rolle spielen können.

Wird das nächtliche Schnarchen lauter und unregelmäßiger und wird der Schlaf für zumindest zehn Sekunden unterbrochen, spricht man von einer Schlafapnoe, die ein größeres gesundheitliches Problem darstellt. In solchen Fällen bekommen die Schnarchenden bis zu einige hundert Mal in der Nacht keine Luft, weil ihre Atemwege kollabieren und verlegt sind. Zeitgleich kommt es zu einem Anstieg des Blutdrucks, der Herzfrequenz und der Muskelanspannung. Ein explosionsartiger Schnarchlaut, durch eine kurze Mikroweckreaktion des Gehirns verursacht, weckt den Betroffenen kurz auf und schützt ihn vor dem Ersticken. Dieser Vorgang bleibt allerdings zumeist nicht in seinem Gedächtnis.

Die typischen Schnarchgeräusche entstehen durch eine Muskelerschlaffung, die beim Mann ab dem 40., bei der Frau ab dem 51. Lebensjahr klinisch relevant wird und wiederum Vibrationen des weichen Gaumens, des Zäpfchens und der Rachenwand verursacht. Weitere Folgen sind eine Verengung des Schlunds durch den forcierten Luftfluss, der auch durch eine zu große Zunge oder vergrößerte Gaumen- und Rachenmandeln mitverursacht sein kann. Schlafen in Rückenlage, erhöhter Alkoholkonsum, Rauchen, chronische Nasennebenhöhlenentzündungen und Erkältungen (verstopfte Nase) verstärken das Schnarchen. Alkohol lässt die Schlundmuskulatur erschlaffen und Nikotin die Schleimhäute entzündungsbedingt anschwellen, wobei eine nächtliche physiologische Gefäßerweiterung auch zum Anschwellen der Schleimhäute beiträgt. Dadurch wird das Atmen entsprechend erschwert und geräuschvoll.

Was hilft gegen Schnarchen?

- ☆ Bei Übergewicht abnehmen!
- ☆ Auf Alkohol (am Abend) verzichten!
- ☆ Sedierende und muskelrelaxierende Medikamenten meiden!
- ☆ Wenig oder nicht rauchen!
- ☆ Nicht auf dem Rücken schlafen!
- ☆ Ausreichend schlafen! (Denn wer müde ist, schnarcht häufiger!)
- ☆ Hals-Nasen-Ohren- und kieferchirurgische Operationen
- ☆ Zahnmedizinische Interventionen („Schnarchschiene“)

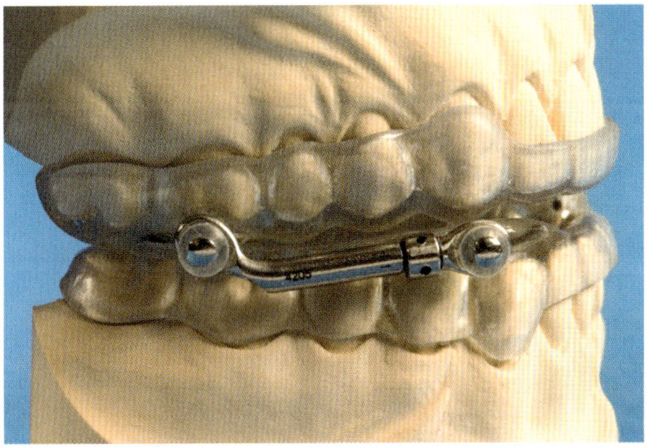

Schnarchschiene (mandibulärer Protrusionsbehelf): I.S.T. (Intraorale Schnarchtherapie)
Das I.S.T.®-Gerät ist ein zweiteiliges Schienensystem, das vor dem Schlafengehen auf die obere und untere Zahnreihe gesetzt wird. Die Schienen sind durch seitlich geführte Führungsteleskope verbunden, die durch ein Schraubengewinde ein individuelles Einstellen der Unterkiefervorverlagerung (Protrusion) bis zu 8 mm ermöglichen. Dies führt zu einer Erweiterung des Rachenraums, die den Luftstrom begünstigt. Durch Anwendung der Geräte während der Nacht können die extrathorakalen Luftwege erweitert und Schnarchen sowie mögliche Apnoen bzw. Hypopnoen reduziert oder gänzlich eliminiert werden.

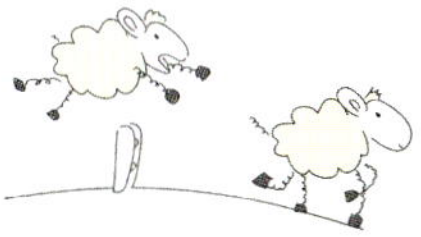

Natürlich hilft auch der CPAP (= Continuous Positive Airway Pressure; kontinuierliche Überdruckbeatmung mittels Luftgenerator und Beatmungsmaske), doch wird dieser vornehmlich gegen die Schlafapnoe eingesetzt, da er bei primärem Schnarchen kaum von Patienten angenommen wird.

Wer schnarcht mehr, Männer oder Frauen?
Männer, vor allem wenn diese über 40 Jahre und übergewichtig sind und hauptsächlich in Rückenlage schlafen. Frauen neigen verstärkt nach den Wechseljahren dazu, weil die muskeltonisierenden weiblichen Sexualhormone (Östrogen) wegfallen.

Schlafapnoe

Schnarchen, das über die Jahre zunehmend lauter und unregelmäßiger wird, von einem Atemstillstand zwischen zehn Sekunden und einer Minute unterbrochen wird und mit einem explosionsartigen Schnarchlaut und Körperbewegungen beendet wird – das ist die obstruktive Schlafapnoe (OSA), das Aussetzen der Atmung im Schlaf. Die Häufigkeit liegt bei Kindern zwischen einem und zwei Prozent, bei Erwachsenen mittleren Alters zwischen zwei und 15 Prozent und bei älteren Menschen über 20 Prozent. Männer sind zwei- bis viermal so häufig betroffen wie Frauen; bei Männern treten schlafbezogene Atmungsstörungen in der Regel erstmals um das 40. Lebensjahr auf, bei Frauen nach der Menopause, was mit einer Muskelerschlaffung zusammenhängt. In Deutschland vermutet man rund 30 Millionen Betroffene bei einer Einwohnerzahl von 80,8 Millionen, in Österreich 2,5 bis 3 Millionen bei rund 8,5 Millionen Einwohnern.

Schlafbezogene Atmungsstörungen (SBAS) werden unterteilt in die sehr häufig auftretende **obstruktive Schlafapnoe** (OSA), die seltene **zentrale Schlafapnoe** (ZSA) sowie **schlafbezogene Hypoventilationsstörungen** und **schlafbezogene Hypoxämiestörungen**.

Die OSA stellt ein hohes Gesundheitsrisiko dar, da während der Atemstillstände der Kreislauf nur mangelhaft mit Sauerstoff versorgt wird und die Herzfrequenz quasi reflektorisch auf Werte von bis zu 30 Schlägen pro Minute sinkt. Nach dem abrupten Wiedereinsetzen der Atmung mit drei- bis fünfmaligem lautem Schnappen nach Luft schlägt das Herz wieder sehr schnell, etwa 100-mal pro Minute.

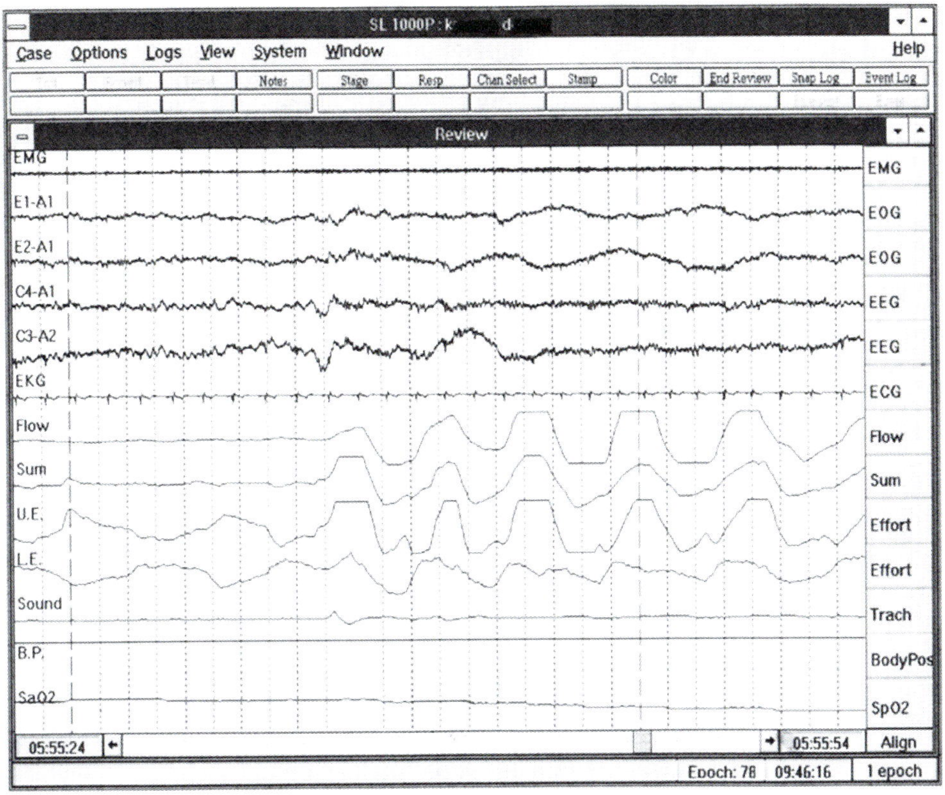

Polysomnogramm eines Patienten mit obstruktiver Schlafapnoe

In den 13 Polysomnografiekanälen werden im ersten das EMG (Elektromyogramm), im zweiten und dritten das EOG (Elektrookulogramm), im vierten und fünften das EEG (Elektroenzephalogramm) der rechts- und linkszentralen Hirnregion zur Schlafstadienklassifikation aufgezeichnet. In den Kanälen 6–13 folgen EKG (Elektrokardiogramm), Atemfluss, Summe der Atemanstrengungen, Brustatmung, Bauchatmung, Schnarchgeräusche, Körperlage und die an der Mittelfingerkuppe gemessene Sauerstoffsättigung (SaO_2). Während der ersten 11 Sekunden, die Schlafstadium S2 zeigen, ist eine Apnoe durch eine Nulllinie im Atemflusskanal klar ersichtlich. Da dabei im Brust- (UE) und Bauchgürtel (LE) Atembewegungen im Sinne eines gegenpoligen Kurvenverlaufs sichtbar sind („paradoxe Atmung"), handelt es sich um eine obstruktive Apnoe durch Kollabieren des Schlundes. Die Folge davon sieht man in einem seitlich versetzten Sauerstoffsättigungsabfall in den darauf folgenden 20 Sekunden des Bildes. Nach einer durch die Apnoe ausgelösten Mikroweckreaktion (Arousal), die durch einen K-Komplex in den EEG-Kanälen und ein kurzes Schnarchgeräusch („Schnappen nach Luft") gekennzeichnet ist, kommt es zum Wiedereinsetzen eines rhythmischen Atemflusses und zeitgleich zum Wiederauftreten der Brust- und Bauchatmung. In den EEG-Kanälen zeigt die niedergespannte, rasche Gehirntätigkeit Schlafstadium S1, was von langsamen, rollenden, gegenphasigen Augenbewegungen begleitet wird. Das EKG erscheint während der Apnoe etwas verlangsamt, nach Wiedereinsetzen der Atmung etwas beschleunigt (Bradykardie/Tachykardie), was aus den Abständen der R-Zacken ersichtlich ist.

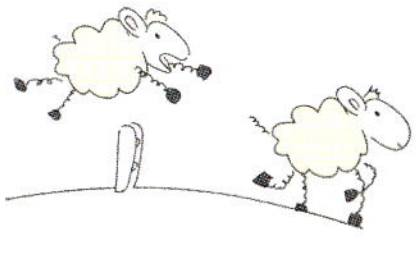

Nach der ICSD-3 tritt die OSA oft auf (mindestens fünfmal pro Stunde gemessenem Schlaf bzw. pro Stunde Aufzeichnung) und ist mit zumindest einem der vier folgenden Symptomenkomplexe assoziiert:

- typischer klinischer Tagesmüdigkeit und Tagesschläfrigkeit, nicht erholsamem Schlaf, aber auch Insomnie-Symptomen
- Aufwachen mit Nach-Luft-Ringen
- vom Bettpartner oder von einem Beobachter berichtetem habituellem Schnarchen, Atempausen oder beiden
- Komorbiditäten (Begleiterkrankungen) wie hohem Blutdruck, affektiven Störungen, kognitiver Dysfunktion, koronarer Herzkrankheit (KHK), Schlaganfall, Herzinsuffizienz, Vorhofflimmern oder Typ-2-Diabetes mellitus

Die Diagnose kann auch ohne die genannte klinische Symptomatik gestellt werden, wenn zumindest 15 vorwiegend obstruktive respiratorische Ereignisse (Apnoen, Hypopnoen bzw. atmungsbezogene Weckreaktionen) pro Stunde gemessenem Schlaf in der Polysomnografie bzw. pro Stunde ambulanter Aufnahme (Polygrafie) auftreten (siehe Abb. S. 119).

In der Folge kann es zu schweren Herzrhythmusstörungen, hohem Blutdruck, Herzinfarkt und Schlaganfall mit einer signifikanten Verkürzung der Lebenserwartung kommen. Man stirbt nicht an der Apnoe, sondern an deren Folgeerkrankungen, da das Gehirn Mikroweckreaktionen (Arousals) produziert, die den Patienten vor dem Erstickungstod bewahren. Diese Mikroweckreaktionen sind sehr kurz (über drei Sekunden) und bleiben dem Betroffenen daher nicht in Erinnerung, zerhacken aber den Schlaf und tragen nach eigenen Untersuchungen stark zur Tagesmüdigkeit und Tagesschläfrigkeit bei. Weitere Folgen dieser Störungen der Vigilanz sind Konzentrations- und Gedächtnisstörungen, aber auch Kopfschmerzen.

Die Schlafapnoe tritt am häufigsten zwischen dem 40. und dem 70. Lebensjahr auf.

Als Kompensation, um wach zu bleiben, kommt hier gerne übermäßiger Kaffee-, Tee- oder/und Nikotingenuss zum Einsatz, der die Beschwerden jedoch nur vorübergehend lindern und eine Suchtproblematik schaffen kann. Vorsicht sei geboten beim Konsum von Alkohol und muskelrelaxierenden, sedierenden Psychopharmaka (z. B. Beruhigungs- und Schlafmitteln, aber auch sedierenden Neuroleptika und Antidepressiva), weil diese durch Muskelerschlaffung zu einer Verschlimmerung der nächtlichen Atemstillstände führen können. Unter Alkoholeinfluss sind nämlich die für die Weckreaktion verantwortlichen Nervenzellen wie gelähmt und nicht in der Lage, rasch genug zu reagieren.

Risikofaktoren

- Übergewicht, insbesondere Adipositas (BMI > 30 kg/m^2)
- Behinderung der Nasenatmung durch Nasenscheidewandverkrümmung, nasale Schleimhautschwellungen, Polypen
- große Rachenmandeln, insbesondere bei Kindern
- genetische Veranlagung hinsichtlich einer Erschlaffung der Rachenmuskulatur
- muskelerschlaffende, sedierende Substanzen (in erster Linie Alkohol, aber auch sedierende Medikamente und schleimhautreizende Substanzen = Rauchen)
- großer Unterkieferwinkel im Schädelskelett, wodurch die Schlundmuskulatur weit an der Rachenhinterwand liegt und so den Atemweg verengt
- weites Zurückliegen des Unterkiefers (mandibuläre Retrognathie)
- Vergrößerung des Zungengrunds (z. B. Makroglossie bei Akromegalie)

Die typische „Karriere“ des OSA-Patienten beginnt mit intermittierendem Schnarchen, das zu chronischem starken Schnarchen führt, in ein obstruktives Schnarchen bzw. Upper Airway Resistance Syndrome übergeht, wobei noch keine Apnoen oder Hypopnoen vorhanden sind, jedoch vermehrte Mikroweckreaktionen (Arousals), welche ebenfalls für die Tagesschläfrigkeit verantwortlich sind. Die folgende OSA kann in eine milde, mäßige und schwere unterteilt werden. Eigene Untersuchungen haben gezeigt, dass die zur Verengung der Gehirngefäße führende Intima-media-Verdickung bereits bei der milden Form der Apnoe einsetzt (Saletu et al. 2008).

Die **zentrale Schlafapnoe** (ZSA) ist charakterisiert durch einen Atemstillstand, der auf einem Nachlassen (Hypopnoe) bzw. Sistieren der Atemanstrengungen im Schlaf beruht, was polysomnografisch durch eine Verringerung bis zu einem Sistieren der Nasen-, Mund-, Brust- und Bauchatmung gekennzeichnet ist. In der Folge kommt es natürlich zu Sauerstoffentsättigungen (normal: 0–5/h Schlaf). Tagsüber führen diese Mechanismen zu übermäßiger Schläfrigkeit, die sich negativ auf die Leistungsfähigkeit auswirkt.

In der Polysomnografie muss die Anzahl der zentralen Apnoen und Hypopnoen über 50 Prozent der gesamten Apnoen und Hypopnoen ausmachen. Risikofaktoren für ZSA sind Herzprobleme wie Herzinsuffizienz, Vorhofflimmern, Schlaganfall, weiters Hirntumore, Leben in großen Höhen sowie Medikamente für die Atemwege.

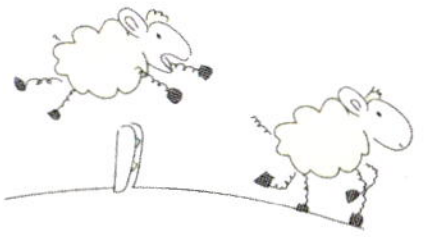

Bei der zentralen Schlafapnoe unterscheidet man nach ICSD-3 folgende Untertypen:

- ZSA mit Cheyne-Stokes-Atmung: in der Polysomnografie, aber auch in der Polygrafie durch ein Crescendo und Decrescendo der Amplitude des Atemflusses zu sehen
- ZSA bei medizinischen Erkrankungen ohne Cheyne-Stokes-Atmung
- ZSA aufgrund höhenbedingter periodischer Atmung
- ZSA durch Medikamenten- oder Substanzgebrauch
- Primäre ZSA
- Primäre ZSA bei Neugeborenen
- Primäre ZSA bei Frühgeborenen
- Behandlungsbedingte ZSA (bei CPAP)

Die **primäre zentrale Schlafapnoe im Säuglingsalter** – die frühere Bezeichnung „Plötzlicher Säuglingstod" oder „Sudden Infant Death Syndrome (SIDS)" sollte nicht mehr verwendet werden – kommt bei etwa 0,5 Prozent der Säuglinge vor. In 90 Prozent der Fälle tritt sie innerhalb der ersten sechs Lebensmonate auf, häufig zwischen der zehnten und zwölften Lebenswoche, unabhängig vom Kulturkreis und von der ethnischen Angehörigkeit, aber auch vom Geschlecht. Die Ursache ist bis heute nicht ganz geklärt, die Prognose ist generell gut, mit einem Sistieren der Apnoe über die ersten Lebensjahre ohne Folgeerscheinungen.

Diagnostische Kriterien beinhalten:

a) Beobachtung von Apnoe oder Zyanose (bläuliche Verfärbung der Haut) oder Messung von schlafbezogenen zentralen Apnoen oder Entsättigungen.
b) Der Säugling hat ein Konzeptionsalter von zumindest 37 Wochen.
c) Die Polysomnografie oder Polygrafie zeigt entweder wiederholte, über 20 Sekunden andauernde Apnoen oder periodische Atmung über fünf Prozent der Gesamtschlafzeit.
d) Die Störung kann nicht besser durch eine andere Schlafstörung, internistische oder neurologische Erkrankung oder Medikation erklärt werden.

Prädisponierende und auslösende Faktoren umfassen:
- Episoden mit Atemstillständen
- Gastroösophagealer Reflux
- Schädel-Hirn-Pathologie

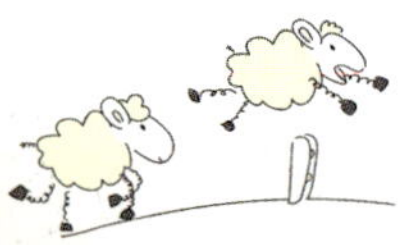

- Substanzen
- Anästhesie
- metabolische Störungen
- gestörte Sauerstoffsättigung
- Infektionen

Bei den **schlafbezogenen Hypoventilationsstörungen** handelt es sich in erster Linie um eine insuffiziente schlafbezogene Ventilation, die durch abnorm erhöhten arteriellen CO_2-Partialdruck ($PaCo_2$) charakterisiert ist. Der Nachweis einer Tageshypoventilation ist für die Diagnose des Adipositas-Hypoventilationssyndroms notwendig. Die Hypoventilation im Wachzustand ist durch einen $PaCo_2$ von > 45 mm gekennzeichnet. Bei allen Hypoventilationen verschlechtert sich der Zustand im Schlaf.

Arten der schlafbezogenen Hypoventilationsstörungen:

1. Adipositas-Hypoventilationssyndrom (E66.2)
2. Kongenitales zentrales alveoläres Hypoventilationssyndrom (G47.35)
3. Später einsetzende zentrale Hypoventilation mit hypothalamischer Dysfunktion (G47.36)
4. Idiopathische zentrale alveoläre Hypoventilation (G47.34)
5. Schlafbezogene Hypoventilation bei Medikamenten- oder Substanzgebrauch (G47.36)
6. Schlafbezogene Hypoventilation aufgrund einer medizinischen Erkrankung (G47.36)

Schlafbezogene Hypoxämiestörung

Die schlafbezogenen Hypoxämie (G47.36) wurde erst kürzlich in die ICSD-3 aufgenommen. Es handelt sich um eine Störung, bei der nur die arterielle Sauerstoffsättigung während des Schlafs dokumentiert ist. Die diagnostischen Kriterien bestehen darin, dass die Polysomnografie bzw. auch ambulante Polygrafie oder nächtliche Oxymetrie eine Sauerstoffsättigung von < 88 % bei Erwachsenen und < 90 % bei Kindern für über 5 Minuten während des Schlafs zeigt. Die schlafbezogene Hypoventilation ist hingegen nicht dokumentiert. Schlafbezogene Hypoxie kommt vor bei Hypoventilation, einer Atmungs-Perfusionsdiskrepanz bei niedri-

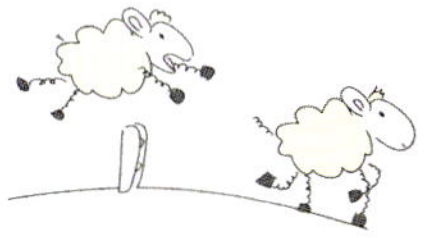

gem Sauerstoffpartialdruck, Shunt oder einer Kombination dieser Faktoren. Die spezifischen pulmologischen und neurologischen Störungen sollten separat diagnostiziert sein.

Wenn Sie unter folgenden Symptomen leiden, sollten Sie an eine Schlafapnoe denken:

- ☆ extrem lautes unregelmäßiges Schnarchen
- ☆ länger anhaltende Atempausen während des Schlafs
- ☆ unruhiger Schlaf und häufiges Erwachen
- ☆ erhöhte Tagesmüdigkeit und Tagesschläfrigkeit
- ☆ morgendliche Kopfschmerzen
- ☆ Konzentrations- und Gedächtnisstörungen
- ☆ niedrige Reizschwelle
- ☆ Libidoverlust
- ☆ Rückzug aus sozialen Beziehungen

Eine unbehandelte Schlafapnoe erhöht das Risiko für Herzinfarkt und Schlaganfall.

Bei Schlafapnoe sind Schlafmittel kontraindiziert. Suchen Sie bei lautem, intermittierendem Schnarchen, Atemunregelmäßigkeiten, Tagesmüdigkeit und Tagesschläfrigkeit einen auf dem Gebiet der Schlafmedizin erfahrenen Arzt bzw. Facharzt (Internist, Pulmologe, Neurologe, Psychiater, Kinder- und Hals-Nasen-Ohren-Arzt) auf. Dieser sollte Sie bei einer auf klinischer und ambulanter polygrafischer Schlafuntersuchung beruhenden Verdachtsdiagnose „Schnarchen/Apnoe“ zur endgültigen Abklärung und Therapieeinstellung in ein Schlaflabor überweisen. Wird eine Schlafapnoe rechtzeitig behandelt, können gravierende Erkrankungen wie Herzrhythmusstörungen, Bluthochdruck, Herzinfarkt und Schlaganfall verhindert werden.

Was wird Schlafapnoikern geraten?

- ☆ Besonders Männer sollten auf ihr Gewicht achten, denn Übergewicht begünstigt das Schnarchen.
- ☆ Achten Sie auf möglichst ausgewogene, fettarme Ernährung und nehmen Sie das letzte Essen nicht zu spät abends ein!
- ☆ Verzichten Sie abends auf Alkohol, da er zur Muskelerschlaffung führt und das Schnarchen fördert!

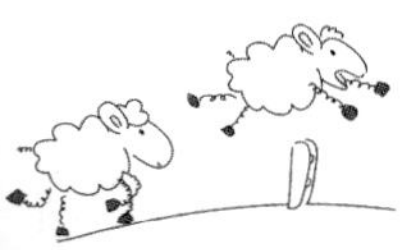

- ☆ Verzichten Sie auf Nikotin!
- ☆ Betreiben Sie regelmäßig Sport und machen Sie Übungen zur Stärkung der Halsmuskulatur!
- ☆ Sorgen Sie für eine angenehme Schlaftemperatur und eine gute Belüftung des Schlafzimmers!
- ☆ Meiden Sie beruhigende, schlaffördernde Medikamente, da diese die Atempausen drastisch verlängern können!
- ☆ Schlafen Sie möglichst nicht in Rückenlage, da in dieser Position die Zunge nach hinten fällt und sich der Mund öffnet! In dieser Position fällt das Schnarchen besonders leicht!

Zur Therapie von Schnarchen und schlafbezogenen Atmungsstörungen kommen folgende fünf Strategien zum Einsatz

1. konservativmedizinische Maßnahmen, wie Gewichtsreduktion, abendliches Meiden muskelrelaxierender Sedativa, Fitnesstraining
2. medikamentöse Maßnahmen wie die Einnahme des atmungsanregenden Theophyllins, aber auch von Schutzmedikamenten gegen nächtlichen Sauerstoffmangel, die die Sauerstoffausnützung auf molekularer Ebene verbessern (z. B. Nicergolin).
3. HNO-Operationen (z. B. UPPP = Uvulopalatopharyngoplastik oder kieferchirurgische Eingriffe, z. B. Osteotomie)
4. zahnmedizinische Therapien, wie mandibuläre Protrusionsbehelfe („Schnarchschienen"). In eigenen Studien (Saletu et al. 2007) konnte polysomnografisch nachgewiesen werden, dass beispielsweise die I.S.T.-Schiene (Intraorale Schnarchtherapie) eine Verbesserung des Schnarchindex um 72 Prozent, des Apnoeindex um 73 Prozent und des Apnoe-Hypopnoe-Index um 59 Prozent bewirkt. Diese Schiene hat eine Akzeptanzrate von 77 % über 2 Jahre (Saletu et al. 2010), die Annahme durch den Patienten ist also besser als im Falle des CPAP (ca. 60 %). Ein weiterer mandibulärer Protrusionsbehelf ist die TAP-Schiene (Thornton Adjustable Positioner), doch lässt diese nicht so viel Bewegungsfreiheit zu. Die Therapieeffizienz hinsichtlich des Schnarchindex liegt um 80 %. Diese Schnarchschienen kommen insbesondere bei Kieferfehlstellungen (mandibuläre Retrognathie) zur Anwendung, wobei eigene Daten zeigen, dass nicht nur primäres Schnarchen und leichte bis mäßige Apnoen, sondern auch schwere Apnoen davon profitieren.

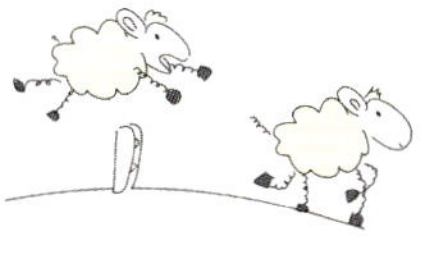

5. nCPAP-Therapie (nasale kontinuierliche Überdruck(be)atmung): Diese hat die höchste Therapieeffizienz, doch geringere Akzeptanz. Dabei wird von einem neben dem Bett stehenden Luftgenerator über einen langen Schlauch und über eine Nasenmaske bzw. Nasen-Mund-Maske Luft im Überdruck in den Nasen-Rachen-Raum gepresst, sodass der kollabierte Schlund wieder geöffnet wird und der Patient bei partieller oder totaler Obstruktion wieder durchatmen kann. Weitere Entwicklungen beinhalten den APAP, einen „automatisierten" CPAP, der sich in einem Fensterbereich zwischen Minimum- und Maximumdruck den geeigneten Druck sucht, um den Schlund offen zu halten. Weiters kann bei diesen Beatmungstechniken eine Ausatmungshilfe (EPR = Expiratory Pressure Relief) eingestellt werden, die durch Absenken des Drucks (zwischen 0 und 3 cm H_2O) das Ausatmen erleichtert. Wird ein höherer Druck benötigt (z. B. über 12 oder 13 cm H_2O), kann man auf BIPAP (Bilevel Positive Airway Pressure) zurückgreifen, bei denen IPAP (Inspiratory Positive Airway Pressure) und EPAP-(Expiratory Positive Airway Pressure) Drucke separat eingestellt werden können.

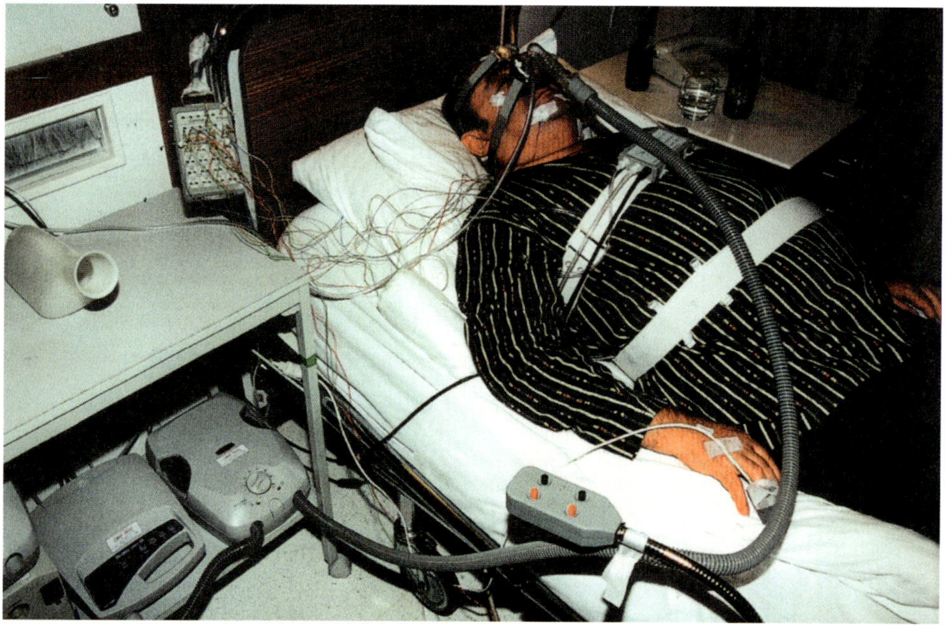

CPAP-Behandlung im Schlaflabor
Im linken unteren Bildteil sieht man ein CPAP-Gerät mit Luftbefeuchter, das über einen 2 Meter langen Schlauch Luft in eine Nasenmaske pumpt, welche mit Gurten am Kopf befestigt ist. In der Schlaflabornacht wird jener Druck ermittelt, bei dem die Atemwege die ganze Nacht offen bleiben.

Bei zentralen Apnoen, gemischten Apnoen bzw. bei Cheyne-Stokes-Atmung (periodische Atmung mit „Crescendo“ und „Decrescendo“) kommt es zum Einsatz der adaptiven Servo-Ventilation (ASV), bei der das Gerät im Falle von zentralen Apnoen, wo keine Atemanstrengung erfolgt, die Beatmung aktiv übernimmt, oder sich je nach der gegenwärtigen Atmung des Patienten so anpasst, dass eine optimale Sauerstoffversorgung gewährleistet ist.

Narkolepsie

Allzu gerne werden Menschen mit Narkolepsie als faul und träge hingestellt, weil sie ständig erschöpft und müde sind. Narkoleptiker werden mehrmals täglich von plötzlichen Schlafattacken heimgesucht, die wenige Minuten bis maximal eine Stunde dauern. Nachts können sie unter Durchschlafstörungen leiden. Bei dieser „Schlafkrankheit“ oder „Schlummersucht“, auch „Schlaffallsucht“ genannt, wenn sie mit Kataplexie (Muskelerschlaffung bei Emotionen) einhergeht, die eher selten auftritt und auf einen vererbbaren Defekt zurückzuführen ist, ist die Schlaf-Wach-Regulierung im Gehirn gestört. Es kommt zur Überschneidung von REM- und Wachstadien. Das kann einerseits unangenehm sein, wenn es privat passiert, anderseits auch gefährlich, wenn es während der beruflichen Tätigkeit auftritt. Ein weiteres Hauptsymptom ist die bereits genannte Kataplexie, das plötzliche, einige Sekunden bis höchstens zwei Minuten dauernde Erschlaffen der Halte- und Stützmuskulatur. Betroffene bekommen ganz plötzlich weiche Knie, sacken in sich zusammen, lassen Gegenstände fallen und stürzen leicht. Dieser Zustand findet zumeist dann statt, wenn Gefühle wie Freude, Ärger, Wut oder Stress mit im Spiel sind. Schließlich sind die hypnagoge Halluzination und Schlafparalyse als zwei weitere REM-äquivalente Symptome zu nennen, die nicht Narkolepsie-spezifisch sind, doch bei 30–88 % der Typ 1-Narkoleptiker (die unter Tagesschläfrigkeit und Kataplexie leiden) auftreten. Bei Typ 2-Narkopletikern fehlt die Kataplexie.

Unter Narkolepsie versteht man eine erhöhte Tagesschläfrigkeit und Zeichen einer REM-Schlaf-Dissoziation, zu denen typischerweise die Kataplexie, weiters die hypnagogen Halluzinationen und die Schlafparalyse zählen.

In den letzten Jahren hat die Narkolepsie, die häufig im jugendlichen Alter beginnt, an Bekanntheit zugenommen, da es große Fortschritte zum Verständnis der Entstehung und Behandlung dieser Autoimmunerkrankung gab. Die Häufigkeit liegt bei 0,02–0,18 Prozent der Bevölkerung, häufiger in Japan, weniger häufig in Israel. In den meisten Fällen wurde sie früher sehr spät erkannt, sodass oft viele Jahre mit zahlreichen Arztbesuchen vergingen, ehe die richtige Diagnose gestellt wurde. Diagnostiziert wird die Narkolepsie im Schlaflabor, mittels eines **Multiplen Schlaflatenz-Tests (MSLT)** tagsüber nach einer Polysomnografie-Nacht (siehe S. 207). Der Test umfasst fünf Durchgänge im Abstand von zwei Stunden, in denen der Patient jeweils über 20 Minuten in einem ruhigen, abgedunkelten Raum mit geschlossenen Augen liegt und versuchen soll einzuschlafen, wobei der Schlaf aufgezeichnet wird. Zwischen den Durchgängen muss er das Bett verlassen und darf nicht schlafen. Beweisend für die Narkolepsie ist eine verkürzte durchschnittliche Einschlafzeit von unter acht Minuten, wobei zumindest zwei Schlafepisoden einen REM-Schlaf-Beginn aufweisen müssen. Wir haben ja bereits gehört, dass REM-Schlaf normalerweise gegen Ende des ersten Schlafzyklus auftritt. Bei Narkoleptikern ist die Zeit zwischen dem Einschlafen und der ersten REM-Phase extrem verkürzt, man sagt, sie zeigen „SOREMP“ (Sleep Onset REM Period).

Ein Bluttest (HLA DR2) und neuere molekulargenetische Untersuchungen weisen bei Narkoleptikern durch das Vorhandensein eines bestimmten Eiweißstoffes auf eine Autoimmunstörung hin. Hinsichtlich der Genetik haben Narkoleptiker mit Kataplexie eine enge Assoziation mit den Humanen Leukozyten Antigen (HLA)-Subtypen DQB1*0602 bzw. DRB1*1501. Tatsächlich werden dabei Antikörper gegen Hypokretin-(Orexin)-produzierende Zellen im Hypothalamus gebildet, sodass beispielsweise nach Virusinfektionen in der Kindheit zumeist in der Pubertät ein Mangel an wachheitsfördernden Hypokretin-/Orexin-Rezeptoren zu einer erhöhten Tagesschläfrigkeit führt.

Woran erkennt man die Narkolepsie?

- ☆ erhöhte Tagesschläfrigkeit mit Schlafdrang (bei Typ 1 und 2)
- ☆ plötzlicher Verlust des Muskeltonus (Kataplexie) ausgelöst durch starke positive wie negative Emotionen; dieser Muskeltonusverlust, den die Betroffenen bewusst miterleben, ist zumeist symmetrisch und hält nur einige Sekunden an (bei Typ 1).
- ☆ Halluzinationen bzw. Trugwahrnehmungen optischer und akustischer Art beim Einschlafen (hypnagoge Halluzination) und beim Aufwachen (hypnapompe Halluzinationen); optional beim Typ 1 und 2
- ☆ Schlafparalyse in der Einschlaf- und Aufwachphase – der Patient kann sich für ein paar Minuten nicht bewegen und ist wie gelähmt (optional bei Typ 1 und 2).

- Gestörter Nachtschlaf – da die Einschlafzeit zumeist unter fünf Minuten liegt, treten verfrüht REM-Phasen sowie häufige Schlafstadienwechsel auf (optional bei Typ 1 und 2).

Die **Behandlung der Narkolepsie** zielt darauf ab, den betroffenen Patienten die Möglichkeit zu geben, ihr berufliches und privates Leben zu meistern. Dies ist in erster Linie durch die Tagesschläfrigkeit reduzierende Stimulanzien wie Modafinil sowie das antikataplektische Natriumoxybat bzw. durch REM-Schlaf-reduzierende Antidepressiva zu erreichen. Eine gesunde Lebensführung, zu der ausreichende körperliche Bewegung, ein weitgehender Verzicht auf Alkohol und kleine Mahlzeiten über den Tag verteilt zählen, spielt bei diesen Menschen eine wesentliche Rolle. Sie dürfen sich tagsüber mehrere kurze Schläfchen von etwa 15 bis 20 Minuten gönnen, da diese den Schlafdruck während des Tages reduzieren können. Schlafmangel und Nachtarbeit, die zu Einschlafattacken führen, sind zu vermeiden. Eigene Studien mittels quantitativer EEG-, EEG-Mapping-, polysomnografischer und psychometrischer Untersuchungen seit 1984 zeigten, dass die Tagesvigilanz durch Modafinil signifikant verbessert wird, wobei das Präparat vor allem auf das Vigilanzzentrum der rechten Großhirnhälfte wirkt. Zumeist ist die lebenslange Einnahme von entsprechenden Medikamenten notwendig. Aus diesem Grund ist auf die Verträglichkeit und Wechselwirkung mit anderen Substanzen zu achten.

Nach dem heutigen Stand der Wissenschaft ist die Narkolepsie nicht gänzlich heilbar, aber es gibt Behandlungsmöglichkeiten, mit denen die Symptome sehr gut in den Griff zu bekommen sind.

Restless-Legs-Syndrom (RLS)

Wenn sich gesunde Menschen abends zur Entspannung in einem Fauteuil zurücklehnen oder sich etwas später liegend auf die Nachtruhe freuen, beginnt es bei den Betroffenen in den Beinen und etwas weniger in den Armen zu reißen, zu stechen, zu brennen, zu ziehen, zu jucken und zu kribbeln. Etwa fünf bis zehn Prozent aller Menschen leiden unter RLS, dem Restless-Legs-Syndrom, einer Erkrankung mit unruhigen bzw. ruhelosen Beinen, die zwar von Sir Thomas Willis bereits im 17. Jahrhundert in London beschrieben wurde, doch bis vor wenigen Jahren lediglich spezialisierten Nervenärzten bekannt war. Sie kann in jedem Lebensalter beginnen (bei Kindern zwei bis vier Prozent), nimmt aber klar altersabhängig zu und ist bei Frauen doppelt so häufig wie bei Männern. In Österreich ergab 1993 eine allgemeine Umfrage eine Prävalenzzahl von acht Prozent, eine spätere gezielte Umfrage, die auf den Minimalkriterien der International Restless Legs Syndrome Study Group basierte, eine Prävalenzrate von 18 Prozent (zwölf Prozent bei Männern, 22 Prozent bei Frauen). Bei Männern zwischen 15 und 29 Jahren betrug die Jahresprävalenz zwei, zwischen dem 30. und 59. Lebensjahr zwölf und ab dem sechsten Lebensjahrzehnt 26 Prozent, bei Frauen 17, 16 bzw. 40 Prozent. In den USA schätzt man den Anteil der behandlungsbedürftigen Bevölkerung auf 2,7 Prozent.

Einschlafzuckungen haben nichts mit RLS zu tun. Diese sind völlig normal!

Die Missempfindungen in den Unter- und Oberschenkeln können für RLS-Patienten so stark und unangenehm sein, dass nicht an Schlafen gedacht werden kann. Meist sind die Unterschenkel symmetrisch betroffen, doch können auch in den Oberschenkeln und Füßen asymmetrisch oder nur auf einer Seite Missempfindungen zu spüren sein. Die Symptome treten üblicherweise im späteren Tagesverlauf auf, vermehrt vor dem Einschlafen oder nachts sowie tagsüber in Ruhe. Sie lösen bei den Betroffenen einen fast unwiderstehlichen Bewegungsdrang aus. Es ist unmöglich, diese Missempfindungen zu verdrängen, zumal sie sich richtig aufdrängen und die einzige vorübergehende Linderung in der Bewegung der Beine besteht. So wandern Patienten nachts umher, um zumindest für eine kurze Weile Ruhe in die Beine zu bringen, bis sie einen wieder aufwecken. Diese fehlende Ruhe, die der Körper in der Nacht bräuchte, führt zu seelischer und körperlicher Ermüdung, wenngleich nach eigenen Untersuchungen nicht zur Tagesschläfrigkeit. Die Beschwerden nehmen zumeist im Laufe der Jahre zu, bis sie schließlich so stark und unangenehm sind, dass längere Auto- oder Bahnfahrten, Kino- oder Theaterbesuche, Sitzungen und dergleichen zur Tortur werden. Nicht zu vergessen die qualvollen Nächte, weil einen die schmerzenden Beine immer wieder aus dem Bett treiben.

Wenn abendliche Sitzungen, Theaterbesuche oder Fernsehabende für Sie und Ihre Beine zur Belastung werden – denken Sie an das Restless-Legs-Syndrom! Im Schlaflabor wird eine forcierte Ruheableitung sogar zur Diagnostik verwendet.

Die primären Ursachen für diese Erkrankung sind Eisenmangel im Zentralnervensystem, ebenda eine Störung im dopaminergen und opioidergen System sowie eine genetische Veranlagung. Vermutet wird auch ein hormoneller Zusammenhang, zumal die Missempfindungen in den Beinen oft in der Schwangerschaft zu spüren

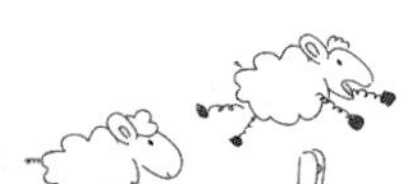

sind und nach den Wechseljahren vermehrt auftreten. Wissenschaftliche Untersuchungen deuten darauf hin, dass für Frauen das Risiko, an RLS zu erkranken, mit der Häufigkeit von Geburten steigt. Frauen erkranken grundsätzlich öfters an RLS als Männer, aber nur ein Teil benötigt eine medikamentöse Behandlung. Eisenmangel, an dem Frauen viermal häufiger als Männer leiden, sowie eine fortgeschrittene Störung der Nierenfunktion können ebenfalls für RLS verantwortlich sein.

Handelt es sich aber um eine vererbte Restless-Legs-Symptomatik, dann ist diese oft ausgeprägter und verlangt zumeist nach einer medikamentösen Therapie. Bei etwa 40 Prozent der Betroffenen tritt RLS familiär gehäuft auf. Es liegen jedoch auch Fälle vor, bei denen neben der genetischen Veranlagung eine zusätzliche Krankheit vorherrscht, in den meisten Fällen eine Niereninsuffizienz.

Verstärkt werden kann das Restless-Legs-Syndrom durch:

- ☆ bestimmte Medikamente (z. B. Neuroleptika und Antidepressiva)
- ☆ Alkohol
- ☆ Nikotin
- ☆ Koffein
- ☆ Wärme
- ☆ Belastungen im Beruf und in der Familie

Einige RLS-Patienten leiden jede Nacht unter den schlafraubenden Symptomen, bei anderen treten die Beschwerden nur wenige Male in der Woche auf und können sogar für Monate oder Jahre verschwinden. Zudem gibt es RLS-Patienten, denen ihre periodischen Beinbewegungen im Schlaf gar nicht bewusst sind.

Wann macht sich das RLS besonders bemerkbar?

- ☆ beim ruhigen Sitzen oder Liegen in den Abendstunden
- ☆ bei längeren Autofahrten oder Flügen
- ☆ bei längerem Sitzen bei Veranstaltungen, Kino- oder Konzertbesuchen
- ☆ beim Fernsehen
- ☆ bei Bettlägrigkeit im Krankheitsfall
- ☆ bei Entspannungsübungen
- ☆ bei der Dialysebehandlung

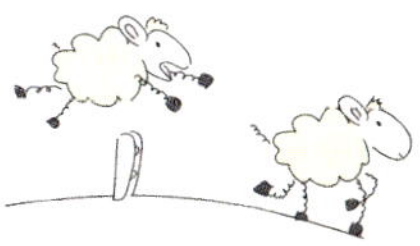

- ☆ in der Schwangerschaft
- ☆ in den Wechseljahren
- ☆ bei der Einnahme bestimmter Medikamente
- ☆ bei einem eingegipsten Bein

Obwohl die Ursache für das Restless-Legs-Syndrom noch nicht ganz geklärt ist, lässt es sich mittlerweile schon sehr gut mit diversen Medikamenten therapieren. **Periodische Beinbewegungen** (PLM) sind eng mit dem Restless-Legs-Syndrom verbunden, bei beiden handelt es sich um eine Störung des Zentralnervensystems. Nahezu alle RLS-Patienten haben periodische Beinbewegungen, jedoch leiden nicht alle Patienten mit periodischen Beinbewegungen am Restless-Legs-Syndrom. Häufig mit periodischen Beinbewegungen verbunden ist die Schlafapnoe oder die Narkolepsie. Restless-Legs-Syndrom und periodische Beinbewegungen werden weitgehend identisch behandelt.

Berichtete, aber nicht nachgewiesene Selbsthilfe bei RLS

- ☆ Einreiben der Beine mit Franzbranntwein vor dem Schlafengehen
- ☆ kalte oder warme Abgüsse der Beine vor dem Schlafengehen
- ☆ Muskelrelaxation nach Jacobson
- ☆ abendlicher kurzer Spaziergang
- ☆ kurze Fahrt auf dem Heimtrainer in den Abendstunden
- ☆ Meiden koffeinhaltiger Getränke wie Kaffee, schwarzer Tee und Coca Cola, da sie die Eisenaufnahme hemmen können!
- ☆ Meiden von Alkohol und Tabak!
- ☆ Kissen zwischen den Beinen und Schlafen in Seitenlage!
- ☆ ausgewogene Ernährung mit Vitamin-C-haltigem Gemüse und Obst!

Versuchen Sie nicht, willentlich den Bewegungsdrang zu unterdrücken! Es wird Ihnen ohnehin schwerfallen. Stehen Sie lieber auf, wenn es in den Beinen sticht und kribbelt, und machen Sie ein paar Bewegungen! Führen Sie ein Tagebuch und beschreiben Sie für einige Monate möglichst detailliert Ihr Schlafverhalten und das Ihrer Beine! Es hilft, diese Erkrankung zu akzeptieren und das Beste daraus zu machen.

Die medikamentöse Therapie beruht neben der Eisensubstitution auf dem Einsatz von Präparaten mit Dopamin bzw. Opioiden. Auch wenn bei einem Rest-

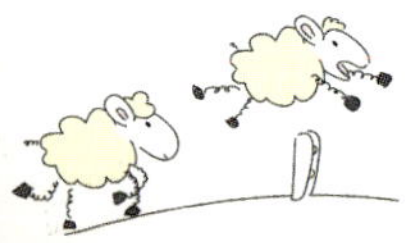

less-Legs-Syndrom dopaminerge Mittel gegen Parkinson verschrieben werden, ist das RLS nicht mit Parkinson gleichzusetzen, obwohl beide gemeinsam auftreten können. Es handelt sich ja in beiden Fällen um eine Störung des Dopamins, dem Botenstoff für Bewegungskontrolle, andererseits leiden auch Parkinson-Patienten oft unter Schlafstörungen. Eine diagnostische Abklärung ist daher – wie bei jeder Krankheit – vor Beginn einer Therapie absolut notwendig.

Periodische Beinbewegungen (PLM)

Unruhige Beine – klingt harmlos, ist es vordergründig auch, denn bis zu 15 periodische Beinbewegungen pro Stunde Schlaf gelten noch als normal. Doch für Betroffene kann diese Unruhe äußerst lästig werden, weil sie die wiederholten stereotypen Bewegungen der Beine und – etwas weniger häufig – der Arme nicht schlafen lassen. Aufstehen und umhergehen hilft zwar vorübergehend, aber sobald man wieder im Bett liegt, machen sich die Beine aufs Neue unangenehm bemerkbar.

Es handelt sich dabei um Muskelkontraktionen von 0,5 bis fünf Sekunden Dauer, die – wie der Name bereits sagt – in periodischen (regelmäßigen) Intervallen von etwa fünf bis 90 Sekunden auftreten können, zumeist in Sequenzen von mehr als vier PLM. Typischerweise merken Betroffene einen nicht erholsamen Schlaf mit Ein- und Durchschlafstörungen und Tagesschläfrigkeit. Die Diagnose wird zumeist im Schlaflabor gestellt. Häufige Komorbiditäten sind RLS, REM-Schlaf-Verhaltensstörungen und Narkolepsie. Sind PLM mit sensorischen Symptomen wie Kribbeln, Taubheitsgefühl, Hitze oder Kältesensationen verbunden, so spricht man vom Restless-Legs-Syndrom.

Werden Sie manchmal nachts getreten, wird Ihnen die Decke nachts weggezogen oder finden manchmal in der Nacht direkt neben Ihnen heftige Bewegungen statt? Dann leidet Ihr Bettpartner möglicherweise unter periodischen Beinbewegungen im Schlaf.

Nächtliche Wadenkrämpfe

Nächtliche Wadenkrämpfe hat wahrscheinlich jeder Erwachsene über 50 schon einmal gehabt. Sowohl die Prävalenz als auch das Auftreten nimmt mit dem Alter zu. Sieben Prozent der Kinder und Jugendlichen, 33 Prozent der über 60-Jährigen und 50 Prozent der über 80-Jährigen klagen darüber einmal in zwei Monaten. Es han-

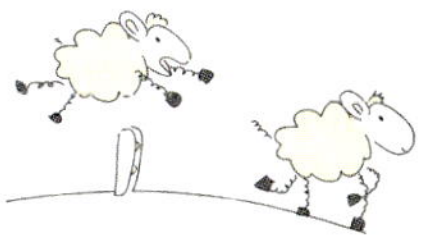

delt sich dabei um äußerst schmerzhafte Krämpfe in den Waden, selten auch in den Füßen, die mit Muskelverhärtung einhergehen und einen in der Nacht aufwachen lassen. Sie treten ganz plötzlich auf, dauern wenige Sekunden bis einige Minuten und lösen sich dann entweder spontan oder durch passives Strecken. In manchen Fällen erinnern wir uns noch einige Stunden danach an diese Krämpfe, wenn sie entsprechend intensiv waren.

Zurückgeführt werden sie zumeist auf einen Magnesium-, Kalzium- oder Eisenmangel. Sie können auch die Folge einer Überlastung oder die Nebenwirkung von Betablockern, Hormonersatztherapien oder anderer Medikamente sein. Eine Sehnenverkürzung bzw. eine unzureichende Dehnung der Wadenmuskulatur kann ebenfalls dafür verantwortlich sein. Die genaue Ursache ist jedoch noch nicht bekannt.

Experten empfehlen Bein- und Fußgymnastik, Hochlagerung der Beine und einfache Dehnungsübungen der betroffenen Muskeln. Und auf der anderen Seite raten sie, Überanstrengung, massive Hitzeexposition, Alkohol, Nikotin, koffeinhaltige Getränke und Schlafmangel – wenn möglich – zu vermeiden.

Zähneknirschen

Zähneknirschen zählt zu den oft nicht wahrgenommenen Ruhestörern. Menschen, die die Zähne nicht nur untertags zusammenbeißen, sondern auch in der Nacht, leiden unter Bruxismus. Dieses starke Zusammenpressen der Zähne mit seinen lauten Knirsch- und Mahlgeräuschen kann einerseits den Schlaf des Betroffenen stören, anderseits auch den des Bettnachbarn, der durch die schaurigen Geräusche geweckt wird.

Manchen Menschen dient das Zähneknirschen als emotionales Entlastungsventil, wenn sie die Stresshormone nicht abbauen können. Wenn das Knirschen aber dauerhaft zu stark wird, leidet nicht nur der Schlaf des Betroffenen darunter, sondern auch dessen Zahnmaterial. Durch das häufige Knirschen kommt es nämlich zu Zahnabnützungen und Zahnschmelzverlusten mit zunehmender Empfindlichkeit der Zähne, zu Schmerzen im Bereich der Kaumuskulatur und der Kiefergelenke (auch Kieferfehlstellungen) sowie zu Kopfschmerzen.

Zähneknirscher stehen unter Spannung und haben einen hohen Leistungsanspruch an sich selbst, so das Ergebnis entsprechender Studien. Das nächtliche Knirschen nimmt mit zunehmendem Lebensalter ab. So liegt die Prävalenz in der Kindheit bei 14 bis 17 Prozent, bei Teenagern und Jugendlichen bei ca. zwölf, bei Personen mitt-

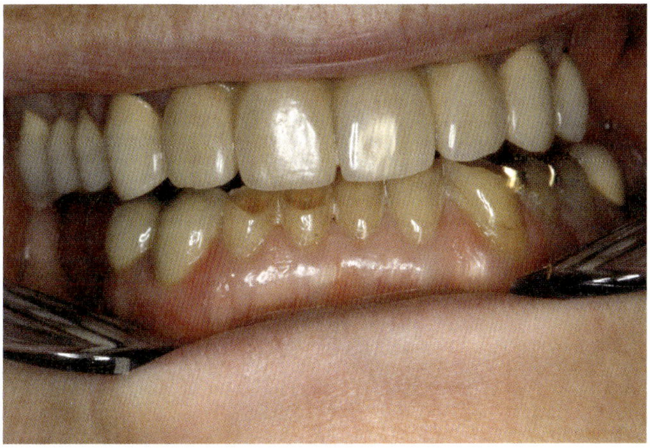

Zahnschäden bei Bruxismus

leren Alters bei acht Prozent. Bei über 60-Jährigen kommt Bruxismus sehr selten vor. Frauen knirschen häufiger mit den Zähnen als Männer.

Menschen, die im Schlaf mit den Zähnen knirschen, leiden oft auch an periodischen Beinbewegungen, Schlafapnoe oder psychiatrisch-neurologischen Störungen.

Behandelt wird diese Störung, die auch mit einer schlechten Schlafqualität einhergeht, zunächst zum Schutz der Zähne mit einer sogenannten Aufbissschiene durch den Zahnarzt. Ursächlicher und schlaffördernder wirkt laut eigenen Schlafstudien Clonazepam mit seinen Anti-Arousal-Eigenschaften. Jüngst wurden auch Erfolge mit einem mandibulären Protrusionsbehelf (Schnarchschiene) berichtet.

Zähneknirscher klagen morgens über eine völlig verspannte Kaumuskulatur sowie über Schmerzen im Hals-Nasen-Ohren- und Schulterbereich.

Schlafwandeln

Schlafwandeln wird in der medizinischen Fachsprache „Somnambulismus" genannt und ist eine Störung, die primär im Kindes- und Jugendalter (zwischen dem vierten und zwölften Lebensjahr) vorkommt. Die Betroffenen wachen aus Tiefschlafphasen nur unvollständig auf und werden für wenige Minuten aktiv. Sie setzen sich schlafwandlerisch im Bett auf, zupfen an Decke und Kissen herum, verlassen dann das Bett und gehen einer Lichtquelle nach. In diesem Zustand mit ausdruckslosem

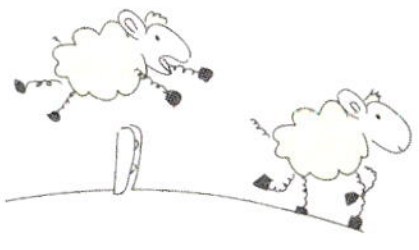

Blick sind sie nur schwer aufzuwecken. Sie gehen in der Wohnung umher, öffnen Kästen, Fenster und Türen, sind sich aber ihrer Aktivitäten nicht bewusst. Gefahrensituationen werden daher nicht wahrgenommen. Einige Schlafwandler entwickeln in diesem Zustand ein massives Hungergefühl und essen in der Nacht alles auf, was ess- und greifbar ist. Das kann auch Schokolade mit Papier oder ungewaschenes, rohes Obst oder Gemüse sein.

Diese schlafwandlerischen Aktivitäten finden hauptsächlich im ersten Drittel der Nacht statt und sind auf eine Unreife des Zentralnervensystems zurückzuführen, die sich zumeist in der Pubertät, aber spätestens mit etwa 20 Jahren wieder legt. Verstärkt wird das nächtliche Schlafwandeln durch Übermüdung und Schlafverkürzung, bei Fieberzuständen sowie durch manche Medikamente.

War ein Elternteil Schlafwandler, besteht dieses Risiko auch für das Kind. Waren beide Elternteile „nachts schlafwandlerisch aktiv", so erhöht sich die Wahrscheinlichkeit für ihre Kinder noch mehr.

Woran erkennt man Schlafwandler?

1. Schlafwandler verlassen einmal oder mehrere Male während des Schlafs in der Nacht das Bett.
2. Schlafwandler sind während ihrer schlafwandlerischen Aktivitäten nur schwer zu wecken.
3. Nach dem Erwachen besteht eine Gedächtnislücke (Amnesie) für das Schlafwandeln.
4. Schlafwandler sind nach dem Aufwachen weder psychisch noch verhaltensmäßig beeinträchtigt. Eine kurze Phase der Verwirrtheit, die rasch wieder abklingt, ist jedoch möglich.
5. Schlafwandeln darf weder auf eine psychische noch körperliche Störung zurückgeführt werden. Es hat nichts mit Epilepsie zu tun!

Gibt es einen (jungen) Schlafwandler in der Familie, muss abends darauf geachtet werden, dass Fenster, Haus- und Balkontüren verschlossen sind. Um mögliche Verletzungsgefahren auszuschalten, sollten alle auf dem Boden liegenden Gegenstände, über die der Schlafwandelnde stürzen könnte, entfernt werden. Schlafwandler bringt man am besten ganz vorsichtig und leise wieder in ihr Bett zurück bzw. entfernt sie

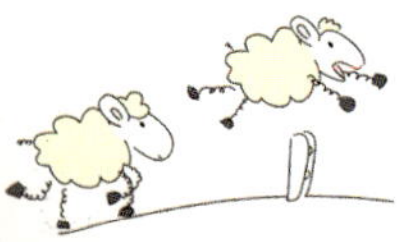

aus dem Gefahrenbereich. Sie aufzuwecken oder abrupt anzusprechen sollte unterlassen werden, da sie leicht in Panik geraten können und die Verletzungsgefahr somit steigt. Medikamentös haben sich angstlösende und tiefschlafreduzierende Benzodiazepine mit Anti-Arousal-Eigenschaften bewährt (Clonazepam). Trizyklische Antidepressiva und SSRI wurden versucht. Prädisponierende Faktoren umfassen genetische, Schlafentzug, Fieber, Stress, neues Schlafzimmer, unbehandelte Apnoe oder beginnende CPAP-Behandlungen, neurologische Erkrankungen wie Migräne, Schädel-Hirn-Traumen, Encephalitiden, Alkoholmissbrauch, Medikamente wie Zolpidem, Lithium und Phenothiazine.

Schlafwandler haben eine eingeschränkte Orientierung und gehen immer der stärksten Lichtquelle nach.

Pavor nocturnus (Nächtliches Aufschrecken)

Ein gellender Schrei in der Nacht – jemand ist plötzlich aus dem Tiefschlaf erwacht, setzt sich im Bett auf oder springt mit Anzeichen tiefer Furcht aus dem Bett und zeigt aufgeregte Verhaltensweisen. „Pavor nocturnus“ nennt sich diese Schlafstörung in der medizinischen Fachsprache („pavor“ = Furcht, Angst; „nocturnus“ = nächtlich), bei der es in der Nacht zu Schweißausbrüchen, Gänsehaut und beschleunigter Herz- und Atemfrequenz kommt. Von dieser Schlafstörung, die so wie das Schlafwandeln zumeist im ersten Drittel der Nacht aus dem Tiefschlaf auftritt, sind hauptsächlich Kinder und Jugendliche betroffen. Oft werden sie nach diesen Ereignissen nicht richtig wach und schlafen gleich wieder ein. Pavor nocturnus ist für die Betroffenen selbst wenig bis gar nicht belastend, zumal sie sich auch am Morgen nicht mehr an den Vorfall erinnern können. Belastender ist diese Form der Störung für die Eltern sowie die Bettnachbarn. Ursächlich dürfte auch hier so wie beim Schlafwandeln eine Unreife des Zentralnervensystems sein, welches zu wenig Kontrolle über Mikroweckreaktionen (Arousals) aus dem Tiefschlaf ausübt. Bei Erwachsenen treten diese Angstschreie begleitet von psychopathologischen Auffälligkeiten verstärkt in Zeiten psychischer Belastungen auf. Eine neurologisch-psychiatrische Abklärung ist empfehlenswert, um andere Erkrankungen, wie etwa Epilepsie, ausschließen zu können. Anteilnahme und Empathie durch die Eltern sind notwendig, da die Wahrnehmung des Betroffenen gestört ist und keine Erinnerung an diese nächtliche Episode vorhanden ist. Verhaltenstherapeutische Maßnahmen und Medikamente mit tiefschlafreduzierenden und Anti-Arousal- (antikonvulsiven) Eigenschaften bringen in der Regel den besten Erfolg.

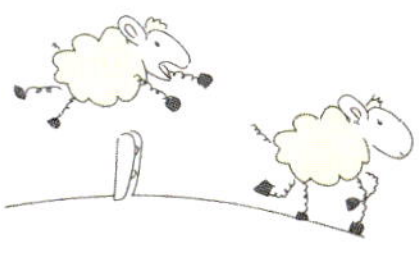

Diagnostische Kriterien für nächtliches Aufschreien

1. Ein- oder mehrmaliges Erwachen mit einem Angstschrei begleitet von Angstsymptomen wie Herzklopfen, Schweißausbrüche und schnelle Atmung.
2. Das nächtliche Aufschreien tritt in der Tiefschlafphase (im ersten Drittel der Nacht) auf, bei Erwachsenen auch in mitteltiefen Schlafstadien (S2).
3. Der Betroffene kann in diesem Zustand kaum oder nicht geweckt werden und ist schwer ansprechbar.
4. Am nächsten Morgen besteht im Regelfall keine Erinnerung an den nächtlichen Vorfall.

Die Eltern sind zumeist sehr besorgt, wenn ihr Kind davon betroffen ist. Sofern Kinder nicht an einer Hirnschädigung, schlafbezogenen Atmungsstörungen oder psychischen Belastungen hervorgerufen durch schulischen oder familiären Stress leiden, besteht die ärztliche Therapie vor allem darin, die Eltern über die Harmlosigkeit des nächtlichen Aufschreiens ihres Kindes zu informieren. In den meisten Fällen legen sich diese Episoden nach dem zehnten Lebensjahr wieder oder stören dann seltener den Schlaf. Bei Erwachsenen mit dieser persistierenden Symptomatik (ca. zwei Prozent) sind oft psychiatrische Erkrankungen begleitend, die dann ebenfalls einer spezifischen Behandlung bedürfen. Oft tritt Schlafwandeln zusammen mit dem nächtlichen Aufschrei auf, sodass die medikamentöse Behandlung der beiden Schlafstörungen ähnlich ist, so wie ihre begünstigenden und auslösenden Faktoren.

Albträume

Ein Albtraum ist ein langer, mit negativen Emotionen wie Angst und Panik behafteter Traum, der den Schlafenden aus der REM-Phase weckt und einen deutlichen Leidensdruck verursacht. Nach dem Aufwachen sind die Betroffenen rasch munter und orientiert und haben eine detaillierte Erinnerung an den Trauminhalt, der für sie eine Belastung darstellt. Albträume treten hauptsächlich im Kindes- und Jugendalter auf, kommen aber auch bei älteren Menschen vor. Diese berichten von belastenden Kindheitserlebnissen, die sie im Traum verfolgen. Bei Kindern handelt es sich um Angstträume, in denen sie verfolgt werden, sterben, schwer verletzt werden oder ins Bodenlose stürzen. Die Bösen, die Angreifer oder Verfolger sind zumeist männliche Unbekannte.

Seit etwa zehn Jahren weiß man, dass Angstträume bzw. Albträume eine genetische Ursache haben. Sie sind aber auch persönlichkeitsabhängig. Sensible Menschen erleben häufiger Albträume als weniger Sensible. Genauso verhält es sich mit ängstlichen und depressiven Menschen, die ebenfalls oft von Albträumen heimgesucht werden. Die häufigsten Auslöser von Albträumen sind belastende Ereignisse des vergangenen Tages wie etwa Stress im Job oder im privaten Bereich.

Albträume sind nicht-organische Schlafstörungen, die im mittleren und letzten Drittel der Nacht vorkommen. Die gesamte Körpermuskulatur ist erschlafft, nur die Augäpfel bewegen sich sehr rasch unter den geschlossenen Lidern hin und her. Und das Gehirn produziert Bilder, die einen in Angst und Schrecken versetzen.

Frauenträume unterscheiden sich von denen der Männer. Während Männer eher in Grüntönen träumen, tun dies Frauen vermehrt in Blautönen. Zudem bewegen sich Frauen in ihren Träumen langsamer als im realen Leben. Männerträume sind oft sexuell assoziiert, Frauenträume affektgeladener. Außerdem können sich Frauen in der Regel häufiger an ihre Träume erinnern als Männer. Sie wachen laut eigener Angaben auch öfter als Männer aufgrund schlechter Träume auf. Dies kann allerdings auch auf periodische Beinbewegungen zurückgeführt werden, die bei Frauen wesentlich häufiger vorkommen als bei Männern. Gesellen sich Angststörungen und Depressionen dazu, nehmen die Träume eine andere Gestalt an. Sie sind dann beängstigend, affektgeladener, wenig farbenfroh und bizarr.

Die Behandlung hängt von der Häufigkeit ihres Auftretens und dem damit verbundenen Leidensdruck des Träumenden ab. Bei zwei oder mehr Albträumen pro Woche wird eine entsprechende Psychotherapie empfohlen.

Schlaftrunkenheit

Bei der Schlaftrunkenheit handelt es sich um eine Aufwachstörung im Sinne eines inkompletten Erwachens aus dem Non-REM-Schlaf – zumeist aus dem Tiefschlaf im ersten Drittel der Nacht und aus dem leichten und mitteltiefen Schlaf im letzten Drittel der Nacht, bei der aufgrund psychomotorischer Verlangsamung und verminderter kognitiver Leistungsfähigkeit die Wahrnehmung und Verarbeitung äußerer Reize sowie die Reaktion darauf eingeschränkt ist. Betroffene sind kurz nach dem Aufwachen (insbesondere nach forciertem Aufwecken) für bis zu 15 Minuten

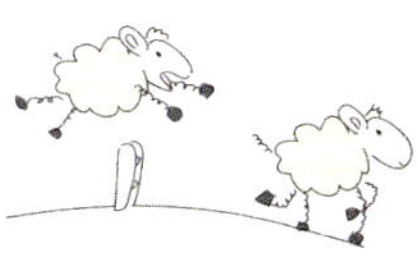

hinsichtlich Zeit und Ort desorientiert. Sie können schlaftrunken um sich schlagen und den Kleiderschrank mit der Toilette verwechseln, solange sie sich in dem Zustand der Verwirrtheit befinden.

Schlaftrunkenheit kann sowohl nach spontanem Erwachen oder Erwecken aus dem Tiefschlaf, aber auch beim morgendlichen Wecken und sogar aus dem Tagschlaf heraus auftreten.

Bei dieser Schlafstörung, die wie das Schlafwandeln und der Pavor nocturnus in die Gruppe der Parasomnien fällt, handelt es sich um eine Arousal-Störung, die mit dem Non-REM-Schlaf assoziiert ist. Bei Adoleszenten und Erwachsenen gibt es zwei Varianten: die schwere morgendliche Schlafträgheit und schlafbezogenes abnormes sexuelles Verhalten. Im Unterschied zum Schlafwandler kann sich der Schlaftrunkene zumeist an das Geschehen erinnern.

Etwa 70 Prozent der Schlaftrunkenen leiden auch an Insomnien oder Hypersomnien. Schlafapnoe, zirkadiane Schlaf-Wach-Rhythmus-Störungen sowie Restless-Legs-Syndrom sind ebenfalls häufige Begleiterkrankungen. Auch psychische Störungen wie Depressionen, bipolare Erkrankungen und Dysthymien können bei Patienten mit Schlaftrunkenheit festgestellt werden.

Schlaftrunkenheit kann auch durch die Einnahme von Psychopharmaka, vor allem Antidepressiva, ausgelöst werden, die andererseits auch wieder zur Behandlung eingesetzt werden, und ist abhängig von der Schlafdauer. Studienergebnisse zeigten häufiger Schlaftrunkenheit bei Menschen, die weniger als sechs Stunden und mehr als neun Stunden schliefen.

In der Therapie der Schlaftrunkenheit steht in erster Linie die Prävention im Vordergrund, d. h. die Beachtung der Regeln zur Schlafhygiene. Psychotherapeutische Methoden werden als Langzeitmanagement für diese Patienten empfohlen. Die medikamentöse Therapie besteht in der Verabreichung von Anti-Arousal- und tiefschlafreduzierenden Medikamenten. Ambulante und stationäre Polysomnografie-Aufzeichnungen sind zur Abklärung und Therapie von Non-REM-Arousal-Parasomnien mit Komplikationen natürlich hilfreich; die Prognose ist gut.

Die Prävalenzrate bei 3- bis 13-Jährigen liegt bei 17 Prozent, jene bei über 15-Jährigen bei drei bis vier Prozent. Frauen und Männer sind gleichermaßen davon betroffen.

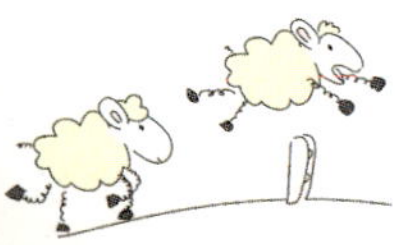

REM-Schlaf-Verhaltensstörung

Die REM-Schlaf-Verhaltensstörung ist eine seltene (Prävalenz 0,3 bis 0,8 Prozent), klinisch eindrucksvolle Störung der Schlafstruktur, unter der zunächst die Partner der Patienten mehr leiden als die Betroffenen selbst. Sie tritt vorwiegend ab dem 50. Lebensjahr auf und überdurchschnittlich häufig bei Männern.

Bei dieser Parasomnie, auch „Rapid-Eye-Movement Sleep Behavior Disorder" (RBD) oder „Schenck-Syndrom" genannt, werden während des REM-Schlafs lebhafte und oftmals erschreckende Träume ausgelebt, sodass es zu Eigen- und Fremdgefährdung kommen kann. Die Ursache dafür liegt in der fehlenden Muskelentspannung während des Schlafs. Heftige, oft zielgerichtete Bewegungen (boxen, um sich schlagen, mit den Füßen treten, sich dabei im Bett aufrichten, den Körper wälzen) und/oder Lautäußerungen (schreien, kreischen, fluchen) sind typische Begleitsymptome, die jedoch nicht dem Charakter und Verhalten des Betroffenen im Wachzustand entsprechen. Wird der Schlafgestörte in der Traumphase geweckt, kann es vorkommen, dass derjenige, der ihn weckt, irrtümlicherweise für den im Traum vorkommenden Angreifer gehalten wird, gegen den es sich zu verteidigen gilt bzw. der zu bekämpfen ist. Hämatome, Knochenbrüche und ausgerissene Haare sind die häufigsten Verletzungen, wobei die Fremdgefährdung bei ca. 64, die Eigengefährdung bei ca. 32 Prozent liegt.

Bei den REM-Schlaf-Verhaltensstörungen sind die Augen in der „aktiven" Traumphase in der Regel geschlossen, Schlafwandler gehen mit offenen Augen, aber ziellosem Blick nachts durch die Räume.

Der Schlaf ist aufgrund der Arousals (Weckreaktionen) gestört. Beim Wecken werden Traum und Wirklichkeit (Weckaktion) vermischt. Der Trauminhalt bleibt dem Betroffenen oft tagelang im Gedächtnis, nicht aber das, was real passiert ist. Das Auftreten dieser Symptomatik variiert zwischen mehrmals pro Nacht (in den REM-Phasen) bis einmal wöchentlich. Periodische Beinbewegungen im Non-REM-Schlaf sind sehr häufig und können den Schlaf des Bettpartners stören.

REM-Schlaf-Verhaltensstörungen treten üblicherweise nach dem 50. Lebensjahr vorwiegend bei Männern auf – bei Patienten unter 50 Jahren sind beide Geschlechter gleich betroffen; sie können sowohl idiopathisch (unabhängig von anderen Krankheiten) als auch mit anderen Parasomnien, Narkolepsie, Antidepressivamedikation und möglicherweise Autoimmunerkrankungen auftreten.

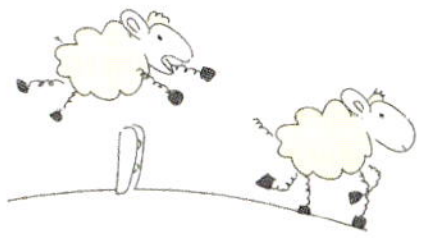

Langzeitbeobachtungen haben ergeben, dass Patienten mit einer REM-Schlaf-Verhaltensstörung ein erhöhtes Risiko haben, früher oder später eine neurodegenerative Erkrankung, wie Morbus Parkinson oder Demenz, zu entwickeln.

REM-Schlaf-Verhaltensstörungen (RBD) treten in chronischer (idiopathischer und symptomatischer) und akuter Form auf. Die **idiopathische REM-Schlaf-Verhaltensstörung** kommt bei etwa der Hälfte der Betroffenen vor und führt im weiteren Krankheitsverlauf zur Entwicklung von Morbus Parkinson und Demenz. Zwischen dem ersten Auftreten der RBD und den neurodegenerativen Erkrankungen können Jahrzehnte liegen. Sie muss auch nicht eine Vorstufe zu neurodegenerativen Erkrankungen sein.

Anders bei der **symptomatischen REM-Schlaf-Verhaltensstörung,** bei der bereits zum Zeitpunkt des Auftretens eine neurodegenerative Vorerkrankung besteht.

Die **akute REM-Schlaf-Verhaltensstörung** tritt vor allem im Zusammenhang mit Intoxikationen oder Entzug von Alkohol oder Antidepressiva auf. MAO-Hemmer, trizyklische Antidepressiva, selektive Serotonin-Wiederaufnahmehemmer (SSRI) sowie Betablocker können dafür verantwortlich gemacht werden.

Als Therapie bei chronischen Formen der RBD wird vor dem Schlafengehen das Medikament Clonazepam (ein Benzodiazepin) empfohlen, das die Muskelaktivität im REM-Schlaf reduziert. Toleranzbildung oder Wirkungsverlust tritt auch bei langjähriger Einnahme kaum auf. Auch Melatonin, das ebenfalls der Muskelentspannung im REM-Schlaf dient, hat sich bei einigen Patienten als geeignetes Medikament erwiesen.

Schlaflähmung

Die Schlaflähmung, auch Schlafstarre oder Schlafparalyse genannt, ist die nahezu vollständige Bewegungsunfähigkeit des Körpers während der Traumphasen. Sie wird in der Regel nicht bewusst erlebt, da sie sofort mit dem Aufwachen beendet ist und durch körperliche Berührung unterbrochen werden kann. Allerdings fühlen sich Betroffene beim Aufwachen noch komplett paralysiert. Dieser Zustand der bewusst erlebten Schlafparalyse, von der die Atem- und Augenmuskulatur ausgenommen ist, hält üblicherweise nicht länger als zwei Minuten an. Er kann jedoch auch über den Traum hinaus bis in die Wachphase andauern und ist dann oft mit der Narkolepsie assoziiert. In diesem Zustand sind alle Muskeln, auch die Augenlider, bewegungsunfähig. Manche Menschen haben Erstickungsgefühle, weil sie ihre Atmung nicht spüren, sie werden panisch und zeigen ein starkes Bedürfnis, sich aus der Lähmung zu lösen, indem sie ihre Zehen und Finger mit extremer Willenskraft

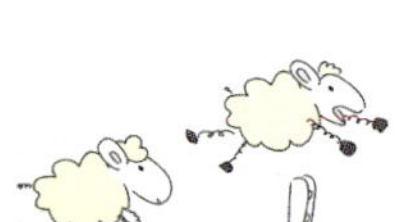

zu bewegen versuchen. Manchmal kommen optische Wahrnehmungsstörungen sowie auditive Fehlwahrnehmungen wie ein Rauschen, Knistern, Brummen, Schritt-, Knall- oder Explosionsgeräusche dazu. Einige Betroffene berichten von außerkörperlichen Erfahrungen, bei der sie das Gefühl verspüren, ihren materiellen Körper hinter sich lassen zu können.

Etwa 40 bis 50 Prozent der Menschen erleben ein- oder zweimal im Leben eine Schlaflähmung.

Ursächlich kann ein gestörter Schlaf-Wach-Rhythmus durch Schichtdienst oder Jetlag sein, aber auch akuter Stress wird oft als Auslöser genannt. Isolierte Schlaflähmungen können sporadisch (bei ca. sechs Prozent der Bevölkerung mindestens einmal im Leben) oder bei familiärer Häufung auch ohne Narkolepsie auftreten. Die Schlafparalyse sollte in einem Schlaflabor abgeklärt werden. Eine Behandlung ist in der Regel nicht nötig, da schon alleine der Versuch, sich über die Augenmuskelaktivierung (z. B. nach links und rechts schauen) zu bewegen, das Problem löst.

Bettnässen

Bettnässen oder Einnässen (Enuresis nocturna) ist eine Parasomnie, die durch wiederholtes unwillkürliches Harnlassen während des Schlafs charakterisiert ist. Es handelt sich um eine heterogene Störung mit verschiedenen zugrundeliegenden pathophysiologischen Mechanismen. Dementsprechend unterschiedlich kann die Therapie sein. Man unterscheidet zwischen primärer und sekundärer Enuresis. Beide treten zweimal pro Woche über drei Monate auf, wobei sekundäre Enuretiker bereits über sechs Wochen trocken waren.

Bettnässen kommt im Kindesalter sehr häufig vor – bei etwa 15 bis 20 Prozent der Fünfjährigen, zehn Prozent der Siebenjährigen und nur noch ein bis zwei Prozent der Jugendlichen. Knaben sind dreimal so häufig betroffen wie Mädchen. Bettnässen bis zum Ende des fünften Lebensjahres ist völlig normal. Bei älteren Erwachsenen liegt die Prävalenzrate bei 1 bis 2 Prozent, wobei Frauen davon häufiger betroffen sind als Männer.

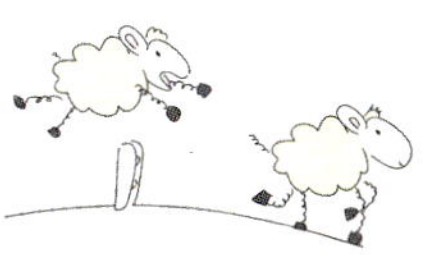

Jedes Kind braucht unterschiedlich lange für die Blasenkontrolle und bekommt frühestens ab dem zweiten Lebensjahr ein Gefühl für die Blasenfüllung. Ab dem dritten Lebensjahr sind die Kinder zumeist „trocken". Doch Pannen bzw. Rückfälle können schon einmal passieren, wenn ein weiteres Geschwisterchen auf die Welt kommt oder andere familiäre Veränderungen wie Trennung, Scheidung, Todesfälle und dergleichen auftreten. Eine erfolgreiche Blasenkontrolle am Tag bedeutet nicht zwangsläufig auch eine Blasenkontrolle während der Nacht. Psychische Probleme können daher bei der (primären) Enuresis sowohl eine Ursache als auch eine Folge der Störung sein.

Wechselwirkungen der organischen Blasenfunktionen mit nervösem Geschehen sind bekannt. Nicht selten wird das Einnässen von weiteren Verhaltensauffälligkeiten begleitet. Bestehen keine medizinischen Auffälligkeiten, so wird eine Kinder- oder Familientherapie empfohlen. Ein übermäßiges Sauberkeitstraining fördert den Reifungsprozess nicht, sondern setzt das Kind (sehr) unter Druck.

Loben Sie Ihr Kind bei Erfolgen und trösten Sie es bei Missgeschicken. Vermeiden Sie Strafen, denn das Kind macht es in der Regel nicht absichtlich. Geben Sie Ihrem Kind am Abend weniger zu trinken, aber sorgen Sie dafür, dass Ihr Kind bis zum Nachmittag ausreichend trinkt.

Ursachen für das Bettnässen

Die **primäre Enuresis** ist dadurch bedingt, dass

1. der Betroffene kein Arousal aus dem Schlaf in Antwort auf Blasenreize zeigt oder
2. nicht in der Lage ist, Blasenkontraktionen zu hemmen.

Diese beiden Mechanismen müssen erlernt werden und sind altersabhängig.

3. Ein kleiner Teil dieser Enuretiker zeigt einen Mangel an schlafbezogener Ausschüttung des harnkonzentrierenden Hypophysenhinterlappen-Hormons Vasopressin. Während ein trockenes Kind nachts nur bis zu 20 ml Harn pro Stunde produziert, können es bei einem bettnässenden Kind bis zu 50 ml pro Stunde sein.
4. Erbliche Belastung: Wenn ein Elternteil Bettnässer war, beträgt die Wahrscheinlichkeit für das Kind, an Enuresis zu erkranken 43 Prozent, wenn beide Eltern Bettnässer waren, sind es 77 Prozent.

Die **sekundäre Enuresis** beruht auf sechs möglichen Ursachen:

1. Harnkonzentrationsstörungen
2. Zunahme der Harnproduktion infolge von Kaffee, Diuretika und anderen Substanzen
3. Erkrankungen des Urogenitaltrakts
4. Chronische Verstopfung und Einkoten
5. Neurologische Erkrankungen
6. Psychosoziale Stressoren

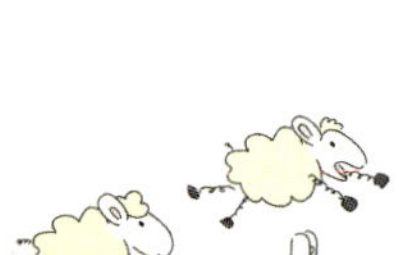

Hypnagoge Halluzinationen

Das hypnagoge Stadium ist ein Grenzstadium zwischen Wachen und Schlafen, in dem das logische Denken, das Ich-Bewusstsein und das Tagesbewusstsein noch vorhanden sind, jedoch durch kurze sensorische „Halluzinationen“ oder durch ein bis zwei Sekunden lange Traumphasen unterbrochen werden. Diese im Traum erfahrenen Bilder oder Geräusche wirken manchmal bedrohlich, zumal sie die unmittelbare Realität wie beispielsweise die Umgebung im Schlafzimmer wiedergeben.

Menschen mit hypnagogen Halluzinationen während des Einschlafens bzw. mit hypnopompen Halluzinationen während des Aufwachens sehen, hören, fühlen oder riechen etwas, was gar nicht existiert. Ähnliche Sinnestäuschungen treten vor allem bei Psychosen auf, aber auch in der Hypnose, und sind abklärungsbedürftig.

Da man nach diesen Traumepisoden sofort wach ist, ist den Betroffenen oft nicht klar, ob sie geträumt haben oder bereits wach sind. Das führt zu Wahrnehmungsstörungen, die mit Ängsten und Panikattacken einhergehen. Nicht zuletzt auch deshalb, weil sich zu den Eindrücken bildhafter Natur auch andere sensorische „Wahrnehmungen“ wie Geräusche, Stimmen, Berührung sowie Bewegungsphänomene gesellen. Obwohl sich die betroffene Person der Halluzinationen bewusst ist, kann sie meistens nicht darauf reagieren. Der Übergang vom Wachzustand zum hypnagogen Zustand verläuft fließend, die nach außen gerichtete Aufmerksamkeit ist reduziert, das abstrakte Denken nicht vollkommen abgeschaltet. Das Ausmaß einer Halluzination kann von sehr gering bis zu sehr ausgeprägt sein und leises Murmeln bis zu lautem Schreien sowie schemenhafte Erscheinungen bis hin zu detailgenauen Personendarstellungen umfassen.

Treten diese Halluzinationen aufgrund von ausgeprägtem Schlafmangel und Erschöpfung auf, bedürfen sie in der Regel keiner ärztlichen Untersuchung und Hilfe. Die Therapie besteht dann einfach darin, auf einen erholsamen, ausreichenden Schlaf zu achten. Ist die Halluzination jedoch auf eine Grunderkrankung zurückzuführen, ist die Konsultation eines Facharztes dringend angezeigt.

Schlafbezogene Essstörungen

Schlafbezogene Essstörungen werden zu den Non-REM-Parasomnien gezählt und sind durch wiederkehrende unwillkürliche nächtliche Ess- und Trinkepisoden nach

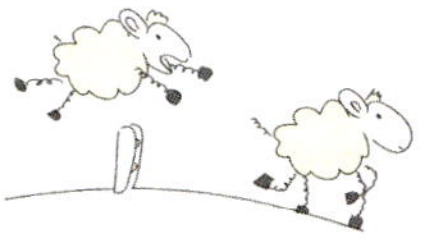

einem Non-REM-Arousal charakterisiert, für die eine partielle Amnesie am nächsten Tag besteht.

Die häufigste komorbide Schlafstörung ist Schlafwandeln. Betroffen sind hauptsächlich Frauen mit Insomnien und einem gestörten Essverhalten tagsüber. Unter einer Essstörung versteht man eine Verhaltensstörung mit meist ernsthaften und langfristigen Gesundheitsschäden, bei der die ständige gedankliche und emotionale Beschäftigung mit dem Thema „Essen" im Mittelpunkt steht.

Ein bis drei Prozent der Bevölkerung bzw. zehn bis 15 Prozent aller Patienten mit einer Essstörung leiden an nächtlichen Essattacken. Vielen ist diese nächtliche Störung nicht bewusst, beklagt werden lediglich Durchschlafstörungen, erhöhte Tagesmüdigkeit mit plötzlichen Einschlafattacken und Schlafwandeln. Die Ursache der nächtlichen Essstörung ist noch unklar. Vermutet wird eine Verschiebung der inneren Uhr, die Betroffene erst in der Nacht hungrig werden lässt.

Entdeckt bzw. diagnostiziert wird die schlafbezogene Essstörung nach ausführlichen Gesprächen oder nach einer Nacht im Schlaflabor, selbst wenn die meisten Patienten in der ungewohnten Umgebung im Schlaflabor nicht plötzlich aufstehen und auf der Suche nach Essen sind. Das abrupte Aufwachen aus dem Tiefschlaf, unruhige Beine und Atemprobleme im Schlaf (zu sehen in der Schlafpolygrafie) liefern deutliche Hinweise auf die schlafbezogene Essstörung.

Menschen, denen ihre schlafbezogene Essstörung bewusst ist, sprechen ungern darüber, da ihnen diese oft peinlich ist. Die Therapie besteht darin, Tagebücher zu führen, im Gespräch mit geschulten Psychologen den Stressfaktoren auf die Schliche zu kommen und mit entsprechenden Strategien darauf zu reagieren. Empfohlen werden regelmäßiger und ausreichender Schlaf, das Meiden von Alkohol sowie das Treffen von Sicherheitsmaßnahmen für das Schlafwandeln. Zu Letzterem zählen das Wegsperren von Nahrungsmitteln bzw. das Zusperren der Küchentür. Verschrieben werden – aufgrund ihrer Anti-Arousal (antikonvulsiven), angstlösenden, muskelentspannenden, schlaffördernden und Tiefschlaf reduzierenden Wirkung – gerne Benzodiazepine, die in der Therapie anderer Non-REM-Arousal-Störungen eine führende Rolle spielen.

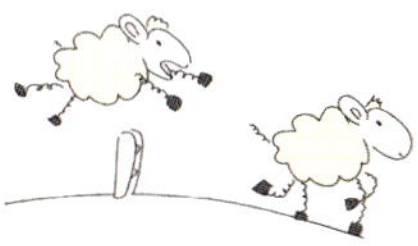

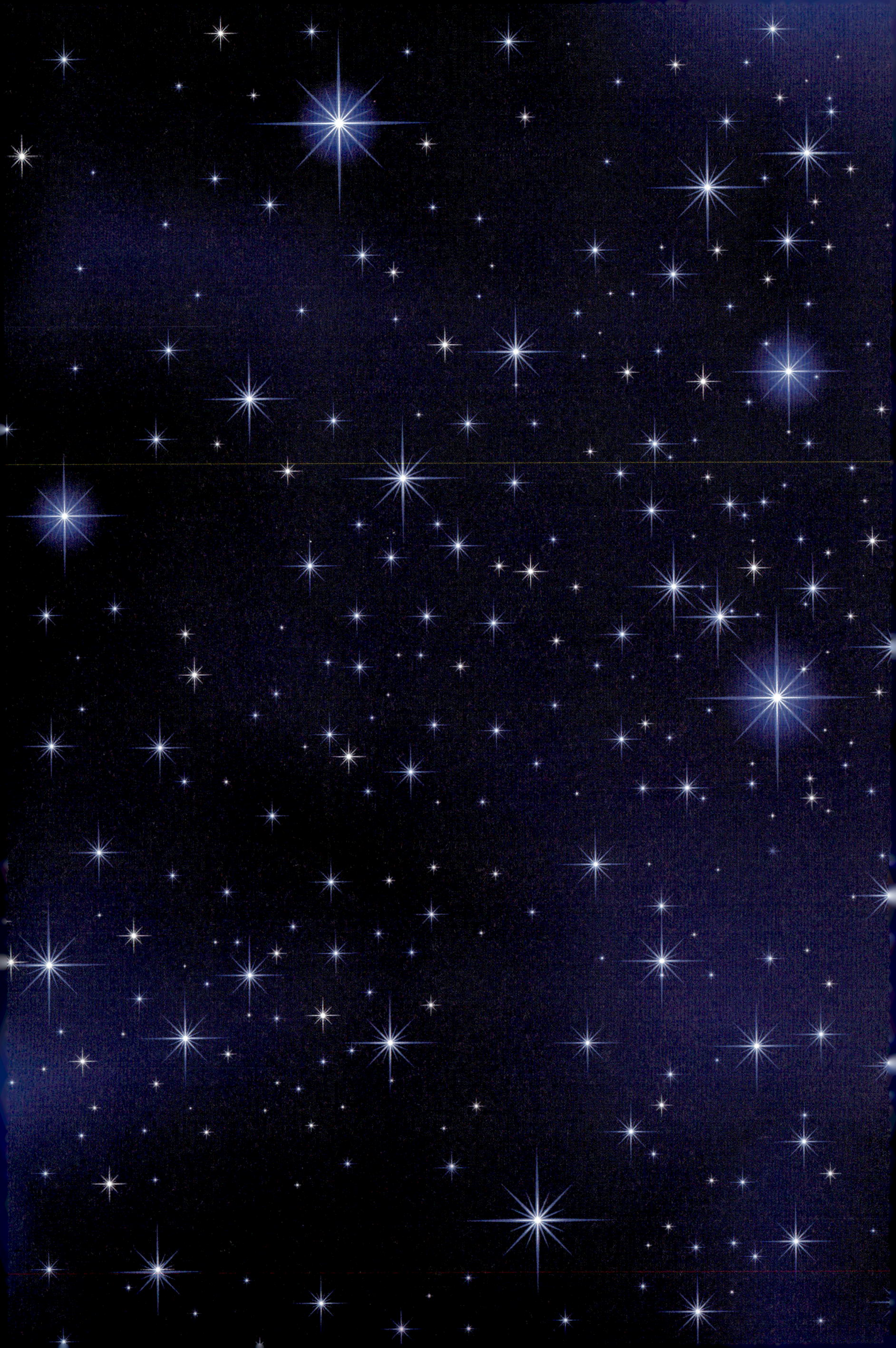

Wege zur Therapie

Viele Wege führen nach Rom. Da man nicht nur eine einzige Schlafstörung kennt, sondern mittlerweile um die 80 verschiedene, gibt es natürlich unterschiedliche Behandlungsmöglichkeiten. So verlangen Insomnien mit Ein- und Durchschlafstörungen nach einer anderen Therapie als übermäßige Tagesmüdigkeit, Schlaf-Wach-Rhythmus-Störungen oder unangenehme Funktionsstörungen im Schlaf, sogenannte Parasomnien, wie Schlafwandeln oder Albträume. Einige dieser Störungen kommen nicht über Nacht, sondern entwickeln sich über mehrere Monate oder gar Jahre. Bis sich der gewünschte erholsame Schlaf wieder eingestellt hat, bedarf es daher viel Geduld. Zum einen findet sich nicht sofort die geeignete Therapie, und was dem einen hilft, muss nicht auch dem anderen eine angenehme Nachtruhe verschaffen. Die Einnahme eines Medikaments bringt vielleicht Erfolg, aber ist es ein vorübergehender oder dauernder, ist er beiläufig, ist er zufällig, oder ist er im Sinne eines Schloss-Schlüssel-Prinzips rational zu sehen. Immer wichtig ist aber eine gesunde Schlafhygiene.

Gehen Sie Ihrem Schlaf auf den Grund und hinterfragen Sie, warum Sie keine Nachtruhe finden können! Sind es die Lebensgewohnheiten, die verändert werden sollten, ist die seelische Verfassung die Ursache für die Schlaflosigkeit, sind die räumlichen Bedingungen wenig schlaffördernd, oder spielen soziale Faktoren hierbei eine nicht unerhebliche Rolle? Erst wenn man die Ursache/n gefunden hat, kann man gezielt darauf reagieren. Sprechen Sie mit dem Arzt Ihres Vertrauens darüber, führen Sie ein Schlaftagebuch, oder suchen Sie ein Schlaflabor auf, um herauszufinden, warum Ihre Nächte nicht störungsfrei sind. Eine Therapie gibt es auch für Sie!

Schlafstörungen sind nicht gleich Schlafstörungen. Deshalb sind eine genaue Eigen- und Fremdanamnese, eine Analyse des Schlafverhaltens und der Schlafgewohnheiten sowie eine umfassende Diagnostik durch einen Arzt bzw. Facharzt (Psychiater, Neurologen, Pulmologen, Internisten, Kinderfacharzt, HNO-Arzt) notwendig.
Goldstandard sind in letzter Instanz Untersuchungen und Therapiefindung im Schlaflabor.

Kurzfristige wie auch chronische Schlafstörungen beeinträchtigen unser allgemeines Wohlbefinden und unsere Lebensqualität. Sind wir ausgeschlafen und gut erholt, nehmen wir die Umwelt anders als grau und belastend wahr und können Probleme besser bewältigen als im müden, abgespannten Zustand, in dem wir uns lieber zurückziehen und soziale Kontakte eher meiden. Mit lang andauernden Schlafstörungen verschlechtert sich die Lebensqualität und psychische oder physische Probleme kommen dazu. Diese können aber auch als Auslöser für Schlafprobleme betrachtet werden. Schlafgestörte konsultieren zweimal so oft den Arzt wie Nichtschlafgestörte. Gesundheitliche Probleme sind bei Schlafgestörten doppelt so häufig wie bei Normalschläfern. Entsprechend häufig bei Schlafgestörten sind auch Krankenhausaufenthalte und Krankenstände. Ihre Konzentrations- und Gedächtnisleistung ist reduziert, die Arbeitsleistung qualitativ schlechter und Arbeitsunfälle werden siebenmal häufiger als bei den gut schlafenden Kollegen registriert.

Selbstbeurteilung – Schlaftagebuch

Da Schlafgestörte zumeist erst nach längerem Leidensdruck medizinischen Rat in Anspruch nehmen, ist es sinnvoll, für einige Zeit ein **Schlaftagebuch** zu führen und über den eigenen Schlaf etwas genauer nachzudenken.

Auch wissenschaftlich erprobte Selbstbeurteilungsbögen können hilfreich sein. Mittels des **Selbstbeurteilungsbogens für Schlaf- und Aufwachqualität** (SSA) (Saletu et al. 1987), der sich auf die vergangene Nacht bezieht, lässt sich erkennen, wie der Betroffene im Vergleich zur Norm schläft bzw. ob er eine Schlafstörung hat (siehe S. 205). Der **Insomnia Severity Index** (ISI) (Bastien et al. 2001) gibt Aufschluss über die Insomnie in den letzten zwei Wochen (siehe S. 208).

Der **Pittsburgher Schlafqualitätsindex** (PSQI) (Buysse et al. 1989) bezieht sich auf die subjektive Schlafqualität der letzten vier Wochen. Er umfasst 10 Fragen auf Selbstbeurteilungsbasis, die vom Schlafpatienten und eventuell zusätzlich vom Bettpartner beurteilt werden. Diese werden zu 7 Komponenten (subjektive Schlafqualität, Schlaflatenz, Schlafdauer, Schlafeffizienz, Schlafstörungen, Schlafmittelkonsum und Tagesschläfrigkeit) zusammengefasst, von denen jede einen Wert von 0–3 annehmen kann. Die Berechnung der einzelnen Komponenten erfolgt nach einem etwas komplizierten Schema, das im Anhang der Skala dargelegt ist.

Der **Restless-Legs-Syndrom-Fragebogen** (Winkelmann und Trenkwalder 2000) liefert Informationen über unruhige Beine, die einen nachts beim Einschlafen hindern und in ausgeprägten Fällen aufwecken (siehe S. 209), der **Symptombewertungsbogen zur Diagnostik von Schlafapnoe** (Ploch et al. 1993) hilft, die subjektive Symptomatik schlafbezogener Atmungsstörungen zu beurteilen (siehe S. 210).

Schlaftagebücher sollten mindestens einen Monat lang Tag für Tag geführt werden und beinhalten Aufzeichnungen über die Schlaflatenz, die Aufwachzeitpunkte, das morgendliche Erwachen und die Befindlichkeit, Träume sowie Gedanken und Tätigkeiten während der Nacht. Auf diese Art und Weise nimmt der Patient seinen Schlaf und mögliche Beschwerden und Leiden, die mit einer schlechten Schlafqualität verbunden sind, bewusst/-er wahr und wird entsprechend darauf reagieren.

Nicht uninteressant – vor allem bei psychiatrischen Erkrankungen wie Depressionen, Angst- und Panikattacken oder Essstörungen – ist das Führen von Traumtagebüchern, in denen notiert wird, ob geträumt wurde und ob es sich um angenehme oder unangenehme Traumerfahrungen gehandelt hat. Die Träume können entweder aufgeschrieben oder auf ein Tonband aufgenommen werden.

Was in einem Schlaftagebuch stehen sollte:
Wann sind Sie ins Bett gegangen?
Wie lange haben Sie ungefähr für das Einschlafen gebraucht?
Wie oft sind Sie in der Nacht wach geworden?
Wie lange waren Sie in der Nacht wach?
Was haben Sie während der Wachphasen gemacht?
Wann sind Sie morgens aufgewacht?
Wann sind Sie morgens aufgestanden?
Wie lange haben Sie insgesamt geschlafen? (inkl. Mittags-/Nachmittagsschläfchen)
Wie haben Sie sich beim Aufstehen in der Früh gefühlt?

Anhand dieser Tagebucheintragungen kann überprüft werden, inwieweit die (subjektiven) Beschwerden mit den (objektiven) Angaben übereinstimmen. Es kann beruhigend sein zu wissen, dass man weniger oft aufwacht und kürzer wachliegt, als man vor den Aufzeichnungen vermutet hat. Und alleine diese Gewissheit kann für den einen oder anderen eine Erleichterung bedeuten und ihm die Angst vor der nächsten Nacht nehmen. Sind jedoch die Aufzeichnungen wenig erfreulich und werden dadurch Befürchtungen bestätigt, wird das Schlaftagebuch gute Dienste bei der Erstellung einer Diagnose durch einen entsprechenden Facharzt erweisen. Der Weg zur geeigneten Therapie ist oftmals dann nicht mehr so lange. Was Sie aber vor dem Erstellen eines Schlaftagebuchs wissen sollten, wären folgende Fakten:

- ☆ Eine Einschlafdauer von etwa 30 Minuten ist durchaus im Normbereich.

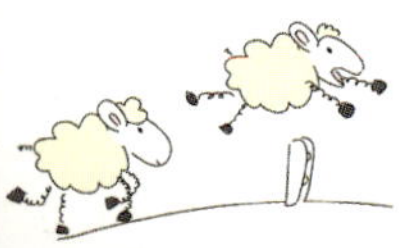

- Nächtliches Aufwachen ist nicht besorgniserregend, sofern es nicht zu oft (altersabhängig) und nicht zu lange (Wiedereinschlafzeit unter 15 Minuten) pro Nacht vorkommt.
- Eine Schlafstörung bedarf dann einer ärztlichen Konsultation, wenn sie seit über vier Wochen besteht und mindestens dreimal pro Woche auftritt.
- Die Schlafdauer gibt Ihnen Ihr Körper vor und ist individuell unterschiedlich! Wenn Sie sich auch nach nur fünf oder sechs Stunden Schlaf tagsüber ausgeruht und leistungsfähig fühlen und nicht antriebslos, dann ist diese Dauer für Sie ausreichend. Ist dies aber nicht der Fall, dann braucht der Körper mehr nächtliche Ruhestunden.
- Akzeptieren Sie Ihr Morgentief, wenn Sie sich am Morgen nach dem Aufstehen nicht sofort voll leistungsfähig fühlen und eine kurze Anlaufzeit brauchen!
- Verzichten Sie auf den (Nach-)Mittagsschlaf, wenn Sie mehrere Nächte hintereinander schlecht einschlafen konnten! Gehen Sie entweder später ins Bett, oder stehen Sie früher als gewohnt auf!

Ein Schlafprotokoll kann helfen, das Missverhältnis zwischen Bett- und Schlafzeit zu erkennen und dann stufenweise abzubauen.

Und wenn Sie über Ihren eigenen Schlaf noch mehr Informationen benötigen, dann fragen Sie doch Ihren Bettnachbarn. Dieser kann bei der Bestätigung und Beschreibung von schlafbezogenen Symptomen sehr hilfreich sein und sollte in den diagnostischen Prozess eingebunden werden. Manche Symptome sind dem Schlafgestörten kaum bewusst und werden daher nicht oder zu wenig wahrgenommen.

Bei Kindern ist eine Fremdanamnese unabdingbar, insbesondere wenn es um schlafwandlerische Aktionen, um Albträume, Bettnässen, Sprechen im Schlaf und nächtliches Aufschrecken geht.

Der Leidgeprüfte ist oft nicht nur der Schlafgestörte, sondern auch sein Bettnachbar.

Bewegung und Sport vor dem Schlafen

Spätabendliches Training bzw. Nachttraining ist heutzutage kein Problem mehr. Immer mehr Fitnessstudios haben auch noch spät abends oder sogar rund um die

Uhr geöffnet und bieten somit Sportlern mit unterschiedlichen Arbeitszeiten und Lebensgewohnheiten die Möglichkeit des Trainierens an. Es stellt sich nur die Frage, ob Sport kurz vor dem Schlafengehen auch gesund und sinnvoll ist.

Bewegung ist ein wahres Wundermittel, das individuell einsetzbar und dosierbar ist und auch bei manchen Schlafstörungen therapeutischen Charakter hat. Machen wir untertags zu wenig Bewegung, fahren wir zu viel mit dem Auto, nehmen wir den Lift statt der Treppen, üben wir hauptsächlich sitzende Tätigkeiten aus, sitzen wir im Büro vor dem Computer und zu Hause vor dem Fernseher, kann sich das ungünstig auf unser Schlafverhalten auswirken. Wir sind zwar abends erschöpft, weil wir viel gearbeitet haben, aber es fehlt an der für den Schlaf erforderlichen Bettschwere. Unser natürlicher Schlafrhythmus kommt aus dem Gleichgewicht, wenn die Muskeln tagsüber zu wenig belastet werden und verspannt sind, wenn sich die Gelenke steif anfühlen und die Organe durch fehlende Bewegung zu wenig durchblutet werden.

Sport macht uns aktiv und fit und stärkt das Herz-Kreislauf- sowie das Immunsystem. Sport soll Spaß machen und uns helfen, den Alltagsstress abzubauen. Daher ist maßvolle sportliche Bewegung auch am Abend günstig für einen erholsamen Schlaf. Dies gilt für Ausdauersportarten wie Laufen, Radfahren, Schwimmen oder Gymnastik, wenn das Training mindestens eine Stunde, besser zwei Stunden vor dem Zu-Bett-Gehen beendet ist.

Werden Stoffwechsel und Kreislauf durch eine Trainingseinheit – egal, ob Lauf- oder Krafttraining – kurz vor dem Zu-Bett-Gehen noch zu sehr angeregt, können Schlafstörungen auftreten. Der Körper braucht Ruhe und Entspannung, um einschlafen zu können. Und nach einem exzessiven Training fällt es ihm schwer, rasch runterzukommen. Allerdings gibt es auch Sportler, die nach dem Training wie ein Stein ins Bett fallen.

Aber der Mensch ist ein Gewohnheitstier und wird sich wahrscheinlich an das nächtliche Fitnessprogramm gewöhnen, sollte ihm dieses auch noch spätabends guttun. Wenn es immer zu den gleichen Zeiten stattfindet, wird sich der Biorhythmus darauf einstellen. Bedenken Sie aber auch, dass möglicherweise die nötigen Kraftreserven und die Konzentrationsleistung beim Training kurz vor dem Schlafengehen niedriger sind. Koordinative Übungen und Kraftübungen könnten darunter leiden.

Es heißt, dass die Schlafqualität mit einem körperlichen Training untertags von etwa 30 bis 45 Minuten zwei- bis viermal wöchentlich nachhaltig verbessert werden kann.

Der große Vorteil beim Nachttraining ist, dass die Studios nicht so überfüllt wie untertags sind und die Wartezeiten vor den Geräten quasi fehlen. Somit ist das Training auch effizienter.

Zudem sind auch die Ozonwerte, die schädlich für die Atemwege sind, in den Abend- und Nachtstunden deutlich niedriger.

Es muss aber nicht unbedingt Kraft- und Ausdauertraining sein. Sportmuffeln wird ein Spaziergang von einer halben Stunde untertags bei Sonnenschein empfohlen, der die nächtliche Ausschüttung des Schlafhormons Melatonin reguliert, oder ein Abendspaziergang, der hilft, den Tag ausklingen zu lassen und sich auf eine erholsame Nacht vorzubereiten.

Und wenn Sie nicht zu den Nachteulen gehören und nicht auf Sport verzichten wollen, dann starten Sie in den Tag mit einem morgendlichen Fitnessprogramm gleich nach dem Aufstehen.

Essen und Trinken vor dem Schlafen

Nach einem ausgiebigen Essen überkommt uns manchmal die große Müdigkeit, und wir haben das Bedürfnis, uns niederzulegen. Wäre daher Essen vor dem Schlafen ein geeignetes Einschlafmittel? Die Experten sind vehement dagegen, da uns ein zu üppiges Essen um den Schlaf bringt. Ein voller Magen lässt uns ebenso schlecht einschlafen wie ein leerer Magen. Wir essen zumeist zu viel, zu fett, zu süß und zu salzig, aber auch zu schnell und oft zu spät. Vor allem Letzteres kann den Schlaf ungünstig beeinflussen. Nehmen Sie abends und vor allem nicht zu spät (spätestens um 19 Uhr) eine leichte Mahlzeit zu sich, um sich nicht in der Nacht mit Verdauungsbeschwerden und Blähungen quälen zu müssen.

Finger weg von Kohlenhydraten am Abend, lautet der Rat von Ernährungswissenschaftlern. Doch japanische Forscher behaupten das Gegenteil, nämlich, dass Kohlenhydrate wie Nudeln, Reis und Kartoffeln aufgrund der insulinanregenden Wirkung eine perfekte Schlafhilfe wären. Sie machen uns nicht nur müde, sondern fördern auch den Tiefschlaf. Der Figur zuliebe sollte jedoch nicht täglich eine große Portion Spaghetti als Nachtmahl dienen – dann lieber Milchprodukte oder Nüsse. Es kommt also nicht nur auf die Menge an, sondern auch auf die Kost selbst. Ein entsprechendes Abendessen hat eine positive Wirkung auf den Schlaf, da mit der Nahrung Stoffe aufgenommen werden, die für die Bildung von Botenstoffen benötigt werden.

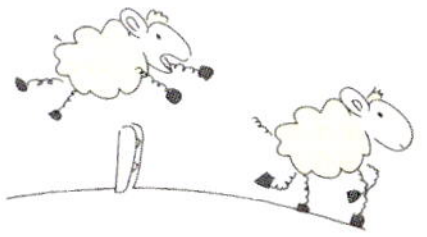

„Leicht, warm und wenig“ – das ist es, was Schlafmediziner hinsichtlich des Nachtmahls empfehlen. Es gibt schlaffördernde und schlafhemmende Lebensmittel, wobei das keine 100-prozentige allgemeine Gültigkeit hat und daher selbst ausprobiert werden sollte. Denn einige schlaffördernden Lebensmittel bewirken bei manchen Menschen das Gegenteil. Es muss daher jeder für sich herausfinden, was ihm guttut und ihn nicht um den gesunden Schlaf bringt. Für den einen ist ein Espresso nach dem Abendessen entspannend, für den andere wirkt er wie ein Aufputschmittel und er ist die halbe Nacht wach. Nicht nur Kaffee, sondern auch schwarzer Tee oder koffeinhaltige Getränke wie Colagetränke am (späteren) Nachmittag oder Abend, eine zu deftige Abendmahlzeit und gesalzenes Knabbergebäck beim Fernsehen können den Schlaf stören. Auch süße Naschereien mit hohem glykämischen Index, also auch Früchte, fördern die Insulinproduktion, hemmen die Fettverbrennung und können somit schlafstörend wirken.

Schlaffördernde Nahrungsmittel sind:

- ☆ Milch und Milchprodukte
- ☆ Teigwaren
- ☆ Süßigkeiten (in kleinen Mengen!)
- ☆ Erdnüsse
- ☆ Fleisch
- ☆ Obst (Ananas, Bananen, Datteln und Feigen)

Schlafhemmende Nahrungsmittel sind:

- ☆ Schokolade (eine Tafel, nicht ein „Betthupferl“)
- ☆ Eier
- ☆ Magermilch
- ☆ Joghurt
- ☆ grüne Bohnen
- ☆ Erbsen
- ☆ Fisch

Als Erinnerung an unsere Großmütter: ein Glas warme Milch mit Honig vor dem Schlafengehen!

Wer eine Milchunverträglichkeit hat, dem stehen viele schlaffördernde Kräutertees wie etwa Lavendel, Baldrian, Melisse zur Verfügung.

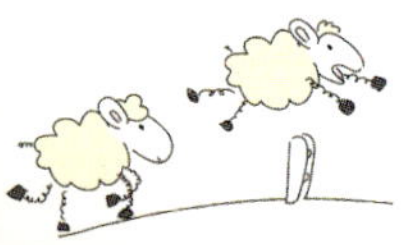

Alkohol – kein geeignetes Schlafmittel!

Ein Bierchen in Ehren kann niemand verwehren! Es ist beruhigend und lässt einen gut einschlafen, heißt es landläufig. Bier oder Wein als abendlicher Schlummertrunk ist weit verbreitet und sehr beliebt. Alkohol hat zwar eine entspannende Wirkung, kann aber rasch zur Gewohnheit und Sucht werden, wenn etwa nicht mehr ein Glas Rotwein hilft, in den Schlaf zu gleiten, sondern die Menge erhöht werden muss.

Faktum ist, dass der Schlaf unter Alkoholeinfluss unruhiger und flacher wird und man in der zweiten Nachthälfte öfter aufwacht und nur schlecht wieder einschläft. Als Ursache wird vermutet, dass der Alkohol dann bis zu einem Level abgebaut ist, auf dem er noch eine stimulierende Wirkung zeigt. Zudem sind die für die Erholung und Regeneration wichtigen Tiefschlafphasen deutlich verkürzt. Der Schlaf wird störanfälliger und unsere Tagesleistungsfähigkeit nimmt auf Dauer ab. Wer größere Mengen trinkt, verstärkt zugleich seinen Harndrang und sein Durstgefühl, da Alkohol dem Körper Wasser entzieht. Die Folge: Blasenentleerung in der Nacht. Und wer unter diesen Umständen immer wieder aufstehen muss, schläft eben nicht ruhig. Unter Alkoholeinfluss können schlafwandlerische Aktivitäten zunehmen und Schnarchen wird durch Muskelerschlaffung des Schlundes verstärkt.

Zu viel Alkohol liefert nicht nur reichlich Kalorien, sondern wirkt sich ungünstig auf den Fettstoffwechsel aus.

Menschen mit Schlafstörungen sollten alkoholische Getränke generell meiden und zu anderen, besseren Einschlafhilfen greifen. Denn der alkoholische Schlummertrunk, der nicht nur einen üblen Kater verursachen, sondern auch abhängig machen kann, bringt uns um den natürlichen, erholsamen Schlaf. Und ein guter Schlaf sollte uns lieb und wertvoll sein.

Alkohol reduziert die REM-Schlafphasen, in denen Träume stattfinden. Ein Mangel an REM-Schlaf kann Konzentrations- und Gedächtnisstörungen hervorrufen und motorische Fähigkeiten beeinflussen.

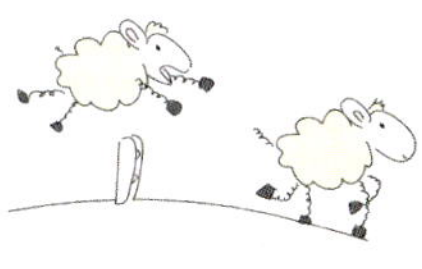

Was tun in „langen" Nächten?

Schlaflose Nächte können sehr lange und enervierend für Betroffene werden. Früher empfahl man in solchen Fällen das „Schäfchenzählen". Als Einschlafmittel ist es jedoch nicht wirklich geeignet. Besser wäre, sich positive Bilder und Situationen vorzustellen und mit angenehmen Gedanken und Erinnerungen den Tag zu beenden. Vermitteln diese Bilder Wohlbefinden und dienen der für den Schlaf notwendigen Entspannung, dann sind sie wertvolle Einschlafhilfen.

Viele Menschen sind sich gar nicht bewusst, dass bei ihnen einzelne Muskelgruppen ständig übermäßig angespannt sind. Aus diesem Grund fällt es ihnen schwer, diese bewusst zu entspannen. Entspannung kann gelernt werden und lässt sich trainieren. Geben Sie Ihrem Körper Zeit, sich zu entspannen und haben Sie anfangs Geduld. Unser Körper ist keine Maschine, die sich auf Knopfdruck auf Entspannung programmieren lässt. Gehen Sie davon aus, dass es Tage in Ihrem Leben gibt, an denen zu viel auf Sie einstürmt und es Ihnen schwerer fällt, sich zu entspannen. Nehmen Sie sich daher Zeit dafür, Zeit, Ihren eigenen Rhythmus zu finden. Wenn Sie lange Zeit unter Anspannung gestanden sind, können Sie nicht von Ihrem Körper erwarten, dass sich dieser binnen kürzester Zeit entspannen kann. Es hilft aber schon, wenn Sie sich Entspannung wünschen und „loslassen" wollen.

Hilfreich beim Entspannen kann leise Instrumental- oder Klaviermusik sein. Zur Herbeiführung von Tiefenentspannung bewährt sich besonders Musik, die keine definierbare Melodie hat, weil dann das Gehirn die Melodie nicht vorherzusehen versucht. Sie wirkt beruhigend auf Körper und Seele, kann Schmerzen lindern und Muskeln entspannen. Wird Musik zur Entspannung genützt, wird das abstrakte Denken vorübergehend eingeschränkt, auch wenn wir uns noch im Wachzustand befinden. Kommen wir dann tiefer in die Entspannung, verlieren wir unser Zeitgefühl und die Anspannungen des Tages lassen allmählich nach. Wir kommen zur Ruhe und lassen den Schlaf zu.

Entspannung braucht Zeit! Nehmen Sie sich Zeit dafür!

Ein paar Tipps für „lange" Nächte ...

- ☆ Genießen Sie die Ruhe im Bett und freuen Sie sich darüber, dass Sie jetzt schlafen dürfen und nicht mehr aktiv sein müssen.
- ☆ Wenn es Ihnen eingangs nicht gelingt, sich zu entspannen, ist es besser, Sie stehen wieder auf. Unruhiges Hin- und Herwälzen im Bett kann sehr frustrierend sein. Gehen Sie erst dann wieder ins Bett, wenn die Müdigkeit Sie übermannt! Seien

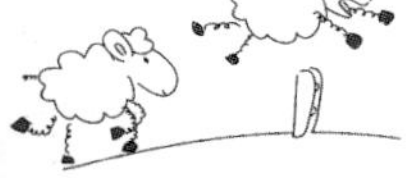

Sie sich aber bewusst, dass Licht – insbesondere jenes mit hohem Blaulichtanteil – die Melatoninausschüttung reduziert und daher wieder schlafhemmend ist.

- Trinken Sie eventuell ein Glas warme Honigmilch oder einen Kräutertee!
- Hören Sie ruhige, entspannende Musik! Andererseits sollten Außenreize möglichst reduziert werden, wie dies im Rahmen des natürlichen Einschlafprozesses von unserem Gehirn versucht wird.
- Lesen Sie ein schönes Buch, oder schmökern Sie in Ihren Lieblingsbüchern!
- Führen Sie ein Tagebuch und schreiben Sie sich Ihre Probleme von der Seele!
- Gelegentliche Schlaflosigkeit kann auch Vorteile haben, da Sie die schlaflose Zeit nützen können, über sich, weitere Ziele und Unternehmungen nachzudenken. In der Stille der Nacht können oft ganz gute Ideen kreiert, wichtige Erkenntnisse gewonnen und die richtigen Entscheidungen gefällt werden. Und solche Nächte sind dann durchaus effizient und nutzbringend.

Melatonin – ein natürliches Schlafmittel?

Melatonin ist ein Hormon, das in der Nacht während des Schlafs in einer Drüse im Gehirn, nämlich in der Zirbeldrüse, produziert wird. Sobald es draußen dunkel wird, beginnt die Zirbeldrüse, Melatonin auszuschütten. Wir werden müde und denken langsam an das Schlafen. Bei Tieren hat Melatonin ebenso eine schlaffördernde Wirkung. Sobald aber die Morgendämmerung beginnt und der Tag anbricht, wird die Melatoninproduktion eingestellt und wir werden munter. Der Aufwachprozess beginnt.

Melatonin erreicht seine höchsten Werte nachts zwischen zwei und drei Uhr, seine niedrigsten Werte zu Mittag.

Da Licht die Ausschüttung von Melatonin unterdrückt, befindet sich in den Herbst- und Wintermonaten mehr Melatonin im Blut als im Frühling und Sommer. Daher schlafen wir in der hellen Jahreszeit weniger, aber nicht unbedingt weniger effektiv. Das Schlafbedürfnis steigt mit der Zunahme der Tagesdunkelheit. Untersuchungen haben ergeben, dass Melatonin auch andere Aufgaben hat, als den Schlaf-Wach-Rhythmus zu regulieren. Es gilt als Gegenspieler der Stresshormone Adrenalin und Cortisol, die zur Verklumpung der Blutplättchen anregen und zur Steigung des Cholesterinspiegels führen. Melatonin hemmt diese Verklumpung, senkt den Cholesterinspiegel, unterstützt das Immunsystem und stärkt die körpereigenen Ab-

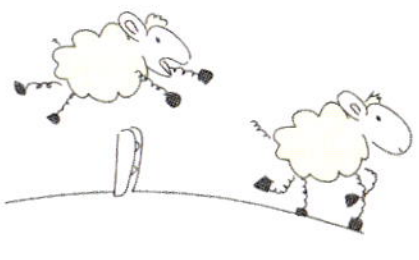

wehrkräfte. Während also Adrenalin den Menschen wach und aktiv macht, werden wir infolge der Melatoninausschüttung müde und schläfrig. Menschen mit einem geregelten Tages- und Nachtrhythmus und mit genügend Schlaf sind mit Melatonin ausreichend versorgt. Der Melatoninspiegel verändert sich jedoch im Laufe des Lebens und erreicht am Ende der Pubertät seinen höchsten Wert. Danach beginnt er wieder abzunehmen. Aus diesen Erkenntnissen weiß man, dass Lichttherapie bei der Behandlung von Schlafstörungen eine wichtige Rolle einnimmt.

Melatonin ist vielen Menschen bekannt als Mittel gegen Jetlag.

Melatonin hat sich in der Behandlung von zwei Arten von Schlafstörungen bewährt. Einerseits dient es als Zeitgeber bei Schlaf-Wach-Rhythmus-Störungen, weil es unsere biologische Uhr beeinflusst (Chronobiotikum). Somit ist es geeignet beim Jetlag-Syndrom, bei Schlafstörungen aufgrund von Schichtarbeit, bei der Störung der verzögerten Schlaf-Wach-Phase und der vorverlagerten Schlaf-Wach-Phase, bei der Nicht-24-Stunden-Schlaf-Wach-Störung sowie bei anderen zirkadianen Schlaf-Wach-Rhythmus-Störungen. Diese Schlafstörungen haben eines gemeinsam – die zeitliche Diskrepanz zwischen dem körpereigenen Schlaf-Wach-Rhythmus und dem der Umgebung. Andererseits ist Melatonin als Medikament nur zur Behandlung der primären Insomnie bei über 55-jährigen Patienten registriert, die ja altersbedingt einen physiologisch niedrigen Melatoninspiegel aufweisen.

Bei der Einnahme von Melatonin muss auf die Wechselwirkung mit anderen Medikamenten Bedacht genommen werden. Während beispielsweise Betablocker den Melatoninspiegel senken, erhöhen schlaffördernde Substanzen wie L-Tryptophan diesen Spiegel.

Schlafverbesserung durch Medikamente

Nach der gängigen Meinung ist die Einnahme von Schlafmitteln im weiteren Sinn des Wortes in der heutigen Gesellschaft durchaus üblich. Aber hätten Sie gedacht, dass nur 2,5 Prozent der Österreicher Tranquilizer und nur 1 Prozent Hypnotika (d. h. Schlafmittel im engeren Sinne) nehmen? Diese Zahlen erbrachte unsere im Auftrag der WHO durchgeführte Studie an 6226 Österreichern zur Zeit des relativ weit verbreiteten Benzodiazepinkonsums in den 1980er Jahren (Saletu und Pakesch 1987). In Wien lag der Benzodiazepingebrauch bei 5,1 Prozent. Sinkt oder steigt der

Schlafmittelkonsum? Die Dunkelziffer ist uns nicht bekannt. Wissenschaftlich erforscht ist, dass in der Regel Schlafprobleme bei Frauen ab dem 50. Lebensjahr und bei Männern ab dem 55. Lebensjahr zunehmen, abhängig davon, ob sie verwitwet, verheiratet, geschieden oder in einer Partnerschaft lebend sind. Der Familienstand hat also ebenfalls eine Auswirkung auf die Schlafqualität. Oft stecken hinter einer Schlafstörung körperliche, neurologische oder psychische Erkrankungen. Sie ist einerseits Symptom einer bestimmten Krankheit, andererseits kann Schlafmangel diese aber auch fördern, wie etwa Depressionen, Demenz oder Herz-Kreislauf-Erkrankungen.

Eine der wichtigsten Fragen, die im Rahmen eines Arzt-Patienten-Gesprächs abgeklärt werden sollten, sind die Folgen des Schlafmangels. Geht dieser nicht mit einer körperlichen und seelischen Beeinträchtigung am Tag infolge Müdigkeit und Freudlosigkeit einher, ist eine Therapie nicht unbedingt indiziert. Neueste Erkenntnisse zeigen, dass unser Schlaf-Wach-Rhythmus genetisch determiniert ist und durch die frühe Erziehung seine Struktur bekommt. Nur selten lassen sich für die Schlaflosigkeit keine Ursachen finden und je früher ein Schlafexperte aufgesucht wird, desto rascher kann der Auslöser für die Störung ausgeschaltet bzw. behandelt werden.

Schlafmittel gibt es mehrere. Greifen Sie nicht zum erstbesten, das vorhanden ist, sondern lassen Sie sich beraten!

Fachliche Hilfe ist notwendig, wenn Sie mindestens einen Monat lang und drei- bis viermal die Woche schlecht schlafen und sich untertags müde, erschöpft und nicht leistungsfähig fühlen. Ist dies der Fall, dann suchen Sie einen Allgemeinmediziner auf und erzählen Sie ihm über Ihre Beschwerden in der Nacht und auch am Tag.

Das Arzt-Patienten-Gespräch wird an Effizienz gewinnen, wenn Sie dafür Aufzeichnungen über Ihren Schlaf gemacht haben. Informieren Sie Ihren Arzt des Vertrauens, seit wann die Schlafstörungen bestehen, wann das Ein- und Durchschlafen nicht möglich ist, wann bzw. unter welchen Umständen Schlaflosigkeit auftritt, was Sie bis jetzt dagegen unternommen haben und welche Arzneimittel Sie bereits eingenommen haben.

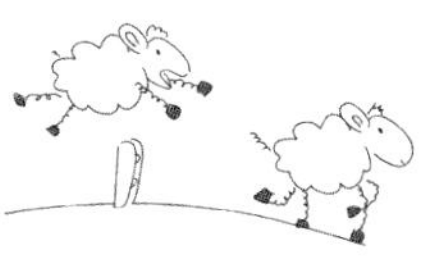

Fragen, die der Arzt zur Schlafqualität stellt:

1. Wie sehen Ihre Schlafprobleme aus? Wann gehen Sie zu Bett, wie lange benötigen Sie ungefähr zum Einschlafen? Wachen Sie nachts (häufig) auf? Wenn ja, wie oft und wann?
2. Wie ist Ihre Tagesbefindlichkeit? Sind Sie oft müde und unkonzentriert?
3. Nicken Sie untertags leicht ein, manchmal sogar in unpassenden Situationen?
4. Leiden Sie unter einer bestimmten/chronischen Krankheit?
5. Schnarchen Sie oder haben Sie (laut Ihrem Bettnachbarn) nächtliche Atemaussetzer?
6. Haben Sie körperliche Beschwerden? Atemprobleme, Herz-Kreislaufstörungen, Gelenkschmerzen, Muskelschmerzen, Muskelzuckungen, Kribbeln in Armen oder Beinen, Kopfschmerzen etc.?
7. Nehmen Sie regelmäßig Medikamente? Wenn ja, welche?
8. Nehmen Sie gelegentlich/regelmäßig Schlafmittel?
9. Fühlen Sie sich oft antriebslos, depressiv und niedergeschlagen?
10. Müssen Sie beruflich oft ins Ausland reisen (Jetlag)?
11. Sind Sie Schichtarbeiter?
12. Leiden Sie privat oder beruflich sehr unter Stress? Gibt es derzeit Belastungen, denen Sie ausgesetzt sind und die Ihnen Angst machen?
13. Beschreiben Sie Ihren Schlafbereich und Ihre Schlafumgebung! (Schlafzimmer, Bett, Matratze, Temperatur, Lärm, Helligkeit, Luftqualität etc.)
14. Wie viel Kaffee trinken Sie am Tag und wann? Wie viel Alkohol? Was essen Sie abends?
15. Was machen Sie kurz vor dem Schlafengehen? (Sport, Spaziergang, Essen, Rauchen, Fernsehen etc.)
16. Belastet Sie der Gedanke an Ihren Nachtschlaf?

Ein guter Arzt wird Ihnen nach Erstellung einer Diagnose eine entsprechende Therapie empfehlen und Sie über mögliche Risiken und Nebenwirkungen aufklären. Ausgebildete Schlafmediziner gibt es noch nicht sehr viele. Erwarten Sie sich daher nicht von Ihrem praktischen Arzt, dass Ihnen dieser im Hinblick auf Ihre helfen kann. Selbstverständlich kann er Ihnen ein Medikament verschreiben. Doch je umfangreicher seine Kenntnisse über den Schlaf sind, desto zurückhaltender wird er sich beim Verordnen von Medikamenten verhalten. Stattdessen wird er Ihnen Fragen über Ihren Lebensstil, Ihre Essgewohnheiten, Ihre sportlichen Aktivitäten und Ihre sozialen Kontakte stellen. Fragen zur beruflichen und familiären Situation sind ebenfalls möglich und sehr wahrscheinlich, da sie ihm bei der Erstellung der Diagnose helfen.

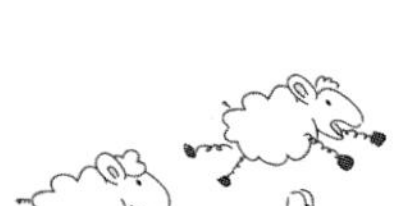

Oft ist die Überweisung an einen Facharzt oder in ein Schlaflabor der nächste Schritt. Starke Schnarcher (mit und ohne Atemstillstände) werden an einen Hals-Nasen-Ohrenarzt oder Lungenarzt überwiesen, Menschen mit unruhigen Beinen sollten einen Neurologen aufsuchen, Schlafgestörte mit Depressionen einen Psychiater.

Ein seriöser Arzt wird nur in Einzelfällen Schlafmittel im engeren Sinne des Wortes (Hypnotika) verschreiben, nur für die Dauer von maximal zwei bis drei Wochen und nicht ohne vorher seinen Patienten über mögliche Risiken und Nebenwirkungen informiert zu haben. Werden Schlafmittel im weiteren Sinne des Wortes verschrieben, sollte der Auslöser für die Schlafstörung bekannt sein. Die Wahl der Substanz hängt von der Art der Schlafstörung sowie der Eigenwirkung der Medikamente ab. Nicht außer Acht gelassen werden darf die regelmäßige Arzneimitteleinnahme. Manche Medikamente beeinflussen den Schlaf-Wach-Rhythmus, indem sie bis in die Nacht hinein aktivierend wirken. Dazu gehören Appetitzügler, antriebssteigernde Antidepressiva, Kortison, Antibiotika sowie Blutdruck- und Herz-Kreislauf-Mittel, die die Ausschüttung bestimmter Hormone beeinflussen, welche für den normalen Schlaf-Wach-Rhythmus von Bedeutung sind. Medikamente, die Koffein enthalten, wie manche Mittel gegen Husten- und Erkältung, können ebenfalls Schlafräuber sein. Setzen Sie diese aber nicht einfach ab, wenn Sie Schlafprobleme damit verbinden, sondern beraten Sie sich immer mit Ihrem Arzt. Das Mittel kann auch zu einem anderen Zeitpunkt eingenommen werden, oder man wählt eine andere Wirkstoffkombination.

Schlafmittel werden zumeist eingenommen, um am nächsten Tag leistungsfähig und aktiv zu sein.

Voraussetzung für die Wahl geeigneter Medikamente durch einen Arzt ist einerseits eine genaue Analyse der Schlafstörungen mittels subjektiver und objektiver Methoden, die im optimalen Falle eine Messung der Schlafstörung in einem Schlaflabor einschließen. Gleich wichtig ist auch die Kenntnis der unterschiedlichen Wirkungen und Nebenwirkungen von Medikamenten verschiedener Pharmakaklassen. Es wäre völlig unsinnig, ein Schlafmittel einzunehmen, wenn die Ursache für einen gestörten Schlaf in einer schlechten Schlafhygiene, mangelnder Bewegung oder zu großer Lärmbelastung liegt. Treten Schlafstörungen nur vorübergehend auf, wie z. B. in akuten Stresssituationen, so lassen diese zumeist mit dem Abklingen der Belastung nach oder indem eine Anpassung an die (neue) Lebenssituation erfolgt. Der Schlaf ist ein Maßstab für die Seele. Sobald der Mensch physisch oder psychisch aus dem Gleichgewicht gerät, wird der Schlaf in Mitleidenschaft gezogen. Somit ist in den einen Fällen eine psychotherapeutische Intervention, in manchen Fällen

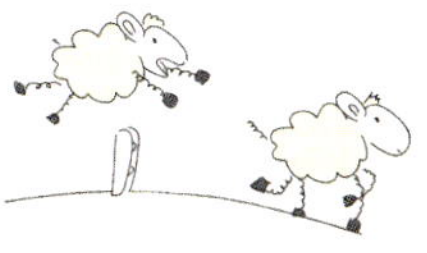

eine somatische Behandlungsmethode (z. B. Lichttherapie, Schlafentzugstherapie, CPAP, Schnarchschiene etc.) und/oder eine medikamentöse Therapie angezeigt.

Schlafmittel können allerdings auch die Ursache von Schlafstörungen sein! Das mag etwas verwunderlich klingen, ist aber richtig. Dies gilt natürlich nicht nur für pflanzliche Schlafmittel wie Baldriantropfen und dergleichen, sondern auch für manche synthetische Präparate, nämlich Hypnotika – und hier vor allem für Benzodiazepine. Schlafanstoßende Medikamente bringen zwar zumeist eine „Symptomverbesserung", sind aber auch bei chronischen und insbesondere bei komorbiden Schlafstörungen zeitlich befristet und führen keine langfristige „Heilung" der Schlafstörung herbei. Einige Untersuchungen weisen sogar auf ein erhöhtes Risiko für Demenz oder kognitive Störungen bei Benzodiazepingebrauch im Alter hin, während andere Studien keine konklusiven Aussagen machten bzw. sogar protektive Effekte beschrieben.

Benzodiazepine eignen sich sicherlich zur Unterstützung bei akuten Schlafstörungen in Krisensituationen oder zur Behandlung einer körperlichen oder seelischen Grunderkrankung, die mit Schlafstörungen in Verbindung steht. Bei chronischen, lang andauernden Schlafstörungen sollten sie jedoch nicht das Mittel der ersten Wahl sein. Schon nach der regelmäßigen Einnahme von nur wenigen Wochen kann ihre Wirkung nachlassen, weil sich rasch ein Gewöhnungseffekt einstellt, was zu einer Dosissteigerung führen kann. Wird das Medikament zu schnell abgesetzt, kommt es zu einer Absetzschlaflosigkeit.

Folgende Symptome können dann auftreten: Schlaflosigkeit, Benommenheit am Tag (Hangover-Effekt), Konzentrationsstörungen, Unruhezustände, Gliederschmerzen, Schweißausbrüche, Stimmungsschwankungen.

Es kann einen Versuch wert sein, pflanzliche Produkte gegen akute Schlafstörungen einzunehmen, bevor Sie zu Schlaftabletten greifen. Wenn jedoch Hypnotika angezeigt sind, dann beachten Sie, dass die meisten etwa eine halbe Stunde vor dem Zubettgehen eingenommen werden sollten.

Leider gewöhnt sich unser Organismus sehr rasch an manche Schlafmittel und man denkt, dass nur damit ein guter, erholsamer Schlaf gewährleistet werden kann. Aus der Praxis ist bekannt, dass viele Schlafgestörte monate-, ja sogar jahrelang regelmäßig Schlaftabletten einnehmen, obwohl sie sie im Spital zum Beispiel vor einer Operation nur kurzfristig bekommen hatten – und dies oft nicht indikationsgemäß, sondern gegen andere Symptome (z. B. Schmerzen), für die das Präparat gar nicht entwickelt wurde. So zum Beispiel wurde bei der Einführung von Zolpidem die pharmakologische Tatsache betont, dass das Mittel nur hypnotisch, nicht jedoch anxiolytisch (angstlösend), muskelrelaxierend und antikonvulsiv wirkt.

Was die langfristige Einnahme von Schlafmitteln betrifft, so empfehlen Experten, nach ein- bis zweimonatiger regelmäßiger Einnahme den Körper langsam davon zu entwöhnen, um zu testen, ob die Behandlung überhaupt noch gebraucht wird. Wenn Sie das Medikament nicht langsam „ausschleichen", sind Absetz- und/oder Entzugserscheinungen sehr wahrscheinlich. Lassen Sie sich von Ihrem Arzt erklären, wie das „Ausschleichen" durchgeführt werden soll! Es gibt natürlich auch Schlafmittel, bei denen das Risiko der Gewöhnung und Abhängigkeitsentwicklung limitiert ist, doch die Anwendung sollte im Hinblick auf die Dauer hinterfragt werden.

Bedenken Sie, dass sich unser Körper rasch an Schlafmittel gewöhnen kann, die zu Abhängigkeit führen können. Doch wissenschaftliche Untersuchungen zeigen, dass bei 100.000 Verschreibungen lediglich zwei Fälle von Abhängigkeit auftreten.

Risikofaktoren für eine Benzodiazepin(BZ)-Abhängigkeit:

- ☆ **Dauer der Verabreichung** (70 Prozent der abhängigen Patienten nehmen das Medikament über zwölf Monate, 18 Prozent zwischen sechs und zwölf Monate und nur zwölf Prozent kürzer als sechs Monate)
- ☆ **Dosis** (70 Prozent der abhängigen Patienten nehmen über das Vierfache der empfohlenen Dosis, 20 Prozent die zwei- bis vierfache Dosis, zehn Prozent bleiben unter der zweifachen empfohlenen Dosis)
- ☆ **Missbrauchs-, Abusus- und Abhängigkeitsanamnese**
- ☆ **Pharmakokinetische Eigenschaften**
- ☆ **Komorbiditäten** von unterschiedlichen Persönlichkeitsstörungen (unsichere, zwanghafte, dependente, histrionische und Borderline-Persönlichkeiten)
- ☆ **Behandlung von Krankheiten, die nicht auf BZ ansprechen** wie Zwangsstörung, posttraumatische Belastungsstörung, einfache und soziale Phobie innerhalb der Psychiatrie, aber auch von organischen Krankheiten

„5-K-Regel" zur Behandlung mit Hypnotika (Hajak und Rüther 1995):

Klare Indikation

Kleinstmögliche Dosierung

Kürzestmögliche Behandlungszeit

Keinesfalls abruptes Absetzen der Medikation

Kontraindikationen

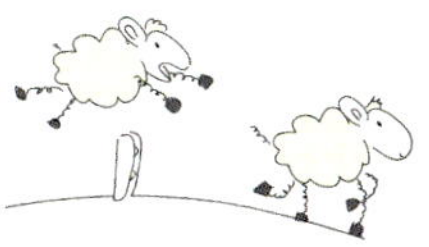

Vorteile von Schlafmitteln	Nachteile von Schlafmitteln
rasche Linderung der Beschwerden	mögliche Nebenwirkungen
Wirkung tritt ein, obwohl andere Therapiemaßnahmen versagt haben	Gefahr von Abhängigkeit und Missbrauch
Durchbrechung des Teufelskreises – Angst vor dem nächtlichen Schlaf nimmt ab	Symptom-, aber nicht immer Ursachenbekämpfung
Patient ist aufgrund des Therapieerfolgs auch für nicht medikamentöse Therapien bereit (Schlafhygiene)	Passive Einstellung des Patienten wird unterstützt

Schloss-Schlüssel-Prinzip

In der Medizin ist es prinzipiell bei der Behandlung von Erkrankungen so, dass man versucht, Abweichungen von der Norm, die sich in den diagnostischen Untersuchungen ergeben, durch therapeutische Gegenmaßnahmen auszugleichen bzw. zu normalisieren. So wird bei erhöhtem Blutdruck eine Therapie verabreicht, die den Blutdruck senkt; umgekehrt wird man, wenn er zu niedrig ist, versuchen, ihn anzuheben. So ist auch in der Schlafmedizin über die letzten Jahrzehnte das Wissen gereift, dass Patienten mit verschiedenen Schlafstörungen unterschiedliche Veränderungen der Schlafarchitektur im Vergleich zu gesunden Kontrollen aufweisen und dass Medikamente verschiedener Psychopharmakaklassen beim gesunden Menschen unterschiedliche Veränderungen der Schlafvariablen im Vergleich zu Placebo bewirken. Im Idealfall sollte die Wirkung eines Medikaments auf den Schlaf den spezifischen, durch die Schlafstörung bedingten Veränderungen entgegengesetzt sein und somit den Schlaf „normalisieren". Voraussetzung für die Wahl der optimalen Therapie ist es demnach, einerseits die Schlafstörung objektiv exakt zu messen und im Vergleich zu normalen Kontrollen statistisch zu berechnen und andererseits die Wirkung der verschiedenen Medikamente auf den Schlaf zu kennen.

Das heißt, wie in anderen Fächern der Medizin ist neben der Erfassung der subjektiven Schlafqualität auch die Erhebung zahlreicher objektiver Messgrößen erforderlich. So wie in der Kardiologie Herzbeschwerden viele unterschiedliche Ursachen haben können, die objektiviert werden müssen, ist es klar, dass es nicht nur ein Medikament dagegen gibt, sondern eine Vielzahl von therapeutischen Interventionsmöglichkeiten.

Das subjektive Klagen des Patienten über schlechte Schlafqualität hilft wenig bis gar nicht in der Auswahl des geeigneten therapeutischen Vorgehens. Eigene Unter-

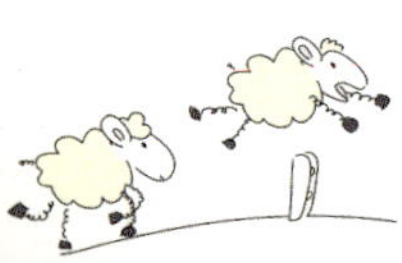

suchungen haben gezeigt, dass es bei der Schlafqualität nur wenig Zusammenhang zwischen subjektiver Beurteilung und objektiven Messgrößen gibt. So war beispielsweise subjektiv empfundener Leichtschlaf mit tieferen Schlafstadien assoziiert und umgekehrt. Weiters erwies sich die subjektive Schlafeffizienz, d. h. der Anteil der subjektiv geschätzten Schlafzeit an der Zeit im Bett, stark vom Alter und Geschlecht abhängig. So unterschätzen junge Männer beispielsweise ihre tatsächliche Schlafeffizienz, Männer im mittleren Alter zeigen eine relativ gute Übereinstimmung zwischen subjektiver und objektiver Schlafeffizienz, während ältere Männer ihre Schlafeffizienz sogar überschätzen.

Polysomnografisch ist die Pharmakotherapie neben somatischen und psychotherapeutischen Methoden die am besten untersuchte Behandlungsoption. Systematische Schlaflaborstudien zeigten, dass unterschiedliche Medikamente, aber auch unterschiedliche somatische Verfahren, wie Lichttherapie, Überdruckbeatmung oder mandibuläre Protrusionsbehelfe („Schnarchschienen"), zu unterschiedlichen Veränderungen der Schlafarchitektur und verschiedener Schlafvariablen führen, sodass für jeden Patienten im Sinne eines Schloss-Schlüssel-Prinzips eine spezifische Behandlung gefunden werden kann.

Vom klinischen Standpunkt her sind für viele unterschiedliche Medikamentengruppen, wie Tranquilizer, Hypnotika, gewisse Neuroleptika (Antipsychotika) oder Antidepressiva vom Amitriptylin-Typ, sedierende – also schlaffördernde – Eigenschaften bekannt. Umgekehrt werden verschiedenen Psychopharmakaklassen wie Psychostimulanzien, Antidepressiva vom Desipramin-Typ, Nootropika und gewissen Neuroleptika aktivierende Eigenschaften zugeschrieben.

In Schlaflaboruntersuchungen, aber auch quantitativen EEG-Untersuchungen wie EEG-Mapping (landkartenartige Darstellung objektiver Veränderungen der Gehirnfunktion) bzw. EEG-Tomographie (dreidimensionale Darstellung und Erfassung von Medikamenteneffekten in gewissen Hirnregionen) wurden jedoch unterschiedliche Veränderungen für klinisch ähnlich wirkende Medikamente beschrieben, die für die Feineinstellung der Therapie eines bestimmten Patienten von entscheidender Bedeutung sein können.

Viele Medikamente sind in Bezug auf Sedierung und Aktivierung klinisch ähnlich, zeigen sich aber in ihren vielfältigen Wirkungen und Nebenwirkungen sehr unterschiedlich – und zwar hinsichtlich verschiedener Erkrankungen, aber auch hinsichtlich individueller Patienten mit demselben Krankheitsbild.

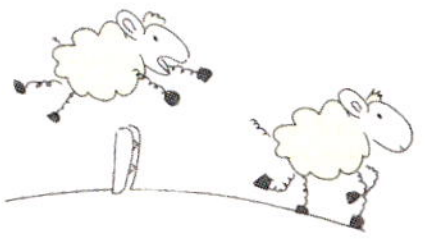

In der Praxis heißt das, dass ein Patient beispielsweise auf ein spezifisches Medikament ausreichend lange schläft, der Schlaf aber nicht erholsam ist. Demnach genügt es nicht, nur die Schlafquantität zu beeinflussen, sondern auch die objektive Schlafqualität, d. h. die Schlafarchitektur muss verbessert bzw. normalisiert werden. Die Kunst der Behandlung liegt darin, basierend auf quantitativen und objektiven Zusatzuntersuchungen gezielt für einzelne Krankheitsbilder ganz spezifische Medikamente herauszugreifen. Man wird beispielsweise bei einer Depression, die einen Mangel an Tiefschlaf aufweist, nicht ein Antidepressivum geben, das die Schlaftiefe reduziert, sondern vermehrt. Andererseits wird man bei einer Panikstörung, wo nächtliche Panikattacken aus übermäßigem Tiefschlaf heraus entstehen, kein Medikament geben, das den Tiefschlaf zunehmen lässt, sondern reduziert. Die Wahl der optimalen Therapie beruht also vor allem auf den objektiven und quantitativen Messergebnissen im Schlaflabor, die eine optimale Therapie („Schlüssel") für eine spezifische Schlafstörung („Schloss") finden lassen (siehe S. 214).

Eine Nacht im Schlaflabor

Verbringen Sie eine Nacht im Schlaflabor und Sie werden einiges über Ihren Schlaf und Ihr Schlafverhalten erfahren! Es werden sämtliche Körperfunktionen wie Atmung, Herzschlag, Muskelaktivität und Hirnströme des Schlafenden, die für die Diagnose der Schlafstörung hilfreich sind, aufgezeichnet. Die Untersuchung der Körperfunktionen während des Schlafens ist harmlos und komplett schmerzfrei. Seien Sie nicht überrascht, wenn Sie in der ersten Nacht im Schlaflabor unerwartet besser als zu Hause schlafen. Möglicherweise sind Sie erleichtert darüber, dass Ihnen endlich geholfen werden kann. Manche Menschen empfinden die Nacht im Schlaflabor vielleicht als etwas unangenehm, weil sie sich nicht in ihrer gewohnten Schlafumgebung befinden und sich beobachtet fühlen. Aus diesem Grund werden gerne zwei Nächte im Schlaflabor zur Diagnostik empfohlen – die erste Nacht als Gewöhnungs-, die zweite als Basisnacht. Je nach Fragestellung kann bereits eine Nacht zur Diagnose genügen, wenn sich die Schlafeffizienz (Schlafzeit im Verhältnis zur Bettzeit) im Rahmen der Norm bewegt. Aber wie sieht eine Nacht im Schlaflabor aus, was wird gemessen und was passiert am Morgen danach?

Wenn sich Schlafstörungen nicht durch fachärztliche Behandlung bessern lassen, dann suchen Sie ein Schlaflabor auf.

Die meisten Schlaflabors sind ähnlich eingerichtet: Geschlafen wird in einem Einzelzimmer, das ähnlich wie ein normales Spitalszimmer ausgestattet ist. Das Zimmer, in dem der Patient die Nacht verbringt, hat somit keinen Laborcharakter. Die technische Ausrüstung mit dem Computerbildschirm, auf dem die Daten des Schlafenden aufgezeichnet werden, befindet sich im Nebenraum. Dort verbringt das schlafmedizinisch ausgebildete Personal die Nacht. Es ist angehalten, den Schlaf des Patienten über den Bildschirm zu verfolgen und bei Unterbrechungen der Aufzeichnungen beispielsweise durch fehlerhafte Elektrodenkabel oder Kontaktfehler, sofort einzugreifen, um eine lückenlose Aufzeichnung des Schlafs gewährleisten zu können.

In Österreich gibt es derzeit 33, in Deutschland 314 von der ÖGSM bzw. DGSM akkreditierte Schlaflabors, in denen nach bestimmten wissenschaftlichen Kriterien Schlafgestörte untersucht werden.

Der Schlafgestörte kommt am Abend in das Schlaflabor, wo er zunächst seine Nachtassistentin kennenlernt und einige Fragebögen über sein Schlafverhalten, aber auch Komorbiditäten (Begleiterkrankungen) auf Basis der Erstkonsultation ausfüllen muss. Bevor er für den Schlaf vorbereitet und verkabelt wird, was etwa eine Stunde in Anspruch nimmt, kommt es noch zu einem persönlichen Gespräch mit dem Arzt. Das ausführliche Anamnesegespräch hat bereits davor in der Arztpraxis stattgefunden, bei dem die Nacht im Schlaflabor vereinbart wurde.

Um möglichst genaue und umfassende Aufzeichnungen zu erhalten, werden einige Elektroden am Kopf angebracht. Das EEG (Elektroenzephalogramm) dient zur Messung der Hirnaktivität, das EOG (Elektrookulogramm) zur Messung der Augenbewegung und das EMG (Elektromyogramm) zur Messung der Muskelaktivität.

Die Elektroden hängen an ganz dünnen, farbigen Kabeln, welche neben dem Schlafenden in ein kleines Kästchen (Elektrodenbox) gesteckt werden. Dieses ist mit dem Computer und Bildschirm verbunden, der sich im daneben liegenden Raum befindet und über den die Nachtassistentin bzw. ein Schlafmediziner den Schlaf des Betroffenen anhand von bildlichen Darstellungen verfolgen kann. Somit wissen die Beobachtenden genau, ob und wann der Patient eingeschlafen ist, in welchem Schlafstadium er sich befindet und vieles mehr.

Das alles mag im ersten Moment etwas unangenehm klingen und alleine der Gedanke an eine beobachtete Nacht im Schlaflabor schafft oft bereits Unbehagen. Man muss sich jedoch im Klaren sein, dass das nächtliche Verhalten über einen Monitor registriert werden muss, was insbesondere bei Parasomnien (z. B. Schlafwandeln, nächtlicher Aufschrei, REM-Schlaf-Verhaltensstörungen, Albträume), aber auch bei schlafbezogenen Atmungs- und Bewegungsstörungen sowie epileptischen Anfällen unter anderem zur Diagnose und Therapiefindung notwendig ist.

An den Hirnströmen (EEG) kann die Nachtassistentin im Schlaflabor erkennen, ob der Patient schläft oder wacht.

Aufgrund der entsprechenden Länge der Elektrodenkabel ist es dem Patienten möglich, sich während des Schlafs zu drehen und zu wenden. Er kann sowohl auf dem Rücken als auch auf beiden Seiten liegen, nur das Liegen auf dem Bauch ist aufgrund der Verkabelung und der Übertragungsbox routinemäßig nicht üblich, weil Bauchlage selten ist. Wenn Bauchlage (z. B. bei Querschnittgelähmten) notwendig ist, dann ist eine alternative Montage der Übertragungsbox möglich. Eine Harnflasche bzw. eine Schüssel steht neben dem Bett; wenn das Bett aufgrund von Durchfall oder Erbrechen verlassen werden muss, werden die Kabel von der Nachtassistentin abgezogen und für die weiteren Aufzeichnungen wieder fixiert.

Ein Dehnungsgürtel um Brustkorb und Bauch zur Feststellung der Atembewegungen, eine Kanüle am Nasenausgang für die Nasenatmung, ein Thermistor für die Mundatmung sowie ein kleines Schnarchmikrofon, das am Hals angeklebt wird, liefern umfassende Informationen über die Atmung und das Schnarchen. Da bei schlafbezogenen Atmungsstörungen die Sauerstoffsättigung eine wichtige Rolle spielt, wird diese auch über ein Pulsoximeter (Messfühler am Finger) gemessen. Sie gibt an, wie viel Prozent des gesamten Hämoglobins (roter Blutfarbstoff) mit Sauerstoff versorgt ist und gibt unter anderem Aufschluss über die Effektivität des Sauerstofftransportes, d. h. in erster Linie über die Atmung. Je nach Alter, körperlicher Verfassung und Krankheitsbild ist der Sättigungswert unterschiedlich hoch. Bei Kindern sowie jungen und gesunden Erwachsenen liegt er bei nahezu 100 Prozent, während bei älteren Menschen und Menschen mit Lungenerkrankungen auch Werte um 90 Prozent toleriert werden können. Werte unter 90 Prozent werden unter normalen Umständen bereits kritisch betrachtet (70 Prozent etwa entsprechen 6000 Metern Höhe).

Wie wir bereits wissen, können im Schlaf auch periodische Beinbewegungen stattfinden, die mittels Elektroden an den Beinen gemessen werden. Auch ein EKG zur Aufzeichnung der nächtlichen Herzaktivität bzw. möglicher nächtlicher Herzrhythmusstörungen darf in einer Nacht im Schlaflabor nicht fehlen und gilt als Stan-

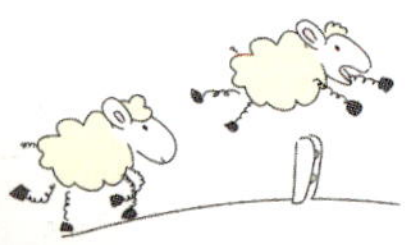

dardmessverfahren. Zur Registrierung nächtlicher spontaner Erektionen, wenn Informationen über organische oder psychogene Potenzstörungen benötigt werden, wird ein Messring am Penis angebracht.

Unmittelbar vor den Aufzeichnungen wird noch kalibriert und der Patient wird angehalten, Fußbewegungen zu machen, zu schnarchen, die Augen nach oben und unten sowie nach rechts und links zu bewegen, das Kinn nach vorne zu führen, die Zunge kurz herauszustrecken und durch die Nase sowie durch den Mund zu atmen.

Das Licht wird im Zimmer des Schlafenden üblicherweise zwischen 22.30 Uhr und 23.30 Uhr abgedreht und ab diesem Zeitpunkt beginnen die Schlafaufzeichnungen. Siebeneinhalb Stunden nach „Licht aus" enden die Aufzeichnungen und der Patient wird geweckt. Während dieser Zeit ist bei Ein- und Durchschlafstörungen weder Lesen noch Fernsehen gestattet. Bei Fragen, Beschwerden oder Harndrang kann jederzeit die Nachtassistentin, die sich um den Patienten kümmern wird, gerufen werden.

Schlafpolysomnografie ist die Auswertung der Aufzeichnungen aus der Schlaflaboruntersuchung mithilfe eines speziellen Computerprogramms. Erfasst bzw. berechnet werden die Schlafeffizienz, die Einschlaflatenz und die Anteile der einzelnen Schlafstadien am Gesamtschlaf. Zudem werden die Bewegungen und kurzen Weckreaktionen registriert.

Das Schlafprofil sieht bei Kindern anders aus als bei Erwachsenen oder älteren Menschen. Kinder verbringen mehr Zeit im Tiefschlaf und der Schlaf weist einen hohen REM-Anteil auf. Anders bei Erwachsenen, deren erste Nachthälfte gekennzeichnet ist von mehr oder weniger langen Tiefschlafphasen und deren zweite Nachthälfte mehr REM-Phasen aufweist. Der Schlaf von älteren Menschen ist fragmentiert, und Mitteltief- und Leichtschlaf überwiegen. Werden zahlreiche Muskelaktivitäten der Extremitäten registriert, was bei Frauen und älteren Menschen oft der Fall ist, und auf periodische Beinbewegungen hinweist, die 0,5 bis 5 Sekunden dauern und in Abständen von fünf bis 90 Sekunden viermal hintereinander auftreten, ist der Schlaf massiv gestört. Das Schlafprofil ist fragmentiert, das Tiefschlafstadium reduziert.

Aufgezeichnet wird nicht nur, nach wie vielen Minuten Sie tatsächlich einschlafen, ob Ihre unruhigen Beine Sie am Einschlafen hindern, wie oft und wie lange Ihre Traumphasen dauern, wie sich der Puls bzw. die Pulsfrequenz in dieser Zeit verändert oder ob Sie schnarchen, sondern auch, welche Schlaflagen Sie wie lange einnehmen. Und das sind nur einige Parameter, die Schlafmediziner bereits während der Nacht im Schlaflabor an Ort und Stelle beobachten können und die Schlafgestörte am nächsten Tag erfahren. Wenn man diese genauen Aufzeichnungen auf dem Bildschirm sieht, wird einem bewusst, wie aktiv der Schlaf ist.

Unter Schlafeffizienz versteht man den prozentualen Anteil des Schlafs an der Bettzeit.

Der Schlafende ist nämlich nur vermeintlich passiv, denn es ist er selbst, der seine Pulsaktivität während des Träumens ansteigen lässt, der sich immer wieder im Schlaf umdreht, der Laute von sich gibt oder Beinbewegungen macht, die ihn auch aufwecken können. In der Regel beeinträchtigen uns die unwillkürlichen Bewegungen im Schlaf nicht, wenn sie im Normbereich liegen (0–15 PLM pro Stunde Schlaf) und nicht von erhöhten Arousals (0–5 pro Stunde Schlaf) begleitet sind.

Die EMG-Elektroden an den Unterschenkeln geben Auskunft über periodische Beinbewegungen bzw. über das Restless-Legs-Syndrom.

Wesentlich für die Diagnose ist auch die Beobachtung der Länge der einzelnen Schlafstadien, die vom Alter abhängig ist (siehe S. 211). So sollten jüngere Erwachsene (20–39 Jahre) im leichten Schlafstadium S1 6 ± 3 Prozent der Schlafzeit verbringen, Personen mittleren Alters (40–59 Jahre) 10 ± 6 Prozent und ältere Menschen (60–95 Jahre) 11 ± 7 Prozent. Der Anteil am zweiten Schlafstadium sollte zwischen 50 ± 7 bei jüngeren und 56 ± 12 Prozent bei älteren Menschen liegen, jener von Stadium 3 + 4 (Tiefschlaf) zwischen 21 ± 6 und 15 ± 12 Prozent und vom REM-Stadium zwischen 23 ± 4 und 19 ± 9 Prozent.

Die Einschlafphase, also die Zeitdauer vom Lichtabdrehen bis zum Auftreten von Stadium 1 (oder 2) des Non-REM-Schlafs (auch Schlaflatenz genannt), beträgt je nach Alter etwa 11 ± 10 bis 14 ± 10 Minuten, wobei sich hier die drei Altersgruppen bei Normalschläfern nicht signifikant voneinander unterscheiden (siehe S. 211). Anders sieht dies beim Leicht-, Tief- und REM-Schlaf aus (siehe S. 211).

All diese Erkenntnisse gewinnt man durch die Elektroden am Kopf, im Gesicht, an Hals, Brustbein und den Beinen, die Informationen an den Computer im Nebenraum weiterleiten. Die Daten können rasch ausgewertet sowie am nächsten Tag statistisch im Vergleich zur Norm berechnet und demnach objektiv und quantitativ beurteilt werden.

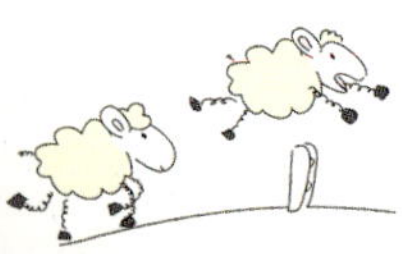

Die Schlaflatenz ist die Zeitdauer zwischen dem Lichtabdrehen und dem ersten Auftreten von Stadium 1, bei rein visueller Beurteilung auch Stadium 2.

Da eine Nacht im Schlaflabor anders ist als eine Nacht in gewohnter Umgebung, sieht man in der ersten Nacht insbesondere bei nicht-organischen Insomnien eine verlängerte Schlaflatenz, eine verkürzte Gesamtschlafdauer, eingeschränkte Schlafeffizienz, vermehrte nächtliche Wachstadien sowie vermehrte Dämmerschlafstadien, was auch als „First-Night-Effekt" bezeichnet wird. Eigene Untersuchungen zeigten, dass allerdings abhängig von der Diagnose solch ein „Anpassungseffekt" auch bei ambulanten Aufzeichnungen zu Hause im eigenen Schlafzimmer auftreten kann, weil auch hier die Aufnahmebedingungen nicht alltäglich sind.

Mögliche Störfaktoren während der Aufzeichnungsnächte im Schlaflabor bzw. zu Hause:

- ☆ andere Schlafumgebung und Schlafstätte
- ☆ Geräusche aus dem Nebenzimmer zu Hause
- ☆ Straßenlärm
- ☆ Zimmertemperatur
- ☆ Aircondition/Ventilator
- ☆ ungewohnte Lichtquellen (LED), die zum Teil ausgeschaltet bzw. abgedeckt werden können
- ☆ Elektroden am Kopf und im Gesicht, die für manche störend sein können
- ☆ der Brust- und Bauchgurt, der für manche störend sein kann

Der Morgen nach der Schlaflabornacht

Am Morgen nach der Schlaflabornacht wird der Patient zunächst von den Elektroden befreit, was nicht einmal annähernd so lange wie das Anbringen derselben dauert (ca. zehn bis 15 Minuten). Nach der Morgentoilette erfolgt – je nach Labor – ein etwa ein- bis eineinhalbstündiger Test, bei dem die subjektive Schlaf- und Aufwachqualität sowie die körperlichen Beschwerden, die Befindlichkeit, Stimmung, der Affekt (das emotionelle Ansprechen auf Außenreize), Antrieb und die Wachheit vom Patienten selbst beurteilt werden (siehe S. 212). Objektiv werden Leistungsvariable, wie Aufmerksamkeit, Konzentration, Aufmerksamkeitsvariabilität, Zahlengedächtnis, Feinmotorik und komplexe Reaktionszeitvariable evaluiert (siehe S. 212). Weiters werden psychophysiologische Variable, wie die Flimmerverschmelzungsfrequenz, Muskelkraft, Blutdruck und Puls gemessen (siehe S. 213). Da

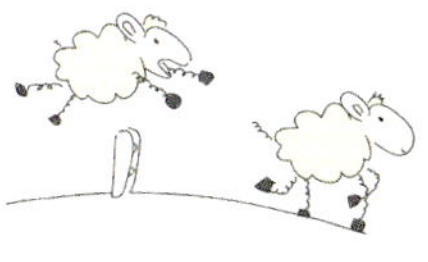

die Befindlichkeit sowie Blutdruck und Puls auch am Abend davor evaluiert werden, können Tagesschwankungen, wie sie beispielsweise bei schlafbezogenen Atmungsstörungen, aber auch bei Depressionen etc. charakteristisch sind, erfasst werden. Schließlich werden alle psychometrischen Werte eines Patienten mit Kontrollwerten einer alters- und geschlechtsentsprechenden Normgruppe statistisch verglichen.

Die Verkabelung mit Spezialklebern dauert 30 bis 60 Minuten, die Entfernung derselben am nächsten Morgen geht wesentlich rascher.

Bei der morgendlichen Testung nach dem Schlaf im Labor, auch Psychometrie genannt, werden der Gemütszustand (Thymopsyche), die intellektuelle Leistung (Noopsyche) sowie Blutdruck, Puls etc. gemessen (Psychophysiologie).

Weitere statistische Auswertung der Schlaflabordaten

Weltweit arbeiten Schlafforscher an der Weiterentwicklung von computergesteuerten Schlafprogrammen, deren Ziel darin besteht, eine standardisierte Normdatenbank für Frauen und Männer in sieben Altersgruppen von 20 bis 90 Jahren anzulegen. Der Schlaf wird dabei in insgesamt 900 30-Sekunden-Epochen unterteilt. So lassen sich komplexe Größen wie die Gesamtschlafzeit, Wachzeiten, die Einschlafzeit, die einzelnen Schlafstadien, die Schlafzykluslänge und dergleichen errechnen. Vorgegebene Normwerte der jeweiligen Altersgruppe dienen als Vergleich mit den jeweiligen Werten des Patienten. Dies gilt auch für die subjektiven und objektiven Aufwachvariablen. Somit können der gestörte Nachtschlaf und die morgendliche Aufwachqualität im Schlaflabor objektiviert und quantifiziert werden.

Aufgrund der doch etwas ungewohnten Schlafbedingungen (Verkabelung etc.) werden insbesondere bei nicht-organischen Schlafstörungen zwei Diagnosenächte gefordert – eine Adaptationsnacht (erste Nacht) und noch eine Basisnacht. Denn wenn ein Insomniepatient in der ersten Nacht vor Aufregung nur fünf bis 20 Prozent der Zeit im Bett schläft („First-Night-Effekt"), ist eine diagnostische Aussage nicht repräsentativ und daher für die Therapieauswahl fragwürdig. Nach zwei im Schlaflabor verbrachten Nächten hingegen liegen meist sichere Daten vor, die eine eindeutige Diagnose erlauben. Die Ergebnisse der ersten und zweiten Nacht wer-

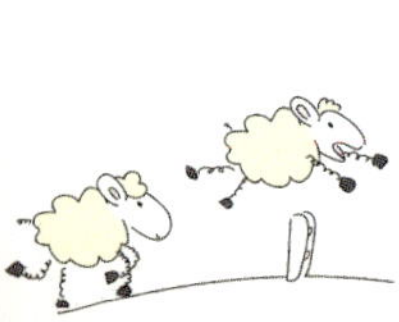

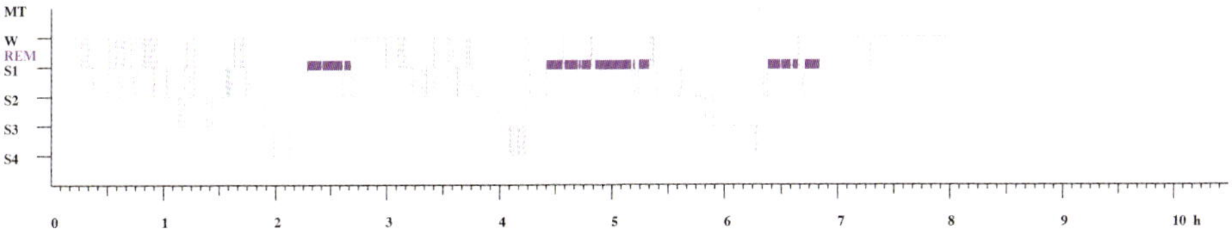

	Patient	Mw	z
Zeit im Bett (min)	478.5	478.7	-0
Schlafperiode (min)	421.5	458.2	-1.3
Gesamtschlafzeit (min)	345	425	-2.6
Wach innerhalb der SP (min)	76	24.4	1.7
Wachzeit morgens (min)	42	1.9	2.7
Aufwachanzahl	33	15.5	2.1
Aufwach-Index (/h Schlaf)	5.7	2.2	2.7
Anzahl der Stadienwechsel	155	136.1	0.6
Stadienwechsel-Index (/h Schlaf)	27	19.3	1.5

Latenzen (min)	Patient	Mw	z
Licht aus bis S1	15	11.8	0.2
Licht aus bis S2	21.5	18	0.3
Licht aus bis S3	67	37.6	1
Licht aus bis S4	118	43.2	2.4
Licht aus bis REM	136	101.3	1
Licht aus bis zum Einschlafen	19	13.1	0.4
Licht aus bis zu 10 min. Schlaf	20	21.2	-0.1
Einschlafen bis zum Tiefschlaf	48	21.2	1.4
Einschlafen bis zum REM-Schlaf	117	83.6	1

	Patient	Mw	z
Schlafeffizienz (%ZIB)	72.1	90.3	-2.2

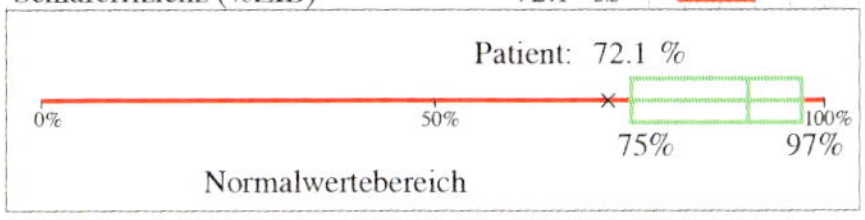

Schlafstadien	Patient	Mw	z
S1 (min)	56.5	30	1.4
S1 (%GSZ)	16.4	7.1	1.8
S2 (min)	135.5	233.1	-3
S2 (%GSZ)	39.3	54.9	-2.2
S3 (min)	46.5	34.5	1
S3 (%GSZ)	13.5	8.1	1.9
S4 (min)	13.5	30.5	-0.7
S4 (%GSZ)	3.9	7.1	-0.6
S3+S4 (min)	60	65	-0.2
S3+S4 (%GSZ)	17.4	15.2	0.4
REM (min)	93	93.7	-0
REM (%GSZ)	27	22	1.1
Bewegungsstadium (min)	0.5	2.4	-0.7

SIESTA Spot Report des gestörten Schlafs einer Patientin im Vergleich zu Normwerten
Schlafprofil und statistische Abweichungen in Ein- und Durchschlafvariablen und Schlafarchitektur einer 41-jährigen Patientin mit nichtorganischer Insomnie assoziiert mit generalisierter Angststörung im Vergleich zu 31 alters- und geschlechtsentsprechenden gesunden Kontrollen, dargestellt in z-Werten (Abweichungen in Anzahl der Standardabweichungen der Norm).

den miteinander verglichen, genauso wie die Auswertungen beider morgendlicher Gemüts- und Hirnleistungstests. Anhand dessen wird eine Diagnose erstellt, die die Schlafstörung des Betroffenen erklärt. Sind die Schlafstörungen auf Komorbiditäten (klinisch gleich wichtige Erkrankungen) zurückzuführen, müssen diese primär ebenfalls mitbehandelt werden. Dasselbe gilt für psychische Störungen. Wenn aber weder physische noch psychische Begleiterkrankungen vorliegen, dann handelt es sich um eine primäre Insomnie, also um einen psychophysiologisch persistierenden Mangel an Schlaf aufgrund eines erlernten Fehlverhaltens. Bei dieser haben sich psychotherapeutische Strategien, besonders entsprechende verhaltenstherapeu-

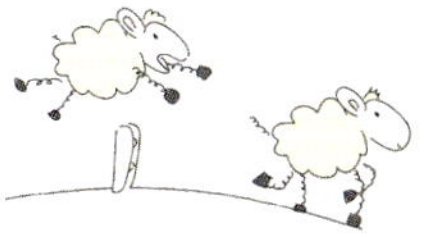

tische Maßnahmen, als wirksam erwiesen. Gemeinsam (Patient, Schlafmediziner und Co-Therapeut) wird eine Therapie besprochen, die für den Betroffenen annehmbar und durchführbar ist. Generell kann man sagen, dass die Schlaftherapie auf drei Säulen beruht: auf psychotherapeutischen, somatischen und medikamentösen Strategien.

Das mobile Schlaflabor

Eine gute Alternative zum Schlaflabor bietet das mobile Schlaflabor, das in manchen Ländern wie in Skandinavien, England und Nordamerika bereits häufiger als die stationäre Ableitung angewendet wird. Es kann bei fast allen Schlafstörungen zur Screening-Untersuchung eingesetzt werden, vor allem bei nicht erholsamem Schlaf, Schlaflosigkeit, nächtlichen Bewegungsstörungen, Schnarchen und schlafbezogenen Atmungsstörungen.

Für viele Schlafgestörte stellt die stationäre Aufnahme in ein Krankenhaus und, damit verbunden, dort schlafen zu müssen und dabei beobachtet zu werden, eine Belastung dar, der sie sich ungern stellen wollen. Mithilfe des mobilen Schlaflabors sind die Messung nächtlicher Atmungs- und Kreislauffunktionen sowie die Ableitung von Hirnströmen möglich, nicht aber nächtliche Videoanalysen (hilfreich bei Fragestellung nach nächtlichen Anfällen, Bewegungsstörungen, Parasomnien etc.) und die Therapieeinstellung komplexer nächtlicher Atmungsstörungen.

Ein tragbares Recordersystem (z. B. Somnoscreen®) misst den Atemfluss, die Atemexkursion, die Körperlage und die Sauerstoffsättigung und gibt Aufschluss über Blutdruck und Herztätigkeit. Anhand dieser „kleinen" ambulanten Schlafpolygrafie erhält man wichtige Informationen betreffend eine pulmologische, zahnmedizinische, HNO-fachärztliche und konservative Therapie.

Für die Therapienacht zu Hause erhält der Patient das sogenannte Ableitungsgerät mit den dazugehörigen Sensoren in einem leichten Handgepäckskoffer. Für die Untersuchung selbst wird man am späten Nachmittag oder am Abend mit den Sensoren an der Brust und am Bauch versehen oder erhält eine Einschulung in diese Verkabelung. Am Tag nach der Screeningnacht wird der Koffer für die Auswertung zurückgebracht. Für eine gute Ableitung eines EEGs bzw. für ein möglichst genaues Ergebnis werden gewaschene Haare empfohlen, da die fettige Kopfhaut zu einer Verschlechterung der Übertragung zwischen Kopfoberfläche und Elektrode führen kann. Auf Anfrage werden auch Hausbesuche angeboten.

Vorteile des mobilen Schlaflabors	Nachteile des mobilen Schlaflabors
Die Funktion und Störung des Schlafs wird dort gemessen, wo sie Nacht für Nacht passiert, nämlich im eigenen Bett.	keine standardisierte Schlafumgebung
komplette Mobilität des Patienten im eigenen Wohnbereich	Datenverlust durch das Lösen eines Sensors (z. B. bei Bewegung, Unruhe)
höhere Patientenzufriedenheit	derzeit noch keine Kassenabrechnung möglich (außer durch Privatversicherungen)
kürzere Wartezeiten und damit raschere Therapieeinleitung – Befund am nächsten Tag	keine kontinuierliche Überwachung durch Schlaflaborassistenten (= Monitoring)
mindestens gleichwertige Ableitungsqualität wie in einem stationären Labor	nicht standardisierte Bettzeiten
Entlastung stationärer Einrichtungen	in der Regel fehlendes Video
längerfristige Kostenreduktion durch ambulante Versorgung	Unmöglichkeit der Artefaktkorrektur während laufender Aufzeichnung

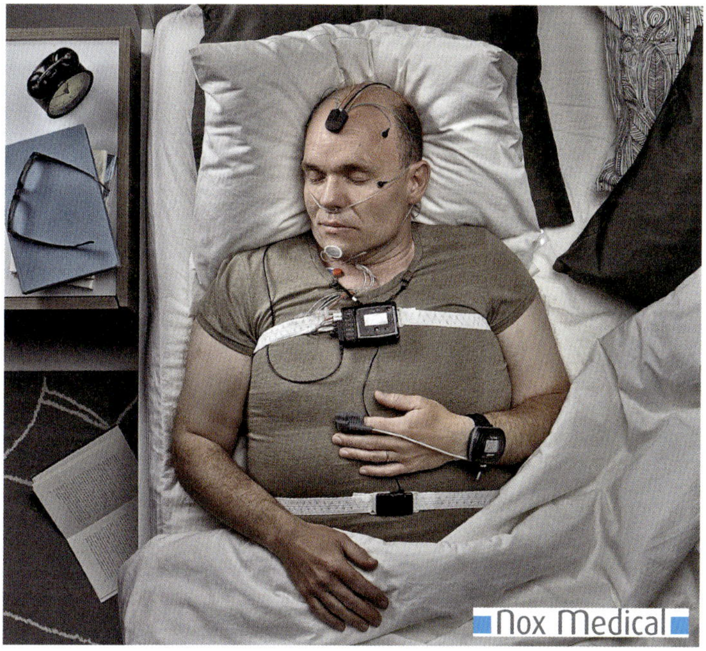

Mobiles Schlaflabor

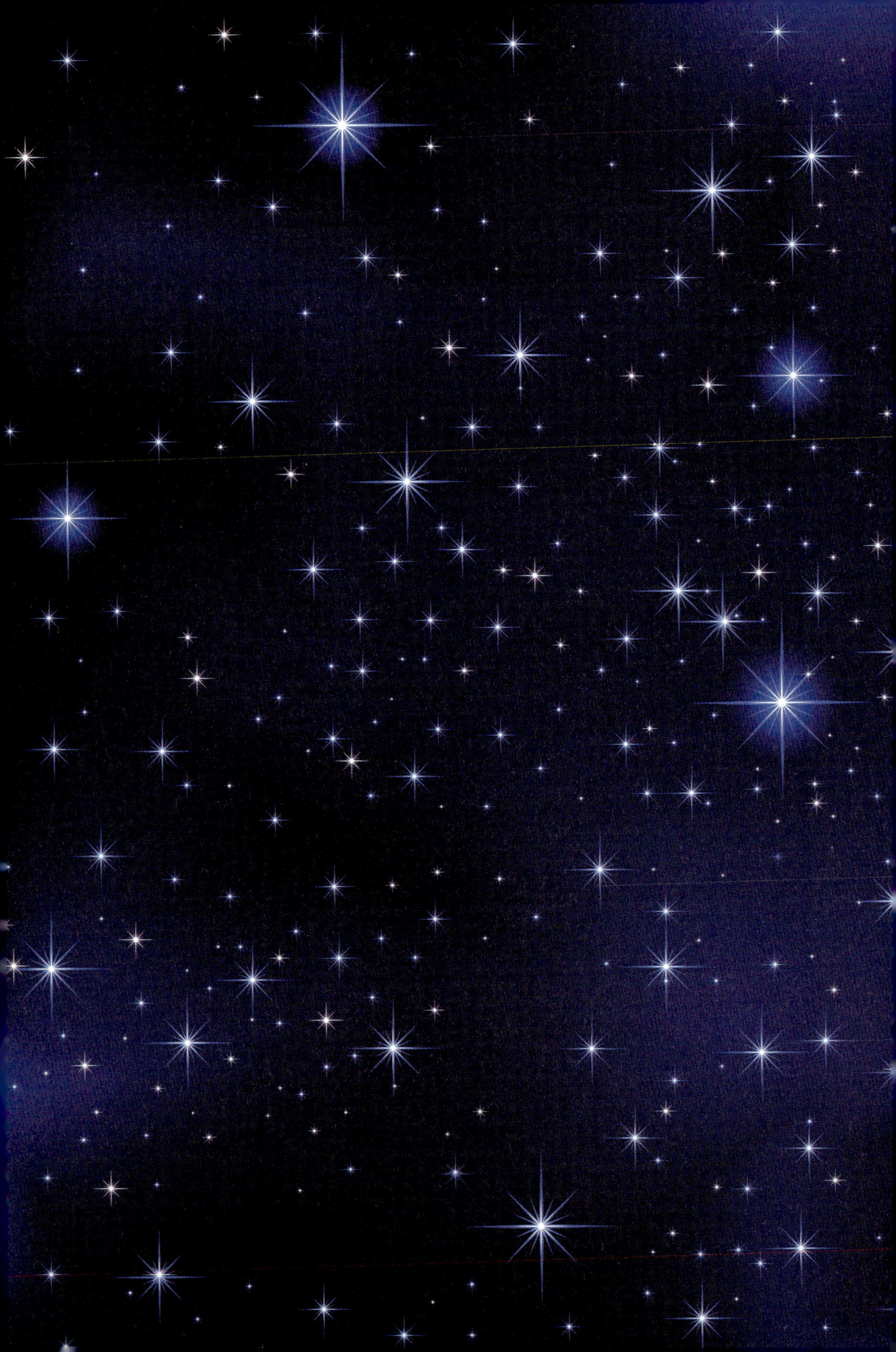

Die besten Tipps für eine gute Nacht

Was tun bei Schlafstörungen? Derzeit existieren an die 100 diagnostizierbare Schlafstörungen mit weiteren Unterteilungen je nach Begleiterkrankungen. Es erscheint daher logisch, dass nicht eine einzige Behandlungsmethode bzw. ein einziges Medikament für alle Schlafstörungen geeignet sein kann. Auch bei Herzerkrankungen kommen viele unterschiedliche Behandlungsmethoden zur Anwendung und niemand würde glauben, dass es lediglich ein einziges Medikament für alle Herzerkrankungen gäbe.

Ein stets gestörter Schlaf kann zum Dauerstress werden, weil sich im Leben eines Schlafgestörten (fast) alles um den Schlaf und die gewünschte Nachtruhe dreht. Stress erlebt zwar heutzutage schon fast jeder – von der Hausfrau bis zum Topmanager –, denn viele belastende Situationen sind im Alltag einfach nicht vermeidbar. Nur hat nicht jeder entsprechende Strategien entwickelt, die helfen, damit umzugehen.

Werden nun abends und in der ersten Nachthälfte Stresshormone ausgeschüttet, wenn der Körper dringend Ruhe bräuchte, wird es auf Dauer unerquicklich für den Betroffenen. Die Stresshormone Adrenalin und Cortisol sind bei diesen Menschen in zu hohen Mengen im Blut vorhanden, sodass kein erholsamer Schlaf stattfinden kann. Diese Form von Dauerstress lässt etwa das Immunsystem schwächeln und es kommt zum Auftreten vieler Begleiterkrankungen. Es lässt sich also gut erkennen, wie wichtig ein erholsamer Schlaf ist!

Bei Schlafstörungen führt der erste Weg oft in die Apotheke oder zum praktischen Arzt, wo man sich am liebsten ein Einschlafmittel geben lassen würde, das einen in den Schlaf gleiten und am Morgen ausgeruht aufwachen lässt. Die adäquate Therapie von Schlafstörungen umfasst jedoch psychologische, somatische und medikamentöse Verfahren, denen in jedem Fall eine exakte subjektive und objektive Diagnostik vorausgehen muss (Schloss-Schlüssel-Prinzip)!

Für Schlafstörungen gibt es drei verschiedene Therapiemethoden, die auch kombiniert eingesetzt werden können. Man unterscheidet psychologische, somatische und medikamentöse Therapieformen, wobei aufgrund der hohen Prävalenz nicht-organischer Schlafstörungen die psychologischen Verfahren sehr häufig Anwendung finden. Wichtig ist es, das Grundleiden bzw. die Begleiterkrankungen, welche sich bei 85 Prozent der Patienten, die Schlafzentren aufsuchen, finden, zu erkennen und diese mitzutherapieren. Liegt nun weder eine körperliche noch eine seelische Störung vor (15 Prozent), werden gezielte verhaltenstherapeutische Maßnahmen für sehr effektiv erachtet. Diese zeigen – laut wissenschaftlichen Studien – in Kombination mit Entspannungsmethoden die besten Erfolge. Die Auswahl der psychotherapeutischen Verfahren hängt im Allgemeinen von den individuellen Symptomen des Patienten ab, der nach seinen persönlichen Neigungen und Vorstellungen in Zusammenarbeit mit einem überweisenden Arzt einen entsprechenden Therapeuten auswählen kann. Denn schon eine gute, vertrauensvolle Beziehung zwischen Therapeut und Patient wirkt sich positiv auf den Schlaf aus. Stoßen Sie bei Ihrem Therapeuten auf Unverständnis, werden Sie nicht ernst genommen und fühlen sich unbehaglich in seiner Anwesenheit, dann ist es eindeutig nicht der richtige für Sie.

Psychologische Verhaltenstherapie bei Schlafstörungen

- ☆ Einzel- und Gruppengespräche über den „normalen" Schlaf (Schlafcoaching), mögliche Schlafstörungen und deren Therapie zielen darauf ab, die Betroffenen über den Schlaf und insbesondere über falsche Erwartungshaltungen aufzuklären und somit zum Teil unbegründete Ängste abzubauen.
- ☆ Schlafgestörte werden angehalten, sich an die zehn Gebote der Schlafhygiene zu halten.
- ☆ Entspannungstechniken wie autogenes Training, progressive Muskelentspannung nach Jacobson oder Biofeedbacktraining helfen, sich für den Schlaf vorzubereiten, da Entspannung eine wichtige Voraussetzung für den Schlaf ist und die Schlafbereitschaft fördert.
- ☆ Gedankliche Entspannung ist vor allem für diejenigen wichtig, die aufgrund des ständigen Grübelns im Bett nicht abschalten und entspannen können. Hier kann mithilfe von Ruhebildern, Fantasiereisen oder eines Gedankenstopps aus der Verhaltenstherapie Abhilfe geschaffen werden.

Gesunde Schlafhygiene

Im Falle von Schlafstörungen sind primär der Tagesablauf und die Zeit kurz vor dem Schlafengehen zu analysieren. Steht man zu spät am Morgen auf, bewegt man sich untertags kaum oder gar nicht, isst man abends vom Falschen zu viel, trinkt man zu große Mengen Alkohol, trinkt man zu spät noch koffeinhaltigen Kaffee, raucht man zu viel oder sitzt man zu lange abends vor dem Computer oder dem Fernseher, dann sind Schlafstörungen fast vorprogrammiert. Schon eine Veränderung der ungesunden Lebensgewohnheiten, die einer guten Schlafhygiene entgegenwirken, kann rasch zu einem besseren Schlaf führen.

Zehn Gebote der Schlafhygiene von Bernd Saletu:

1. Du sollst deinen täglichen Schlafbedarf decken!
2. Du sollst einen regelmäßigen Schlafrhythmus einhalten!
3. Du sollst für die Bequemlichkeit deiner Schlafstätte sorgen – Bett, Matratze etc.!
4. Du sollst deine Schlafumgebung so angenehm wie möglich gestalten – Temperatur, Lärm, Licht etc.!
5. Du sollst auf deine Ernährung achten – keine späten schweren Mahlzeiten, kein Übergewicht etc.!
6. Du sollst vor dem Schlafengehen keine schlafstörenden Substanzen zu dir nehmen – keine Zigaretten, keinen Alkohol, keine stimulierenden Getränke etc.!
7. Du sollst Stress vermeiden – tagsüber und besonders abends!
8. Du sollst Aktivierung vor dem Schlafengehen meiden (anstrengendes körperliches Training)!
9. Du sollst während des Tages wach sein!
10. Du sollst den Arzt aufsuchen, wenn du dreimal pro Woche und länger als einen Monat schlecht schläfst!

Im Rahmen von psychologischen Behandlungsmethoden werden neben der Vermittlung der zehn Gebote der Schlafhygiene Einzel- und Gruppentherapien durchgeführt, aber auch unterschiedliche Entspannungsmethoden wie „Grübelecke", Gedankenstopp, Ruhebild, Stimuluskontrolle, Fantasiereisen und Schlafrestriktionen. Erfahren Sie hier mehr darüber!

Schlafcoaching – eine Therapie gegen Schlafstörungen, die ganz ohne Medikamente auskommt

Schlafcoaches arbeiten mit verhaltenstherapeutischen Maßnahmen wie der kognitiv-behavioralen Therapie, bei der die Betroffenen Verhaltensabläufe einüben, die sich positiv auf die Schlafqualität auswirken – mit gestalttherapeutischen Maßnahmen, Schlafedukation, Hypnose, aber auch mit Entspannungsmethoden. Eine weitere wichtige Rolle beim Schlafcoaching spielt die Schlafhygiene, z. B. die richtige Raumtemperatur im Schlafzimmer sowie Ernährung und Bewegung vor dem Schlaf.

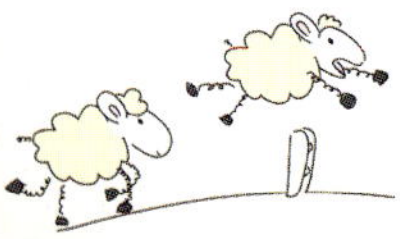

„Grübelecke“ oder „Gedankenstuhl“

Je näher der Abend, und damit die Zeit zum Schlafen, kommt, desto mehr kreisen die Gedanken um das Schlafen. Ein Teufelskreis, den es zu durchbrechen gilt!

„Werde ich heute Nacht wieder schlecht schlafen? Was ist, wenn ich heute wieder nicht durchschlafen kann? Ich muss doch morgen ausgeschlafen sein!“ Verzweiflung, Ärger und Wut bringen einem nicht die gewünschte Entspannung. Schlafbehindernde Gedanken kreisen in so manchen Köpfen viel zu lange herum und es ist Schlafgestörten kaum möglich, sich zu entspannen und Ruhe zu finden. Das Bett wird nach längerem, regelmäßigem nächtlichen Grübeln vor dem Einschlafen zu einem Ort des Nachdenkens (Stimulus). Man hat ja das Bedürfnis, anstehende Probleme zu lösen. Doch das Bett ist nicht der geeignete Ort dafür. Das führt dazu, dass man sich müde ins Bett legt und hellwach ist, wenn das Grübeln beginnt. Es ist, als hätte man einen Schalter umgelegt.

Suchen Sie sich dafür eine andere Räumlichkeit in Ihrer Wohnung, vielleicht eine „Grübelecke“, die zum Grübeln einlädt. In solchen Fällen geht es darum, mit verhaltenstherapeutischen Maßnahmen das Bett wieder mit Schlafen und nicht mit Grübeln zu assoziieren. Mit dem „Gedankenstuhl“ oder der „Grübelecke“ kann man Probleme, die zum Nachdenken veranlassen, aus dem Bett auslagern.

Bei Durchschlafstörungen ist eine Grübelecke hingegen problematisch, weil durch das Lichtaufdrehen nachts Melatonin unterdrückt und dadurch der Schlaf wieder gestört wird.

Gedankenstopp

Sind es wirklich immer wichtige Gedanken, die Sie vom Einschlafen abhalten? Lassen sich vielleicht manche Gedanken auf morgen verschieben? Wenn es tatsächlich wichtige Gedanken bzw. Ideen sind, dann schreiben Sie diese am besten gleich auf und denken am nächsten Tag weiter darüber nach. Denn die Nacht ist die Zeit zum Schlafen!

Mit der Technik des „Gedankenstopps“ lassen sich nächtliche Gedanken wieder verabschieden. Es handelt sich dabei um eine einfache Methode, die mit ein wenig Übung erfolgversprechend ist. Sagen Sie laut oder leise „Stopp“, wenn die Gedanken wieder kommen, die Sie am Einschlafen hindern. Sollte Ihnen diese Methode we-

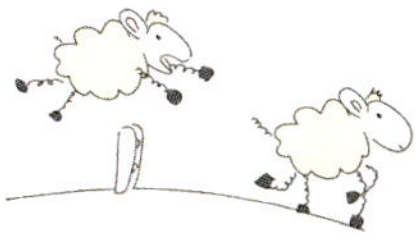

niger zusagen, dann ersetzen Sie das „Stopp“ durch ein angenehmes Ruhebild und versuchen Sie, so zu entspannen. Sie können Ihre belastenden Gedanken auch in einen Tresor geben (**„Tresortechnik“**) und diesen verschließen, wissend, dass Sie ihn jederzeit wieder öffnen können. Aber bitte nicht in der Nacht, wenn der Körper Ruhe und Erholung vom Alltag braucht! Geben Sie ihm diese Ruhe und versuchen Sie unter professioneller Anleitung, dem nächtlichen Grübeln ein Ende zu setzen. Verabschieden Sie sich von belastenden Gedanken! Sie gehen über Nacht nicht verloren, sondern sind mit Sicherheit am nächsten Tag noch greifbar und bestimmt besser zu verarbeiten.

Durchbrechen Sie immer wiederkehrende belastende Gedanken und machen Sie einen Gedankenstopp! Seien Sie dabei geduldig, denn auch das muss gelernt sein!

Ruhebild

Das Ruhebild, eine Methode aus der Verhaltenstherapie, soll Menschen mit Einschlafproblemen an eine schöne, angenehme Zeit bzw. Situation, an entspannte Urlaubsszenen oder an eine beruhigende Umgebung/Landschaft denken lassen. Negative Gedanken, die in der Einschlafphase im Kopf kreisen, sollen durch angenehme Gedanken und Bilder ersetzt werden. Versuchen Sie, das Bild mit allen Sinnen wahrzunehmen und so lange wie möglich zu halten! Es ist zumeist nur für kurze Zeit in der Vorstellung haltbar und nicht so „scharf“ wie eine Fotografie.

Wenn Sie eine Meereslandschaft vor Ihrem geistigen Auge haben, dann riechen Sie die Meeresluft, hören Sie das Rauschen der Wellen, sehen Sie die gurrenden Möwen fliegen und über das Meer gleiten und fühlen Sie die angenehme Meeresbrise auf Ihrer Haut. Genießen Sie dieses schöne, beruhigende Bild, solange es für Sie in Ihrer Vorstellung sichtbar ist, und erzwingen Sie nichts! Gleiten Sie langsam in einen entspannten Zustand und wünschen Sie sich, mit diesem wunderschönen Bild, den angenehmen Klängen und herrlichen Gerüchen einschlafen zu können.

Nehmen Sie immer positive und erfreuliche Gedanken mit in den Schlaf, die sich während der Nacht in Ihrem ganzen Körper „ausbreiten“ können! Und am Morgen werden Sie spüren, welch angenehme Wirkung diese einfache Visualisierungsmethode auf Ihr physisches und psychisches Befinden haben kann.

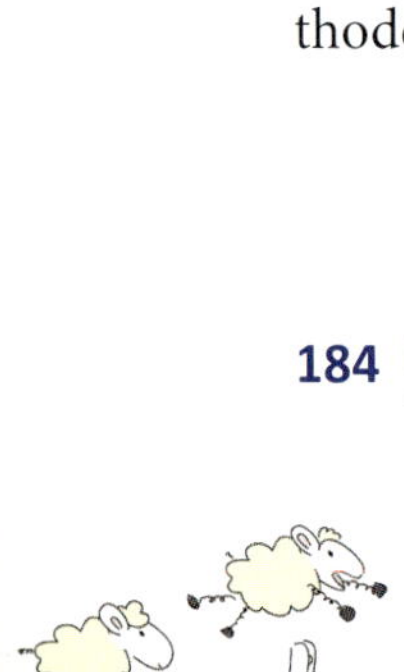

Stimuluskontrolle

Das Bett ist ausschließlich ein Ort zum Schlafen und für den Beischlaf. Aktivitäten wie Lesen, Essen, Fernsehen und Arbeiten sollten an diesem Ort nicht stattfinden, da das Bett dann seine eigentliche Funktion als Schlafstimulus verliert. Wenn Sie Ihren Schlafplatz bzw. Ihre Schlafumgebung nicht mit Ruhe und Entspannung verknüpfen, da Sie dort immer wieder Tätigkeiten unterschiedlicher Art verrichten, dann ist die Stimuluskontrolle die geeignete Methode aus der psychologischen Verhaltenstherapie.

Ziel dieser Methode ist, die Schlafumgebung wieder zu einem Ort der Entspannung zu machen, indem falsche, den Schlaf hemmende Gewohnheiten abtrainiert werden und man Platz für schlaffördernde Verhaltensweisen schafft.

Bei Menschen, die nicht von Schlafstörungen betroffen sind, wird sich allerdings das Lesen oder Fernsehen im Bett kaum oder gar nicht auswirken, während Schlafgestörte diesbezüglich ohnehin schon sensibilisiert sind und man ihnen davon abraten muss.

Beachten Sie bei der Stimuluskontrolle folgende Regeln:

- ☆ Gehen Sie erst dann zu Bett, wenn Sie müde sind und das Gefühl haben, in Kürze einschlafen zu können!
- ☆ Das Bett sollte ausschließlich zum Schlafen und für den Beischlaf verwendet werden. Essen, fernsehen, arbeiten und dergleichen sind an diesem Platz tabu.
- ☆ Wenn Sie im Bett wach liegen und nicht einschlafen können, stehen Sie wieder auf und suchen das Bett erst dann wieder auf, wenn Sie schläfrig sind. Sollte das beim ersten Mal nicht funktionieren, dann stehen Sie wieder auf und warten Sie auf den nächsten Müdigkeitsanfall, ehe Sie wieder zu Bett gehen. Das Ziel der Stimuluskontrolle besteht darin, den Stimulus „Bett" mit schnellem Einschlafen zu verknüpfen.
- ☆ Stehen Sie morgens immer zur gleichen Zeit auf! Auch am Wochenende, wenn Sie eigentlich länger schlafen könnten und unabhängig davon, ob die Nacht für Sie gut oder schlecht war. Dieses Verhalten dient der Entstehung eines geregelten Schlaf-Wach-Rhythmus.
- ☆ Mittags- und Nachmittagsnickerchen sind wegen des Abbaus des Schlafdrucks nicht erlaubt, um den Nachtschlaf nicht ungünstig zu beeinflussen.

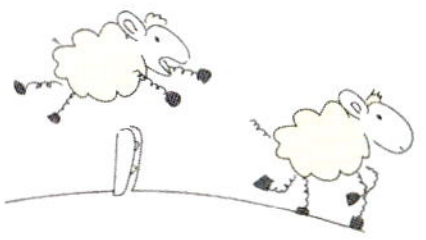

Fantasiereisen

Bei den Fantasiereisen werden die schönen Bilder („Ruhebilder“) zu bewegten Bildern, die dann wie ein Film ablaufen, Wohlbefinden vermitteln und zur Entspannung führen. Reisen Sie in Ihrer Fantasie in die Ferne, an einen Ort, der Ihnen Ruhe und Entspannung vermittelt und an dem Sie länger verweilen möchten! Hilfreich kann die Vorstellung von Sonne, Wärme, Wasser, Meer oder leisem Vogelgesang sein. Spüren Sie gedanklich die Wärme, riechen Sie die Meeresluft, hören Sie das Rauschen des Meeres und wandern Sie in Ihren Gedanken weiter. Lassen Sie dabei nur schöne Gedanken und Bilder zu und reisen Sie so langsam in die Welt des Morpheus. Sanfte, angenehme Entspannungsmusik kann Sie auf dieser Fantasiereise begleiten.

Schlafrestriktionen

Hinsichtlich der Schlafrestriktionen wird empfohlen, sich erst dann ins Bett zu legen, wenn man tatsächlich müde ist und nur so lange dort zu verbringen, solange man wirklich schläft. Spricht beispielsweise ein Schlafgestörter von einer Schlafzeit von lediglich fünf Stunden und gibt an, täglich um sieben Uhr aufstehen zu müssen, so lautet die Empfehlung laut Restriktionskonzept, um zwei Uhr früh schlafen zu gehen und um sieben Uhr aufzustehen. Untertags sollte auf ein Mittags- oder Nachmittagsschläfchen verzichtet werden und für die nächste Nacht wird empfohlen, wieder erst um zwei Uhr das Bett aufzusuchen. Dieser Rhythmus ist so lange beizubehalten, bis sich die tatsächliche Schlafzeit auf 90 Prozent der Zeit im Bett erhöht. Erst wenn dieses Ziel erreicht ist, darf der Schlafgestörte eine halbe Stunde länger im Bett verweilen. Schläft man nun wiederum 90 Prozent der verlängerten Zeit, darf die Zeit im Bett neuerlich um eine halbe Stunde verlängert werden. Fortgesetzt wird dieses Schema so lange, bis die individuell erforderliche Schlafzeit erreicht wird.

Schlafgestörten mit Anspannungsproblematik hilft auch die Empfehlung, so lange wie möglich wach zu bleiben („**Paradoxe Intention**“). Dadurch wird ihnen der Druck genommen, einschlafen zu müssen, sowie die Angst, nicht einschlafen zu können. Zusätzlich wird den Patienten die Anweisung gegeben, alle Gedanken und Probleme, die ihnen in der Nacht durch den Kopf gehen, zuzulassen und in den Therapiestunden darüber zu berichten. Allein diese Anweisung kann schon dazu führen, problemlos ein- und durchzuschlafen.

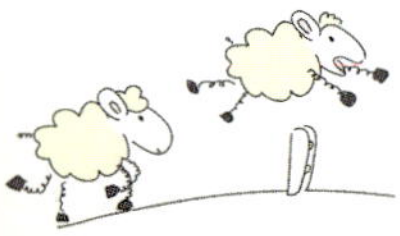

Weitere Entspannungsmethoden, die Schlafgestörten beim Ein- und Durchschlafen helfen sollen, sind Yoga, Meditation, Hypnose und Progressive Muskelentspannung nach Jacobson.

Hypnose

Zu den ältesten Entspannungsverfahren gehören Meditationstechniken, Yoga und Hypnose, die bei Schlafstörungen bedingt durch eine Entspannungsproblematik eingesetzt werden können. Bei der Hypnose, einem suggestiven Verfahren, bringt man den Menschen in einen tranceähnlichen Zustand und sagt ihm mit ruhiger Stimme entsprechende, individuell zugeschnittene Leitsätze vor.

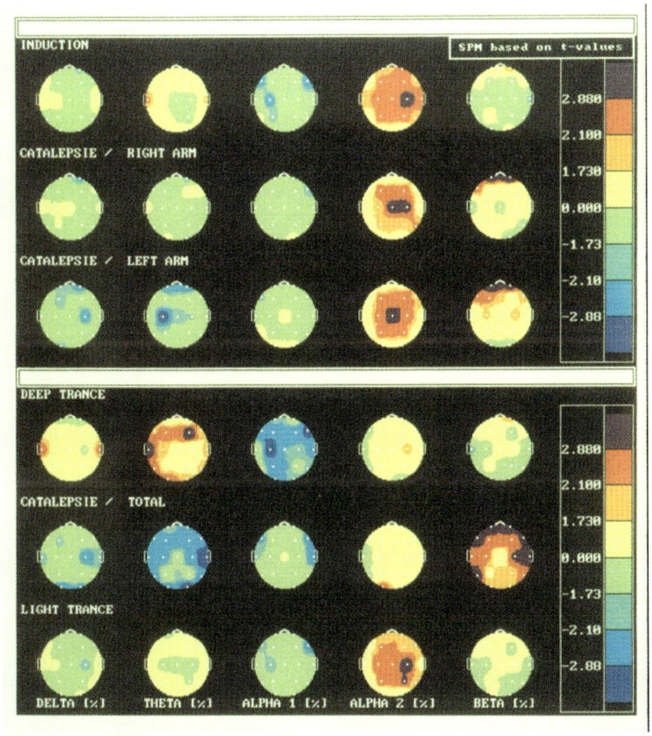

EEG-Maps während verschiedener Stadien der Hypnose
EEG-Maps bezüglich regionaler Veränderungen in der relativen Power der Delta-, Theta-, Alpha- und Betaaktivität während verschiedener Stadien der Hypnose (Induktion, Katalepsie – rechter Arm, Katalepsie – linker Arm, tiefe Trance, Katalepsie – gesamter Körper, leichte Trance) im Vergleich zum Ausgangswert.

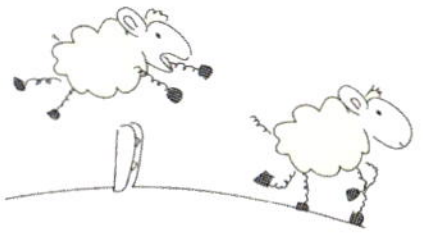

Während der Hypnoseinduktion kommt es zu einer Zunahme der Alpha-2- und beidseits temporalen Thetaaktivität sowie einer Abnahme der Alpha-1-Power. Während der Katalepsie der Arme zeigt sich eine zusätzliche Delta- und Thetaabnahme sowie frontale Betazunahme (Motorik). Während der tiefen Trance kommt es zu einer Zunahme der Delta- und Theta- und Abnahme der Alphaaktivität (tiefere Schlafsuggestion). Während der Gesamtkörperkatalepsie sieht man eine Abnahme von Delta/Theta- und vor allem eine Zunahme von Betaaktivität (Muskelanspannung), während in der leichten Trance hauptsächlich eine Zunahme der Alpha-2-Aktivität dominiert (Konzentration).

„Am Abend gegen 22 Uhr werde ich langsam müde. Ich gehe dann ins Bett und schlafe dort rasch ein.“ Diese oder ähnliche suggestive Sätze werden immer wieder vorgesagt, bis die Botschaft verinnerlicht wurde und die Ein- bzw. Durchschlafstörungen behoben sind. Wesentliche Voraussetzung für den Behandlungserfolg ist eine gute Vertrauensbasis zwischen dem Patienten und dem Therapeuten. Mittels computerunterstützten EEG-Mappings konnten wir in eigenen Studien zeigen, dass verschiedene Stadien der Hypnose (Induktionsstadium, leichte Trance, Ganzkörperstarre, tiefe Trance etc.) durch unterschiedliche Veränderungen in der Gehirntätigkeit bewirkt werden (siehe Abb. S. 187).

Entspannung und Ruhe sind wesentliche Voraussetzungen für einen gesunden Schlaf!

Progressive Muskelrelaxation nach Jacobson

Bei der Progressiven Muskelrelaxation nach Jacobson, einer einfachen und schnell zu erlernenden Entspannungsmethode, geht es darum, einzelne Muskelgruppen abwechselnd anzuspannen und zu entspannen. Durch kurze, gezielte Anspannung bestimmter Muskeln wird sich der Praktizierende nach ein wenig Training dieser Muskeln bewusst und ist dann in der Lage, diese anschließend lockerzulassen.

Das Wort „Relaxation“ steht für Entspannung und Loslassen, „progressiv“ für fortschreitend, in diesem Fall für vertiefende, fortschreitende Entspannung.

Psychisches Empfinden und Muskelanspannung hängen zusammen.

Jacobson konnte nachweisen, dass Stress und innerer Druck nachlassen, wenn die Muskulatur ausreichend entspannt ist. Wenn Sie einzelne Muskelgruppen des Kör-

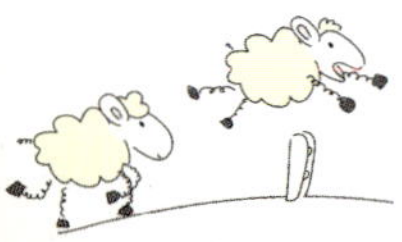

pers der Reihe nach anspannen und nach wenigen Sekunden locker lassen, breitet sich die Entspannung im ganzen Körper aus und somit lässt auch die innere Anspannung nach.

Entspannungsübung nach Jacobson:
Schließen Sie Ihre Augen und atmen Sie einige Male tief ein und aus.
Ballen Sie nun eine Hand zur Faust und achten Sie dabei auf die Spannung dieser Muskulatur. Sie werden merken, dass jetzt die Muskeln dieser Hand, des Unterarms und teilweise sogar des Oberarms angespannt sind. Möglicherweise ist diese Anspannung sogar schmerzhaft, je nachdem, wie stark Ihre Anspannung ist. Lassen Sie in der Spannung so weit nach, bis es nicht mehr schmerzt!

Ziel ist nicht, die Muskeln mit möglichst viel Kraft anzuspannen, sondern den Unterschied zwischen Spannung und Entspannung wahrzunehmen. Es reicht auch, lediglich die Aufmerksamkeit auf die Muskelpartie zu richten und sie danach wieder zu entspannen. Atmen Sie während der Anspannung ganz normal weiter und halten Sie keinesfalls die Luft an! Lassen Sie den Atem frei fließen!

Nach etwa sieben Sekunden lockern Sie wieder Ihre Muskeln, indem Sie Ihre Hand öffnen. Die Entspannungsphase sollte deutlich länger sein als die Phase der Anspannung, um die Entspannung intensiv nachfühlen zu können. Wiederholen Sie diese Übung (mit der anderen Hand) und spüren Sie den Unterschied zwischen Anspannung und Entspannung.
Entspannen Sie in weiterer Folge den rechten Unterarm – den rechten Oberarm – die linke Hand – den linken Unterarm – den linken Oberarm – die Stirn – die Augen – die Nase – den Mund – die Kiefermuskeln – Hals und Nacken – Schultern – Rücken – Bauch – Gesäß – rechten Oberschenkel – rechten Unterschenkel – rechten Fuß – linken Oberschenkel – linken Unterschenkel und den linken Fuß.
Wandern Sie dann gedanklich noch einmal durch Ihren Körper und kommen Sie mit jedem Atemzug tiefer in die Entspannung. Genießen Sie diesen angenehmen Zustand des Loslassens!

Wenn Sie wieder aus der Entspannung zurückkommen wollen, stellen Sie sich vorerst gedanklich darauf ein. Beugen und strecken Sie dann Ihre Arme, räkeln Sie sich, atmen Sie einige Male tief ein und aus und öffnen Sie erst jetzt Ihre Augen. Sie sind nun wieder im Hier und Jetzt und können Ihren Aktivitäten nachgehen. Wenn Sie aber schlafen wollen, dann bleiben Sie in diesem entspannten Zustand und wünschen Sie sich, ganz entspannt einzuschlafen! Gute Nacht!

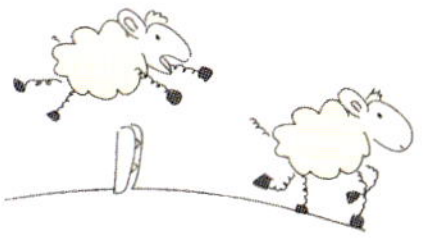

Lichttherapie

Die heilende Kraft der Sonne wusste man schon in der Antike zu schätzen. Das Sonnenlicht hat eine wohltuende Wirkung auf unser seelisches Befinden, wirkt stimmungsaufhellend und stärkt unser Immunsystem. Mit der Lichttherapie, einer chronobiologischen Behandlungsmethode, möchte man entsprechende Lichtreize setzen und so die innere Uhr wieder ins Gleichgewicht bringen (siehe S. 110). Sie wird alleine oder in Kombination mit Medikamenten nicht nur zur Behandlung von (Herbst/Winter-)Depressionen angewandt, sondern auch in der Therapie von nicht-organischen Schlafstörungen, vor allem bei Schlaf-Wach-Rhythmus-Störungen wie der Störung der vorgelagerten bzw. der verzögerten Schlaf-Wach-Phase, um den Schlafbeginn hinauszuzögern bzw. vorzuverlagern. Licht hat zeitgebende Wirkung für unsere innere Uhr und fördert durch die Synchronisation des zirkadianen Taktgebers mit dem 24-Stunden-Rhythmus unsere Gesundheit.

Licht kommt bei Depressionen und Schlaf-Wach-Rhythmus-Störungen zum Einsatz, hat sich aber auch bei geriatrischen Patienten sowie bei Alkoholkranken als hilfreich erwiesen.

Die Lichttherapie sollte am besten unter ärztlicher Kontrolle durchgeführt werden, da sie auf die jeweilige Störung abgestimmt sein muss. Da Licht unmittelbare Wirkungen auf den Organismus hat und die Melatoninsekretion unterdrückt, spielen der Zeitpunkt der Behandlung, die Dauer und die Intensität eine entscheidende Rolle. So wurde beobachtet, dass Morgenlicht eine Phasenvorverschiebung mit früheren Schlaf- und Aufwachzeiten und Abendlicht eine Phasenverzögerung induziert. Ein zeitlich gleichbleibendes Timing unterstützt die Wirksamkeit.

Doch nicht nur ausreichend Licht, sondern auch genügend Dunkelheit begünstigen eine adäquate Wachheit untertags und eine gute Schlafqualität in der Nacht. Es ist das Schlafhormon Melatonin, das in der Nacht produziert wird und dem Gehirn und Organismus Dunkelheit signalisiert.

Die Arbeit vor LED-Bildschirmen am Abend kann die zeitliche Organisation stören, die Melatoninausschüttung unterdrücken und den Organismus aktivieren, der sich langsam auf den Schlaf vorbereiten sollte. Am Abend getragene „Blueblocker"-Brillen können diesen Störungen des Dunkelsignals durch künstliche Lichtquellen entgegenwirken. Orange getönte Brillen, die Wellenlängen im Bereich

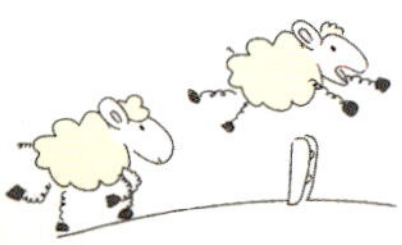

des Blaulichtspektrums herausfiltern, können der inneren Uhr Dunkelheit signalisieren. Somit kann die Melatoninausschüttung ungestört beginnen.

Lichtanwendungen

Krankheitsbild	Therapieempfehlungen
Verzögertes Schlafphasensyndrom	Licht zu Beginn nach dem Aufstehen, 7 000–10 000 Lux für 30 Minuten als Anfangsdosis, dann in Intervallen von zwei bis drei Tagen schrittweise vorverschieben, bis die gewünschte Einschlafzeit erreicht ist.
Vorverlagertes Schlafphasensyndrom	Licht am frühen Abend, 7 000–10 000 Lux für 30 Minuten als Anfangsdosis, dann in Intervallen von zwei bis drei Tagen; schrittweise auf später verschieben, bis die gewünschte Einschlafzeit erreicht ist.
Jetlag	Timing ist entscheidend: je nach Richtung (Ost/West) und Anzahl der Zeitzonen. Verschiebung vor Abflug beginnen, Timing den zeitlichen Lichtverhältnissen des Zielortes anpassen; Licht zur falschen Zeit vermeiden (orange getönte Brille benützen).
Schichtarbeit	Schwierig, das richtige Timing von Licht zu eruieren, da rotierende Schichten die innere Zeitordnung in unvorhersehbarer Weise verändern. Am nächtlichen Arbeitsplatz werden oft höhere Lichtintensitäten eingesetzt. Diese fördern die Wachheit und damit die Leistungsfähigkeit, Fehler können vermieden werden, jedoch auch Rhythmen zusätzlich stören. Orange getönte Brille morgens nach der Nachtschicht tragen, um das Tageslichtsignal zu unterdrücken und somit die Qualität des Tagschlafs zu fördern.

Quelle: Wirz-Justice A, Bromundt V (2013): Lichttherapie. In: Schlaf 2: S. 20–29

Die Lichtintensität der für diese Therapie geeigneten Lampen ist wesentlich höher als die von Innenräumen. Während Innenräume normalerweise mit 300 bis 500 Lux beleuchtet werden und sie mit 500 bis 1.000 Lux sehr hell erleuchtet sind, werden für therapeutische Zwecke 2.500 bis 10.000 Lux eingesetzt. Dem Licht von Lampen mit 2.500 Lux sollte die Augenpartie etwa zwei Stunden ausgesetzt werden,

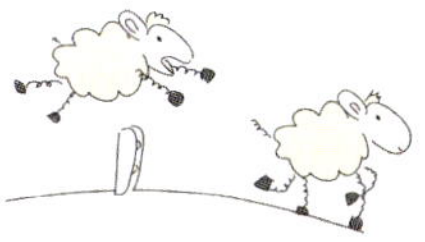

wohingegen man mit 10.000 Lux schon nach 30 bis 40 Minuten ein ähnliches Resultat erreicht.

Das Licht der therapeutischen Lichtlampen ist weiß und hat weder einen ultravioletten noch einen infraroten Anteil. Es ist daher bedenkenlos anwendbar. Wichtig ist es, den empfohlenen Abstand einzuhalten. Das Licht wird nicht über die Haut, sondern über die Netzhaut der Augen aufgenommen und bewirkt eine Ausschüttung bestimmter Botenstoffe und Hormone. Dies führt zu einer Regulation der inneren biologischen Uhr.

Eine deutliche Verbesserung der Beschwerden zeigt sich bei regelmäßiger und täglicher Behandlung (mindestens 30 Minuten bis zu einer Stunde) bereits innerhalb einer Woche. Trotzdem wird eine Behandlung von mindestens zwei Wochen empfohlen. Man kann die tägliche Anwendungsdauer verlängern oder den Zeitpunkt der Behandlung verändern, wenn der gewünschte Erfolg auf sich warten lässt.

> **Zeitgeberfunktion haben nicht nur Licht und das Hormon Melatonin, sondern auch andere Faktoren wie der Wecker, Schul- und Arbeitszeiten, Mahlzeiten und körperliche Aktivitäten.**

Wissenschaftliche Studien dazu gibt es bereits viele. Mögliche unerwünschte Wirkungen wie vorübergehende Kopfschmerzen, Übelkeit, Gereiztheit und Augenbrennen kommen sehr selten vor. Leidet man unter Augenerkrankungen, sollte vor der Lichttherapie ein Augenarzt konsultiert werden.

Einschlafrituale

Wie wäre es mit einem ganz persönlichen Einschlafritual? Diese sind nicht nur für Kinder, sondern auch für Erwachsene hilfreich zur Vorbereitung auf die Nachtruhe.

Gehen Sie mit den Gedanken an einen entspannenden, erholsamen Schlaf ins Bett! Unmöglich, sagen Sie? Versuchen Sie, sich bewusst zu entspannen! Denken Sie in der Einschlafphase an ein für Sie angenehmes Ruhebild. Gehen Sie in sich und spüren Sie in Ihren Körper hinein, welches Bild, welche Vorstellung auf Sie beruhigend wirkt und Sie entspannen, also loslassen, lässt. Vielleicht ist es das Meer, ein ruhiger Bergsee, ein Sonnenuntergang oder -aufgang oder ein Platz in Ihrem Garten?

Oft helfen beim Einschlafen ganz einfache Einschlafrituale. Sie sind eine gute Vorbereitung für den Schlaf und unterstützen beim Übergang vom Wachen zum Schlafen. Kinder bereitet man auf den Schlaf vor, indem man ihnen eine kurze Gute-Nacht-Geschichte vorliest oder ein bestimmtes Lied vorsingt bzw. -spielt. So wie bei Kindern eignet sich auch bei Erwachsenen nicht jedes Buch als Bettlektüre. Spannende Romane oder Detektivgeschichten sind in diesem Fall eher ungeeignet.

Beruhigende Wirkung vor dem Schlafengehen kann ein Glas Honigmilch haben, da in der Milch auch L-Tryptophan enthalten ist, das in das „Glückshormon“ Serotonin umgewandelt wird und der Schlafregulierung dient. Auch Walnüsse, Cashewnüsse und Kakao enthalten Tryptophan, das wie ein natürliches Antidepressivum wirkt. Joghurt und Schokolade haben einen gleichen Effekt wie ein Becher warmer Milch mit Honig, so die Landesvereinigung der Bayerischen Milchwirtschaft (LVBM).

Schon in den frühen 1970er-Jahren wurde die Wirkung von Nahrungsmitteln auf den Schlaf untersucht und man fand nach Verabreichung von Milch und Haferflocken reduzierte Unruhe und Abnahme von Bewegungen während des Schlafs. Weiters wurde festgestellt, dass Milch oder ein Milliliter Kernöl – wenn in das Duodenum (Zwölffingerdarm) einer Katze eingeführt – den REM-Schlaf verlängert. Bei Patienten mit Anorexia nervosa traten nach erfolgreicher Behandlung weniger Bewegungen im Schlaf auf als vor der Behandlung. Ferner wurde eine Korrelation zwischen Gewicht und Gesamtschlafzeit, häufigem Aufwachen und frühem Erwachen am Morgen festgestellt.

Dass Zucker, der sich sowohl in Honig als auch in Schokolade befindet, tatsächlich einen Effekt auf den Schlaf hat, konnte in einer doppelt-blinden placebokontrollierten Studie bei amerikanischen Jugendlichen nachgewiesen werden (Saletu et al. 1974). Diese Studie zeigte nach dem Trinken von sechs Flaschen Coca-Cola (je ein Drittelliter mit 75 mg Coffein und 48 g Zucker), zwischen zwölf und 22 Uhr in zweistündigen Abständen im darauffolgenden Schlaf und REM-EEG eine Zunahme von langsamen und Abnahme von raschen Gehirnwellen, was auf eine sedierende Wirkung des Zuckers schließen lässt. Ab der fünften Schlafstunde waren hingegen gegenteilige EEG-Effekte zu sehen, die eine Aktivierung widerspiegeln. In manchen Hotelzimmern findet sich auf dem Bettpolster als Einschlafhilfe ein süßes „Betthupferl“ – aber nur ein Stück und keine ganze Tafel Schokolade, die durch die reaktive nächtliche Insulinausschüttung wiederum schlafstörend wirken könnte.

Kräuter- oder Früchtetee sind eine gute Alternative, wenn man keine Milch mag oder darauf allergisch reagiert.

Das Bett ist ein Ort nächtlicher Geborgenheit. So gibt es Paare, die aneinander gekuschelt schlafen und dies genießen können. Andere wiederum gehen im Schlaf getrennte Wege und treffen sich morgens wieder in dem einen oder anderen Bett. Es ist oft das Schnarchen eines Partners, das zu dieser vorübergehenden Trennung führt, oder wenn der eine noch länger im Bett lesen möchte und den anderen das Licht am Einschlafen hindert. Manche Menschen suchen auch in einer glücklichen Partnerschaft den nächtlichen Rückzug, wo sie sich ungestört fühlen und vielleicht besser entspannen können. Eine vorübergehende örtliche Trennung für wenige Stunden ist daher nicht besorgniserregend und muss nicht auf eine angespannte Beziehung zurückgeführt werden.

Gehen Sie zur „rechten" Zeit ins Bett! Denn wenn Sie den „toten" Punkt übergangen haben, sind Sie möglicherweise wieder hellwach und das Einschlafen wird Ihnen schwerfallen.

Auch das warme Duschen oder Baden vor dem Zubettgehen kann ritualisiert werden, da eine angenehme Körperwärme das Einschlafen fördert. Beruhigende Musik kann ebenfalls auf den Schlaf einstimmen. Was bei Kindern wirkt, kann auch bei Erwachsenen gute Effekte zeigen.

Finden Sie Ihr ganz persönliches Einschlafritual und machen Sie Ihre eigenen Beobachtungen!

Manche Menschen mit leichten Schlafstörungen berichten darüber, dass ihnen **lauwarmes Duschen** oder ein **warmes Vollbad** vor dem Schlafengehen hilft. Es empfiehlt sich, den Aufenthalt in der Badewanne auf zehn bis 15 Minuten zu reduzieren und eine Wassertemperatur von 36 bis 38 °C zu wählen. Ein zu warmes bzw. heißes Bad würde Ihren Kreislauf kurz vor der Nachtruhe überfordern. Man kann dem Badewasser ätherische Öle oder Kräuter wie Melisse, Kamille, Lavendel, Baldrian, Lindenblüten oder Heublumen hinzufügen. Die Entspannung erreichen Sie aber schon durch das Liegen im warmen Wasser.

Kalte Armbäder von nur zehn bis 30 Sekunden haben ebenfalls für einige Schlafgestörte eine schlaffördernde Wirkung.

Auch **ansteigende Fußbäder** können vor allem denjenigen, die unter kalten Füßen leiden, beim Einschlafen helfen. Beginnen Sie damit, dass Sie Ihre Füße in eine Wanne mit etwa 34 °C stellen und dann immer wieder warmes Wasser nachgießen. Nach etwa 15 Minuten sollte die Wassertemperatur etwa 40 °C erreicht haben. In diesem Zusammenhang ist es von Interesse, dass eine schlaffördernde Wirkung von

Socken beschrieben wurde, die auf die Vasodilatation (Erweiterung der Blutgefäße) in den Fußgefäßen zurückzuführen ist, die wiederum eine parasympathische Signalwirkung auf unser Hirn hat (Zeit zum Schlafen), während kalte Füße durch die Engstellung der Gefäße quasi ein Signal darstellen, das wieder das Wachsein fördert.

Wärme hat eine entspannende Wirkung auf den Körper. Sind dann **Sauna**gänge vor dem Schlafen günstig? Saunagänge wirken primär belebend, doch einige Stunden danach kommt die Müdigkeit. Sie sind daher am Nachmittag oder frühen Abend sinnvoll, aber nicht unmittelbar vor dem Schlafengehen.

Wasser hat ebenfalls eine entspannende Wirkung auf den Organismus. **Schwimmen** kann daher für manche Menschen eine schlaffördernde Wirkung haben, sofern diese sportliche Aktivität untertags und nicht zu spät abends stattfindet.

Viele Menschen lieben den „Fernsehschlaf". Der Nachteil dabei ist, dass manche nach dem Erwachen vor dem Fernseher nicht mehr so leicht in den Schlaf finden können, aufstehen und in anderes Zimmer wandern müssen, wo ihr Bett steht und dort angekommen wieder hellwach sind. Eigene Untersuchungen (1983) zum Einfluss des abendlichen Fernsehens auf Schlaf- und Aufwachqualität von Patienten mit primärer Insomnie zeigten, dass diese – obwohl sie keinen Einfluss durch das Fernsehen vermutet hatten – doch eine halbe Stunde länger zum Einschlafen brauchten und eine halbe Stunde mehr Wachzeiten während des Schlafprozesses aufwiesen.

„Natürliche" Schlafmittel

„Natürlich" ist nicht unbedingt gleichbedeutend mit ungefährlich. Unerwünschte Nebenwirkungen und Risiken sowie schwere gesundheitliche Folgen können auch bei der Einnahme von natürlichen bzw. pflanzlichen Mitteln nicht ausgeschlossen werden.

Die schlaffördernde Wirkung von **Baldrian**, bekannt als Mittel zur Beruhigung, ist sowohl bei normalen Probanden (allerdings bei hohen Einzeldosen) als auch bei Patienten mit primärer Insomnie (hier wieder bei längerer Verabreichung) gegenüber Placebo statistisch signifikant belegt. Erwarten Sie sich daher nicht, dass Ihr Körper sofort darauf reagiert, sondern geben Sie diesem Pflanzenextrakt Zeit, seine beruhigende Wirkung zu entfalten. Oft zeigt sich ein signifikanter Effekt erst nach längerer Einnahme von zwei bis vier Wochen.

Machen Sie sich keine Gedanken bezüglich einer Abhängigkeit, da in seltenen Fällen die Gefahr einer solchen besteht. Da aber in den Baldriantropfen Alkohol enthalten ist, sollten Menschen mit einem Alkoholproblem Abstand davon nehmen.

Passionsblumenkraut, Melissenblätter und **Johanniskraut** können aufgrund ihrer beruhigenden Wirkung bei leichten Schlafstörungen hilfreich sein, wobei das Johanniskraut eine nachgewiesene antidepressive Wirkung hat. Vorsicht ist jedoch auch bei diesen scheinbar harmlosen Produkten geboten, weshalb eine fachliche Beratung in Anspruch genommen werden sollte.

Akupunktur

Die Akupunktur ist eine klinische Behandlungsmethode in der Traditionellen Chinesischen Medizin (TCM), welche vor über 3000 Jahren unter dem Einfluss orientalischer philosophischer Theorien wie Ying-Yang, 5-Elemente und dialektische Einheit entstanden ist. Sie ist über viele Jahre durch klinische Beobachtung und Praxis gewachsen und konzentriert sich weniger auf isolierte Organfunktionen als auf die Interaktion von Organsystemen. So lässt sich in der TCM schlechter Schlaf aus der Fehlfunktion verschiedener Organsysteme erklären. Die TCM-Diagnose Insomnie wird unter Berücksichtigung aller Symptome und nach einer eingehenden körperlichen Untersuchung – insbesondere mit Puls- und Zungendiagnostik – gestellt. Die Therapie ist somit auf die Regulation und Balance der Funktionen verschiedener Organsysteme ausgerichtet (Huang et al. 2009). In der Akupunktur werden Nadeln in ausgewählte Akupunkturpunkte entlang der Meridiane gesetzt, welche als Kanäle den Fluss der Bioenergie im menschlichen Körper leiten (Meng et al. 2010, Yeung et al. 2009).

Der Einsatz komplementärmedizinischer Interventionen in der Behandlung der Insomnie ist in den USA zwischen 1990 und 1997 von 21 auf 26 Prozent angestiegen. Die Akupunktur gilt generell als eine der beliebtesten und sichersten Methoden, wobei die Elektroakupunktur als effizienter angesehen wird als die klassische manuelle Akupunktur. Tatsächlich konnte bereits 1975 mittels computerunterstützter quantitativer EEG- und evozierter Potenzialanalysen in Studien zur Akupunktur und Schmerzbehandlung gezeigt werden, dass Elektroakupunktur eine sofortige therapeutische Wirkung besitzt (Saletu et al. 1975). In einer jüngsten Studie konnten wir zeigen, dass Patienten mit primärer Insomnie in klinischen Fremd- und Selbstbeurteilungsskalen eine signifikante Verbesserung nach 10-wöchiger Elektroakupunkturbehandlung mit guter Verträglichkeit aufwiesen (Saletu-Zyhlarz et al. 2014). In der PSG fand sich bereits durch Scheinakupunktur eine signifikante Verbesserung des Ein- und Durchschlafverhaltens und der Schlafeffizienz sowie eine Abnahme von S1 und Zunahme von S2, S3 + 4 und SREM, um danach auf diesem Niveau zu bleiben. In den peripheren Variablen zeigte sich eine signifikante Verbesserung des Sauerstoffentsättigungsindex nach Elektroakupunktur, was mit einem jüngst erschienenen Artikel über Akupunktur bei Apnoe in Einklang steht. Tagsüber bewirkte die akute und chronische Elektroakupunktur sowohl im Vergleich zur Vor-Behandlungsperiode als auch im Vergleich zur Scheinakupunktur quantitative EEG-Veränderungen, die eine Verbesserung der Tagesvigilanz widerspiegeln (Saletu et al. 2014). Auf der Verhaltensebene führte dies zu Verbesserungen der Gemütsvariablen und geistigen Leistungsfähigkeit, die bereits nach der Scheinakupunktur beobachtet werden konnten und danach auf diesem Niveau blieben. Demnach lassen sich signifikante Unterschiede zwischen Schein- und echter Elektroakupunktur auf quantitativer elektrophysiologischer Ebene nachweisen, während die Verhaltensvariablen einem klaren Placeboeffekt unterliegen.

Schlafschule

Und wenn alles nicht hilft, dann gehen Sie in die Schule: in die Schlafschule. Dort werden Seminare oder Kurse angeboten, die auf Schlafstörungen abzielen und Stressfolgeerkrankungen wie Burnout, Depressionen und Angstzustände frühzeitig zu verhindern versuchen.

Besuchen Sie eine Schlafschule, wenn Sie

- ☆ Ihre Schlafqualität und somit Ihre Lebensqualität verbessern wollen,
- ☆ Einschlaf- oder Durchschlafstörungen haben,
- ☆ stressige berufliche oder private Zeiten am Ein- oder Durchschlafen hindern,
- ☆ Ihre Leistungsfähigkeit am Tage verbessern wollen,
- ☆ nächtliches Grübeln plagt und nicht schlafen lässt,
- ☆ Angst vor Prüfungen oder Präsentation haben,
- ☆ dem Stress eine Ende bereiten wollen,
- ☆ sich einfach nur entspannen möchten.

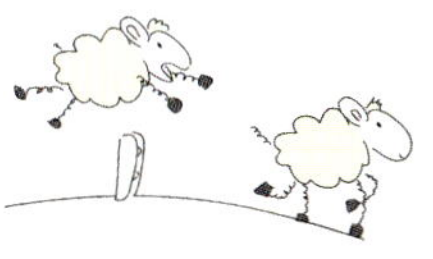

Anhang

Begriffserklärungen

Adaptationsnacht: Gewöhnungsnacht im Schlaflabor = erste Schlaflabornacht. Aufgrund des First-Night-Effekts, nämlich der Beeinträchtigung des Schlafs durch veränderte Schlafbedingungen (andere Umgebung, Elektroden am Körper, Schnarchmikrofon, Atemgurt etc.), dient die Adaptationsnacht der Gewöhnung an das Schlaflabor. Zusammen mit der darauffolgenden Basisnacht, von der man annimmt, dass der Patient bereits mit der veränderten Situation vertraut ist, wird sie zur Diagnosestellung herangezogen.

Affizierbarkeit: gefühlsmäßiges Ansprechen auf Außenreize oder auf das innere Erleben.

Aktigrafie: Aktivitätsaufzeichnung mithilfe eines Aktometers, eines Geräts, das einer Armbanduhr ähnelt, meist am Handgelenk getragen wird und die Bewegungen des Betroffenen aufzeichnet. Bewegungen stehen für Aktivität und Wachheit, keine Bewegung für Ruhe und Schlaf. Die Aktigrafie wird in der Diagnostik der Schlaf-Wach-Rhythmus-Störungen eingesetzt.

Albtraum: unangenehmer und furchterregender Traum, der meist zum Erwachen führt. Albträume treten normalerweise im letzten Drittel der Nacht aus REM-Stadien heraus auf.

Alpha-Aktivität: Hirnstromaktivität im Bereich zwischen acht und 13 Hertz, die überwiegend im entspannten Wachzustand auftritt. Während des Einschlafens nimmt der Alpha-Rhythmus ab und wird zunehmend diffus.

Apnoe: Atempause von mehr als zehn Sekunden Dauer. Es werden drei Apnoe-Typen unterschieden: die obstruktive, die zentrale und die gemischte Apnoe.

Arousal: abrupter Übergang von einem tiefen in ein leichteres Schlafstadium oder in den Wachzustand.

Aufwachanzahl: Anzahl des nächtlichen Erwachens

Augenbewegungen: Diese werden im EOG (Elektrookulogramm) gemessen und treten sowohl im nächtlichen Wachzustand als auch in REM-Stadien (Rapid Eye Movements) auf.

Ausschlafstörungen: vorzeitiges morgendliches Erwachen

Basisnacht: zweite Nacht im Schlaflabor, in der man davon ausgehen kann, dass sich der Patient bereits an die Aufnahmetechnik gewöhnt hat und der First-Night-Effekt nicht mehr zum Tragen kommt.

Beta-Aktivität: Hirnstromaktivität im Bereich über 13 Hertz, die normalerweise im Wachzustand auftritt und mit hohem Muskeltonus verbunden ist.

Bettnässen: Schlafunterbrechung durch nächtliches Einnässen

Bruxismus: nächtliches Zähneknirschen, vor allem im Schlafstadium 1 und 2, das verstärkt bei psychischer Belastung auftritt und häufig zu Veränderungen im Zahn- und Kieferbereich führt.

CFS = Chronic Fatigue Syndrome: Zustand anhaltender Erschöpfbarkeit, begleitet von Muskel- und Gelenkschmerzen, Kopfschmerzen, depressiven Verstimmungszuständen, eventuell Lymphknotenschwellungen und subfebrilen (erhöhten) Temperaturen. Die Definition ist bis heute umstritten.

Chronobiologie: Wissenschaft, die sich mit biologischen Rhythmen und Prozessen beschäftigt

CPAP: Continuous Positive Airway Pressure = nasale Überdruckbeatmung; Therapie der Wahl bei obstruktiver Schlafapnoe. Das Prinzip der CPAP-Therapie besteht darin, dem Patienten mit Überdruck Luft über eine Nasenmaske bzw. Nasen-Mund-Maske zuzuführen, wodurch einer Obstruktion im Schlundbereich entgegengewirkt wird.

Delta-Aktivität: Hirnstromaktivität mit einer Frequenz von weniger als vier Hertz, auch als „Slow Waves", langsame Wellen, bezeichnet.

Delta-Schlaf: Slow Wave Sleep, Tiefschlafstadien S3 und S4 (N3)

Durchschlafstörungen: Schlafkontinuitätsstörung, gekennzeichnet durch häufiges nächtliches Erwachen und die Schwierigkeit, den Schlaf aufrechtzuerhalten

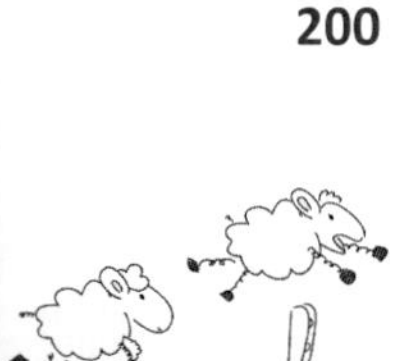

Dyssomnien: Störungen des Schlafs und/oder des Wachzustandes, die Insomnien genauso wie Hypersomnien und Störungen des Schlaf-Wach-Rhythmus umfassen

Effektive Schlafzeit: Gesamtschlafzeit; Gesamtschlafperiode abzüglich der nächtlichen Wachphasen

Einschlafzeit: (Ein)schlaflatenz; Zeit zwischen Licht-aus und dem erstmaligen Auftreten von Schlafstadium S1, bei manchen Autoren auch S2

Elektroenzephalografie (EEG): Aufzeichnung der Hirnströme mittels auf der Kopfhaut angebrachter Elektroden. Sie ist Grundlage für die Schlafstadieneinteilung und bildet gemeinsam mit dem Elektromyogramm und dem Elektrookulogramm die drei obligatorischen Messgrößen des Schlafs.

Elektrokardigramm (EKG): Aufzeichnung der Herzaktivität. Das EKG gehört zwar nicht zu den obligatorischen Messgrößen der Schlafaufzeichnung, ist aber eine wichtige fakultative Messgröße hinsichtlich der nächtlichen Herzrhythmik.

Elektromyogramm (EMG): elektrische Registrierung der Muskelaktivität; eine der obligatorischen Messgrößen des Schlafs

Elektrookulogramm (EOG): elektrische Registrierung der Augenbewegungen; eine der obligatorischen Messgrößen des Schlafs. Schnelle Augenbewegungen während des Schlafs sind charakteristisch für REM-Stadien.

First-Night-Effekt: Beeinträchtigung des Schlafs, die durch die im Rahmen von Schlafaufzeichnungen veränderten Schlafbedingungen (andere Umgebung, Elektroden, Schnarchmikrofon, Atemgurt etc.) zu erklären ist.

Gesamtschlafperiode: Zeit zwischen dem Einschlafen und dem endgültigen morgendlichen Erwachen einschließlich der nächtlichen Wachphasen

Gesamtschlafzeit (GSZ): effektive Schlafzeit; Total Sleep Time (TST); Ausmaß des tatsächlichen Schlafs; Gesamtschlafperiode abzüglich der nächtlichen Wachzeit; Summe aller REM- und Non-REM-Stadien; Zeit zwischen dem Einschlafen und dem letzten morgendlichen Erwachen, die schlafend verbracht wurde (alle Stadien außer Wachstadien) in Minuten

Hypersomnie: Störung, die durch exzessive Schläfrigkeit charakterisiert ist

hypnagog: Auftreten eines Ereignisses während des Übergangs vom Wachzustand in den Schlaf

hypnagoge Halluzinationen: lebhafte traumähnliche Wahrnehmungsveränderungen während des Übergangs vom Wachen zum Schlafen

Hypnotika: schlaferzeugende Medikamente

Hypopnoe: Verminderung des Atemflusses um mindestens 30 % des Ausgangswertes bei mindestens 4 % verminderter Sauerstoffsättigung oder Verminderung des Atemflusses um mindestens 50 % des Ausgangswertes, wenn entweder die Sauerstoffsättigung um mindestens 3 % vermindert oder das Ereignis mit einem Arousal assoziiert ist. Die Dauer des Ereignisses muss jeweils mindestens zehn Sekunden betragen, wobei die genannten Werte über mindestens 90 % dieser Zeit vorliegen müssen.

Hyposomnie: Schlafstörung mit reduzierter Schlafdauer

Hypoxie: Sauerstoffmangel; Absinken des Sauerstoff-Partialdrucks im Blut bzw. in Körpergeweben

ICD-10: International Classification of Diseases; Internationale Klassifikation der Krankheiten und verwandter Gesundheitsprobleme der WHO; zehnte und derzeit gültige Revision. Sie ist seit 1. 1. 2001 in Österreichs Spitälern als Diagnoseschema vorgeschrieben.

ICD-10-CM: CM steht für „Clinical Modification“

ICSD: International Classification of Sleep Disorders; Bibel der Klassifikation von Schlafstörungen, die von der Amerikanischen Gesellschaft für Schlafmedizin herausgegeben wurde.

Insomnie: Zustand mit ungenügender Dauer und/oder Qualität des Schlafs

Jetlag: Störung des Schlaf-Wach-Rhythmus aufgrund eines raschen Zeitzonenwechsels

Kataplexie: plötzlicher, meist kurzer (< 2 min) bilateraler Verlust des Muskeltonus aufgrund starker (meist positiver) Emotionen bei erhaltenem Bewusstsein

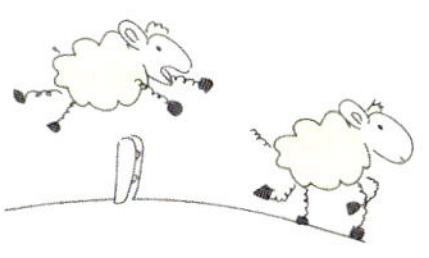

Kurzschläfer: Menschen, die mit fünfeinhalb Stunden Schlaf oder sogar weniger auskommen (geringer Prozentsatz), aber nicht die Kriterien der Insomnie erfüllen; ihr Schlaf zeigt mehr Tiefschlafphasen, aber weniger REM-Schlaf-Phasen als bei „normalen" Schläfern.

Langschläfer: Erwachsene, die 10 Stunden oder mehr schlafen; Kinder und Jugendliche, die mehr als 2 Stunden länger schlafen als eine altersentsprechende Normgruppe

Latenz zu S1, S2, S3, S4 und SREM: Zeit von Licht-aus bis zu den einzelnen Schlafstadien (in Minuten)

Leichtschlaf: Schlafstadium S1

Lichttherapie: Behandlung mit biologisch aktivem Licht, die nicht nur in der Depressionsbehandlung, sondern auch in der Schlafmedizin (Schlaf-Wach-Rhythmus-Störungen, Hypersomnien) eingesetzt wird.

Melatonin: natürliches „Schlafmittel" bzw. ein Hormon, das von der Zirbeldrüse abgesondert wird und dessen Sekretion einen 24-Stunden-Rhythmus mit Maximalwerten in der Nacht und Minimalwerten am Morgen aufweist

Morgenmensch: Frühaufsteher, „Lerche"; Person, deren 24-Stunden-Rhythmus gegenüber dem der Normalbevölkerung deutlich vorverlagert ist und die sich am wohlsten fühlt, wenn sie weit vor Mitternacht zu Bett geht und in den frühen Morgenstunden aktiv wird

Morgenmuffel: Abendmensch, „Nachteule"; Person, deren 24-Stunden-Rhythmus gegenüber dem der Normalbevölkerung deutlich verzögert ist, die in den Abend- und Nachtstunden aktiv und leistungsfähig ist und für die der Morgen nicht die beste Zeit ist

Mittagsschlaf: Wenn er nicht zu lange ist (maximal 30 min) und nicht zu knapp vor dem abendlichen Schlafengehen stattfindet, kann er erholsam sein. Er hilft, den Schlafdruck abzubauen und verbessert die Vigilanz für die folgenden Stunden. Insbesondere bei älteren Personen und bei schwer Schlafgestörten ist der Mittagsschlaf ein Konkurrent des Nachtschlafs.

Multipler Schlaflatenz-Test: Multiple Sleep Latency Test = MSLT; die Patienten werden tagsüber mehrmals (9.00, 11.00, 13.00, 15.00 und 17.00) aufgefordert, sich jeweils für 20 Minuten im abgedunkelten Schlaflabor mit geschlossenen Augen hinzulegen und einzuschlafen. Die durchschnittliche Einschlaflatenz ist ein Indikator für die Schläfrigkeit. Weiters werden Sleep Onset REM-Periods (SOREMPs) beurteilt.

Myklonus: unwillkürliche Muskelzuckungen von weniger als 100 msec

Nap: kurzes Nickerchen während des Tages, das Ausdruck von Schlafschuld und Hypersomnie sein kann

Non-REM-Schlaf: alle Schlafstadien außer SREM; Schlafstadien S1, S2, S3 und S4

Noopsyche: der intellektuelle, verstandesmäßige Bereich der Psyche, der unter anderem Konzentration, Gedächtnis und Aufmerksamkeit umfasst

obstruktives Schlafapnoe-Syndrom: OSAS; schlafbezogene Atmungsstörung, bei der es durch Obstruktionen der oberen Luftwege zu länger als zehn Sekunden dauernden Atempausen kommt. Dabei sind der Schnarch-, der Apnoe-, der Apnoe-Hypopnoe, der Entsättigungs- und Arousal-Index erhöht. Patienten mit OSAS klagen über ausgeprägte Tagesmüdigkeit und Tagesschläfrigkeit.

obstruktives Schnarchen: Upper Airway Resistance Syndrome; Heavy Snorers; charakterisiert durch einen erhöhten Schnarch-Index, einen erhöhten Arousal-Index und erhöhte Tagesmüdigkeit

opioiderg: im Sinne von Opioiden wirksam

paradoxer Schlaf: REM-Schlaf

Parasomnie: unerwünschte Ereignisse, die beim Einschlafen, im Schlaf und beim Aufwachen auftreten können. Dazu zählen Schlafwandeln, Schlaftrunkenheit, nächtliches Aufschrecken im Schlaf, Sprechen im Schlaf, Albträume oder auch REM-Schlaf-Verhaltensstörungen.

penile Tumeszenz: nächtliche Erektionen, die während des Schlafs (i. d. R. in REM-Schlafstadien) auftreten. Sie sind in der Differenzialdiagnose von psychogenen und organischen Erektionsstörungen von Bedeutung.

Periodische Beinbewegungen: Periodic Leg Movements (PLM) in Sleep; im Schlaf auftretende periodische Episoden wiederholter und ausgeprägter Muskelkontraktionen in den – vor allem unteren –

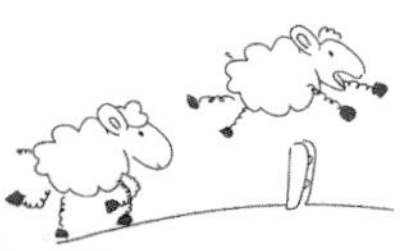

Extremitäten, die mit dem Alter zunehmen. Mit diesen Muskelkontraktionen von 0,5 bis zehn Sekunden Dauer, die bei Kindern mit einer Frequenz von > 5/h und bei Erwachsenen mit einer Frequenz von > 15/h auftreten, können kurze Weckreaktionen, Arousals oder Aufwachphasen verbunden sein, sodass PLM einerseits zu Schlafstörungen, andererseits zu Beeinträchtigungen tagsüber führen können.

PLM-Index: Anzahl der periodischen Beinbewegungen pro Stunde Schlaf; dieser Index ist bei Kindern mit 0–5, bei Erwachsenen mit 0–15/h Schlaf normal.

Polysomnografie: Schlafaufzeichnung; kontinuierliche Aufzeichnung der physiologischen Variablen während des Schlafs zur Beurteilung des Schlafs und seiner Störungen. EEG, EOG und EMG sind die drei obligatorischen Messgrößen im Schlaf (bzw. im Schlaflabor); zusätzlich werden meist auch EKG, Schnarchgeräusche, Atemfluss, Atemexkursionen, die nächtliche Sauerstoffsättigung und Beinbewegungen registriert. Das Ergebnis der Polysomnografie ist das Polysomnogramm.

Primäres Schnarchen: einfaches, gutartiges Schnarchen, das lediglich durch einen erhöhten Schnarchindex charakterisiert ist; alle anderen Variablen liegen im Normbereich.

REM-Latenz: Zeit zwischen Schlafbeginn und erster REM-Epoche

Restless-Legs-Syndrom (RLS): ruhelose Beine. Es handelt sich dabei um eine sensomotorische Störung, die durch Missempfindungen (Kribbeln, Ziehen, Krämpfe etc.) in den Extremitäten gekennzeichnet ist, mit einem Bewegungsdrang einhergeht, bei Bewegung besser, in Ruhe schlechter wird und eine typische Tagesrhythmik aufweist, d. h. abends und nachts stärker ausgeprägt ist als tagsüber.

Schlafarchitektur: zyklische Non-REM/REM-Struktur des Schlafs, die sich aus dem Schlafprofil nach der Auswertung der polysomnografischen Aufzeichnung ergibt.

Schlafbeginn: Einschlafzeit; Übergang vom Wachen zum Schlafen

Schlafbezogene Atmungsstörungen: werden unterteilt in obstruktive Schlafapnoen (OSA), zentrale Schlafapnoen (ZSA) sowie schlafbezogene Hypoventilationsstörungen und die schlafbezogene Hypoxämiestörung.

Schlafeffizienz: der prozentuelle Anteil der effektiven Schlafdauer in Prozent der im Bett verbrachten Zeit; es handelt sich dabei um die effektive Schlafzeit im Verhältnis zur Zeit im Bett (d. h. einschließlich der Einschlaflatenz sowie der nächtlichen und morgendlichen Wachzeit im Bett).

Schlafhygiene: Bedingungen und Verhaltensweisen, die für einen guten Schlaf notwendig sind und zu beachten wären

Schlaflähmung: Unvermögen, sich im Schlaf zu bewegen; sie tritt zwischen dem Schlaf-Wach-Übergang auf.

Schläfrigkeit: gesteigerte Müdigkeit verbunden mit der Schwierigkeit, wach zu bleiben und tatsächlichen Einschlafepisoden (vor allem in monotonen Situationen).

Schlafperiode: Zeit zwischen dem Einschlafen und dem letzten morgendlichen Erwachen in Minuten

Schlafspindel: typische Wellenmuster für die Non-REM-Schlafphase 2, sporadisch auch in Stadium 1 oder auch noch im Tiefschlaf nachweisbar. Sie werden als schlafstabilisierend angesehen.

Schlafstadien: Schlafeinteilung definiert durch EEG, EOG und EMG

Schlaftagebuch: Schlafprotokoll; tägliche Aufzeichnungen über das eigene Schlaf-Wach-Verhalten mit Angaben über den Zeitpunkt des Schlafengehens und des Aufstehens, über die im Bett verbrachte Zeit, die selbst geschätzte Gesamtschlafzeit, die Anzahl und Dauer von nächtlichen Wachereignissen, die Schlafqualität, die Aufwachqualität, Tagesmüdigkeit, Naps, eventuelle Medikamenteneinnahme, Alkoholkonsum und mögliche Tagesereignisse. Es hilft nicht nur im Rahmen des Arzt-Patienten-Gesprächs, sondern auch bei der Bewusstwerdung der eigenen Schlafstörungen.

Schlaftyp: Morgen- und Abendmenschen; Frühaufsteher oder Nachtvögel, sprich „Eulen“ oder „Lerchen“

Schnarchen: unliebsame, laute und den Bettnachbarn störende Atemgeräusche, die beim Einatmen während des Schlafs durch Schwingungen von Gaumensegel und Gaumenzäpfchen entstehen

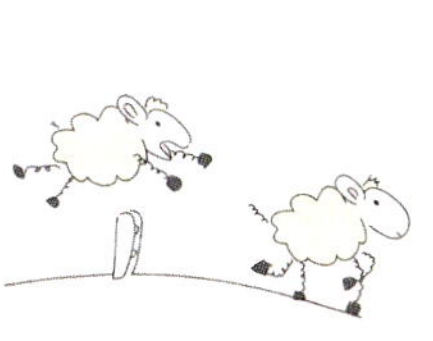

SIESTA: EU-Projekt, in dem europäische Schlafforscher einen neuen Standard der automatischen Schlafstadienanalyse erarbeitet und dazu eine standardisierte Norm-Schlaf-Datenbank angelegt haben. SIESTA steht für "A new standard for integrating polygraphic sleep recordings into a comprehensive model of human sleep and validation in sleep disorders"

Somnambulismus: Schlafwandeln

Somniloquie: Sprechen im Schlaf; kommt im REM- und Non-REM-Schlaf vor; es wird dabei kein völliges Bewusstsein erreicht und am nächsten Tag fehlt meist die Erinnerung daran.

Theta-Aktivität: EEG-Aktivität mit einer Frequenz von vier bis acht Hertz (langsame Wellen)

Thymopsyche: Gemütsbereich der Psyche, der Antrieb, Stimmung und Affekt umfasst

Tranquilizer: Substanzen, die angst- und spannungslösende Wirkungen auf psychischer und vegetativer Ebene zeigen

Traumschlaf: wurde früher mit dem REM-Schlaf gleichgesetzt; tatsächlich läuft die meiste Traumaktivität im REM-Stadium ab, vor allem intensive, lebhafte Träume, doch können weniger emotionale Träume auch in Non-REM-Stadien vorkommen.

Vigilanz: Wachheit, Frische

Vorzeitiges Erwachen: Ausschlafstörung

Wachzeit: Wachzeit zwischen dem Schlafbeginn und dem endgültigen Erwachen

Zeitgeber: Außenreize wie Sonnenlicht, Geräusche, soziale Kontakte, Temperaturveränderungen und dergleichen, die die endogenen Rhythmen mit der Umweltperiodik synchronisieren

Zirkadianer Rhythmus: biologische Oszillation mit einer Periodizität von etwa 24 Stunden („circa" etwa + „dies" Tag); genetisch bedingte Schwankungen physiologischer und verhaltensmäßiger Funktionen einschließlich des Schlaf-Wach-Rhythmus

---

Selbstbeurteilungsbogen für Schlaf- und Aufwachqualität (SSA) (nach Saletu) (s. S. 205)
Er umfasst 20 Fragen, die mit „nein", „etwas", „mäßig", „sehr" zu beantworten sind. Addiert man die Antworten zu Fragen 1–7, ergibt sich ein Subscore für die Schlafqualität, Fragen 8–15 ergeben einen Subscore für die Aufwachqualität, Fragen 16–20 für die körperlichen Beschwerden. Die Addition aller drei Subscores liefert einen Gesamtscore. Bei einem Gesamtscore von 20–33 liegen keine, von 34–38 leichte, von 39–43 mäßige und ab 44 starke Schlaf- und Aufwachqualitätsstörungen vor.

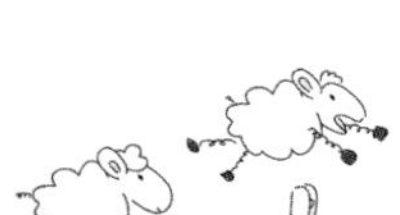

Fragebögen, Auswertungen, DSM-5, ICSD-3, ICD-10

Selbstbeurteilungsbogen für Schlaf- und Aufwachqualität

Schlafqualität	**nein**	**etwas**	**mäßig**	**sehr**
Haben Sie gut geschlafen?	4	3	2	1
War Ihr Schlaf tief?	4	3	2	1
Hatten Sie Einschlafschwierigkeiten?	1	2	3	4
Hatten Sie Durchschlafschwierigkeiten?	1	2	3	4
Haben Sie schlecht geträumt?	1	2	3	4
War bei nächtlichem Erwachen das Wiedereinschlafen erschwert?	1	2	3	4
Wachten Sie frühzeitig auf?	1	2	3	4

Wert 1: ____________

Aufwachqualität	**nein**	**etwas**	**mäßig**	**sehr**
Fühlten Sie sich nach dem Aufstehen benommen?	1	2	3	4
Waren Sie desorientiert?	1	2	3	4
Empfanden Sie Müdigkeit?	1	2	3	4
Waren Sie bei guter Stimmung?	4	3	2	1
Fühlten Sie sich teilnahmsvoll?	4	3	2	1
Fühlten Sie sich verlangsamt?	1	2	3	4
War Ihre Aufmerksamkeit/Konzentration vermindert?	1	2	3	4
Empfanden Sie Ihren Schlaf als erholsam und erfrischend?	4	3	2	1

Wert 2: ____________

Körperliche Beschwerden	**nein**	**etwas**	**mäßig**	**sehr**
Empfanden Sie Übelkeit?	1	2	3	4
Hatten Sie Kopfschmerzen?	1	2	3	4
Empfanden Sie Mundtrockenheit?	1	2	3	4
Bemerkten Sie Schwindelgefühle?	1	2	3	4
Waren Ihre Bewegungen unkoordiniert?	1	2	3	4

Wert 3: ____________

Gesamtwert: ____________

Wann gingen Sie zu Bett? ________ Std. ________ min.
Wann drehten Sie das Licht aus? ________ Std. ________ min.
Wann schliefen Sie ein? ________ Std. ________ min.
Wie oft erwachten Sie nachts? ________ Std. ________ min.
Wann erwachten Sie zuletzt morgens? ________ Std. ________ min.
Wieviel Schlaf hatten Sie insgesamt? ________ Std. ________ min.
Wann verließen Sie das Bett? ________ Std. ________ min.

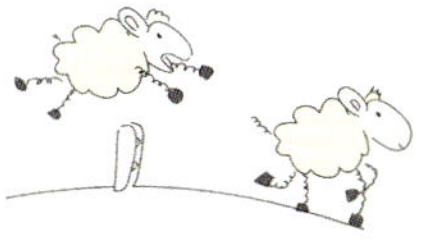

Fragebogen zur Tagesschläfrigkeit (Epworth Sleepiness Scale = ESS nach Johns, 1991)

Bewertet wird die Wahrscheinlichkeit, in den acht beschriebenen Situationen einzuschlafen. 0, 1, 2 und 3 Punkte bedeuten keine, eine geringe, eine mäßige bzw. hohe Wahrscheinlichkeit. Ein Summenwert von 0–7 ist normal, bei einem Wert von über 10 erscheint eine Abklärung der Schläfrigkeit notwendig.

Die folgende Frage bezieht sich auf Ihr normales Alltagsleben in der letzten Zeit:

Für wie wahrscheinlich halten Sie es, dass Sie in einer der folgenden Situationen einnicken oder einschlafen würden –, sich also nicht nur müde fühlen?

Auch wenn Sie in der letzten Zeit einige dieser Situationen nicht erlebt haben, versuchen Sie sich trotzdem vorzustellen, wie sich diese Situationen auf Sie ausgewirkt hätten.

Benutzen Sie bitte die folgende Skala, um für jede Situation eine möglichst genaue Einschätzung vorzunehmen und kreuzen Sie die entsprechende Zahl an:

0 = würde *niemals* einnicken
1 = *geringe* Wahrscheinlichkeit einzunicken
2 = *mittlere* Wahrscheinlichkeit einzunicken
3 = *hohe* Wahrscheinlichkeit einzunicken

Situation	Wahrscheinlichkeit einzunicken
Im Sitzen lesend	⓪ ① ② ③
Beim Fernsehen	⓪ ① ② ③
Wenn Sie passiv (als Zuhörer) in der Öffentlichkeit sitzen (z. B. im Theater oder bei einem Vortrag)	⓪ ① ② ③
Als Beifahrer im Auto während einer einstündigen Fahrt ohne Pause	⓪ ① ② ③
Wenn Sie sich am Nachmittag hingelegt haben, um auszuruhen	⓪ ① ② ③
Wenn Sie sitzen und sich mit jemand unterhalten	⓪ ① ② ③
Wenn Sie nach dem Mittagessen (ohne Alkohol) ruhig dasitzen	⓪ ① ② ③
Wenn Sie als Fahrer eines Autos verkehrsbedingt einige Minuten halten müssen	⓪ ① ② ③
Summe	

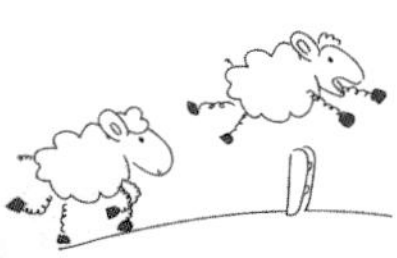

Multipler Schlaflatenz-Test (MSLT) – Beispiel

Sequenz	Zeit Aufnahmebeginn	Epoche sleep-onset	Schlaflatenz (min)	SOREMP-Latenz (min)	Stadium bei MSLT-Ende	Subjektive Schlafdauer (min)	Traumbericht
1	09.30 h	14	4,5	4	W	15	ja
Bemerkungen: Traumbericht unsicher; möglicherweise Gedanken während des Einschlafens;							
2	11.28 h	26	9	–	W	–	nein
Bemerkungen: immer nur sehr kurze (unter 1 min), intermittierende Schlafperioden; Lärm von draußen;							
3	13.26 h	19	5,5	3,5	2	20	ja
Bemerkungen: allerdings keine Erinnerung an den Inhalt des Traums;							
4	15.24 h	18	6,5	7	REM	20	ja
Bemerkungen: Traum über das Autofahren;							
5	17.22 h	25	10	–	W	-	nein
Bemerkungen:							

Konklusion:

Positiver MSLT mit einer durchschnittlichen **Schlaflatenz** von 7,1 min (Kriterium für Narkolepsie: < 8 min) und 3 **SOREMP** (Kriterium: ≥ 2) in 5 Sequenzen. Der Befund spricht für eine **Narkolepsie** (ICD-10: G 47.4).

Zur Objektivierung und Quantifizierung der Tagesschläfrigkeit werden im verdunkelten Schlaflabor fünf 20-minütige Polysomnografie-Aufnahmen in 2-stündigen Abständen durchgeführt. Festgehalten werden der Zeitpunkt des Aufnahmebeginns, die Nummer der 30-Sekunden-Epoche des Schlafbeginns, die Schlaflatenz in Minuten vom Aufnahmebeginn, die Latenz des REM-Schlaf-Beginns (SOREMP = Sleep Onset REM-Periode) in Minuten vom Schlafbeginn, das Schlafstadium bei Ende der MSLT-Epoche, die subjektiv geschätzte Schlafdauer und ein eventueller Traumbericht. Bei einer Schlaflatenz von < 8 Minuten und zumindest 2 SOREMP-Sequenzen ist der MSLT für Narkolepsie positiv.

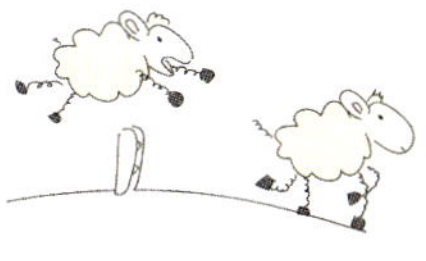

Insomnia Severity Index (ISI)*

1. Bitte geben Sie an, wie schwer Sie die Schlafstörung in den letzten beiden Wochen einschätzen.

		gar nicht	leicht	mittel	schwer	sehr schwer
a.	Einschlafstörungen	0	1	2	3	4
b.	Durchschlafstörungen	0	1	2	3	4
c.	Früherwachen	0	1	2	3	4

2. Wie zufrieden/unzufrieden sind Sie mit Ihrem gegenwärtigen Schlaf?

sehr zufrieden	zufrieden	neutral	unzufrieden	sehr unzufrieden
0	1	2	3	4

3. Wie stark wirkt sich die Schlafstörung auf Ihre Leistungsfähigkeit tagsüber aus?

überhaupt nicht	ein wenig	mäßig	stark	sehr stark
0	1	2	3	4

4. Wie stark glauben Sie, dass andere Personen die Auswirkung der Schlafstörung auf Ihre Lebensqualität wahrnehmen?

überhaupt nicht	ein wenig	mäßig	stark	sehr stark
0	1	2	3	4

5. Wie besorgt sind Sie hinsichtlich der momentanen Schlafstörung?

überhaupt nicht	ein wenig	mäßig	stark	sehr stark
0	1	2	3	4

*Adaptiert nach Insomnia Severity Index (Bastien CH, Vallières A, Morin CM 2001)

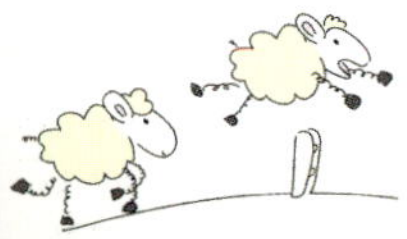

Restless-Legs-Syndrom-Fragebogen (RLS) = Ruhelose Beine
nach der International Restless Legs Syndrome Study Group und Winkelmann und Trenkwalder (2000)

Zehn Fragen können mit „nicht vorhanden“ (0), „gering“ (1), „mäßig“ (2), „stark“ (3) und „sehr stark“ (4) beantwortet und beurteilt werden. In der Gesamtsumme bedeuten 1–10 Punkte ein leichtes, 11–20 ein mittelschweres, 21–30 ein schweres und 31–40 ein sehr schweres RLS.

Name .... Datum ....

Instruktion: Bitte kreuzen Sie das Kästchen mit der am ehesten zutreffenden Aussage an.

		nicht vorhanden	*gering*	*mäßig*	*stark*	*sehr stark*
1	Wie stark ist Ihr RLS-Unbehagen im Bereich der Beine oder Arme?					
2	Wie stark empfinden Sie insgesamt den Zwang, sich wegen der RLS-Beschwerden bewegen zu müssen?					
3	Wie viel Erleichterung der RLS-Beschwerden in Armen und Beinen erfahren Sie durch Bewegung?					
4	Wie schwer ist Ihre durch das RLS bedingte Schlafstörung?					
5	Wie ausgeprägt ist Ihre Müdigkeit oder Schläfrigkeit durch das RLS tagsüber?					
6	Wie schwer ist Ihr RLS insgesamt?					
7	Wie oft treten bei Ihnen Symptome auf?					
8	Wie lange dauern Ihre RLS-Beschwerden an einem durchschnittlichen Tag?					
9	Wie stark wirken sich die RLS-Beschwerden insgesamt auf Ihre Alltagsaktivitäten aus (z. B. auf Ihr Familienleben, Ihr häusliches Umfeld, Ihre sozialen Kontakte oder Ihre berufliche Tätigkeit)?					
10	Wie stark wird Ihre Stimmungslage von den RLS-Beschwerden beeinflusst (z. B. Traurigkeit, Gereiztheit, Ängstlichkeit?					

Gesamtsumme: ______________________

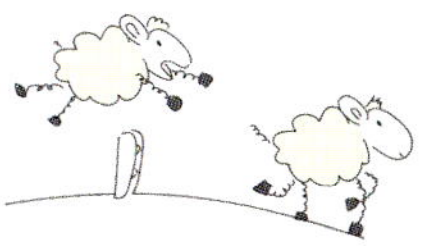

Symptombewertungsbogen (SBB) **zur Diagnostik von Schlafapnoe**
(nach Ploch et al. 1993)

Pro Frage werden positive oder negative Punkte vergeben, die sich über den gesamten Fragebogen addieren. Kein Verdacht auf Schlafapnoe besteht bei -5 bis -1 Punkten, ein Verdacht bei 0 bis +1 Punkten und eine wahrscheinliche Schlafapnoe bei +2 bis +5 Punkten.

Name: .... Geburtsdatum: ....
Körpergröße: .... cm; Gewicht: .... kg
Zuletzt ausgeübter Beruf: ....

0	BMI (Body Mass Index, in kg/m²) > 30	□
1	Leiden Sie unter Einschlafschwierigkeiten?	□ Ja, seit ... Jahren □ Nein
2	Nehmen Sie Schlafmittel?	□ Ja, seit ... Jahren □ Nein
3	Falls bekannt: Haben Sie Bluthochdruck (Hypertonie)? (systolischer RR > 159; diastolischer RR > 94 mmHg) Wenn Sie Ihre Blutdruckwerte kennen, dann geben Sie diese bitte rechts an:	□ Ja, seit ... Jahren □ Nein ..../......... (syst./diast.)
4	Schnarchen Sie?	□ Ja, seit ... Jahren in ... Nächten pro Woche für ca. ... Stunden □ Nein
5	Kommt es vor, dass Sie laut und unregelmäßig schnarchen?	□ Ja, seit ... Jahren □ Nein
6	Neigen Sie dazu, gegen Ihren Willen tagsüber einzuschlafen (z. B. bei Besuchen, im Kino oder während der Mahlzeiten)?	□ Ja, seit ... Jahren □ Nein
7	Sind bei Ihnen auffällige, länger als ca. 10 Sekunden dauernde Atemstillstände während des Schlafes bemerkt worden?	□ Ja, seit ... Jahren □ Nein
8	Für Führerscheininhaber (jährliche Fahrtstrecke ca. ... km): Haben Sie Mühe, beim Autofahren wach zu bleiben?	□ Ja, seit ... Jahren nach ... min. Fahrt □ Nein
9	Hatten Sie in den letzten fünf Jahren Verkehrsunfälle, bei denen Ihre Einschlafneigung eine Rolle spielte?	□ Ja, ... Unfälle □ Nein, keine Unfälle

Gesamtpunkte: ______________

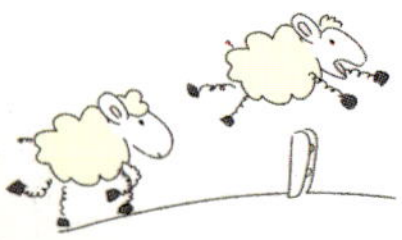

Ein- und Durchschlafunterschiede bei Normalschläfern dreier Altersgruppen
(Mittelwert ± Standardabweichung)

	20–39 Jahre	40–59 Jahre	60–95 Jahre	U-Test
Einschlafzeit (min) ↓	11 ± 10	14 ± 13	14 ± 10	
Nächtliche Wachzeit (in TSP) (min) ↓	17 ± 13	37 ± 21	62 ± 34	A:B***, A:C***, B:C***
Morgendliche Wachzeit (min) ↓	3 ± 3	4 ± 5	5 ± 9	
Aufwachanzahl (N) ↓	11 ± 6	17 ± 7	21 ± 8	A:B***, A:C***
Schlafperiode (min) ↑	461 ± 30	459 ± 30	460 ± 29	
Gesamtschlafzeit (min) ↑	441 ± 28	420 ± 37	396 ± 49	A:B***, A:C***, B:C**
Schlafeffizienz (%) ↑	94 ± 3	89 ± 6	83 ± 9	A:B***, A:C***, B:C***

↑ ↓ Verbesserungsrichtung *p < 0,05; p** < 0,01; p*** < 0,001 (Mann Whitney U-Test)

Schlafarchitektur bei Normalschläfern dreier Altersgruppen
(Mittelwert ± Standardabweichung)

	20–39 Jahre	40–59 Jahre	60–95 Jahre	U-Test
Schlafstadium 1 (%)	6 ± 3	10 ± 6	11 ± 7	A:B***, A:C***
Schlafstadium 2 (%)	50 ± 7	56 ± 9	56 ± 12	A:B**, A:C*
Schlafstadium 3 (%)	7 ± 4	8 ± 4	9 ± 7	
Schlafstadium 4 (%)	14 ± 6	5 ± 6	5 ± 7	A:B***, A:C***
Schlafstadium 3 + 4 (%)	21 ± 6	14 ± 8	15 ± 12	A:B***, A:C***,
Schlafstadium REM (%)	23 ± 4	21 ± 6	19 ± 9	A:C***
Bewegungszeit (min)	3 ± 2	2 ± 2	1 ± 1	A:B**, A:C***, B:C**
REM-Latenz (min)	83 ± 29	90 ± 39	76 ± 34	A:C*, B:C*
Stadienwechsel (N)	126 ± 28	131 ± 31	138 ± 42	A:C*

*p < 0,05; p** < 0,01; p*** < 0,001 (Mann Whitney U-Test)

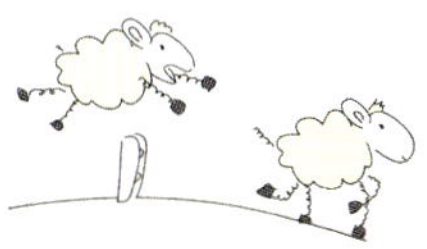

Subjektive Schlaf- und Aufwachqualität bei Normalschläfern dreier Altersgruppen
(Mittelwert ± Standardabweichung)

	20–39 Jahre	40–59 Jahre	60–95 Jahre	U-Test
Schlafqualität (SSA-1, Punkte) ↓	10 ± 3	11 ± 3	11 ± 4	
Aufwachqualität (SSA-2, Punkte) ↓	11 ± 3	10 ± 2	13 ± 3	A:B*, A:C*, B:C***
Körperl. Beschwerden (SSA-3, Punkte) ↓	5 ± 1	5 ± 1	6 ± 1	A:C***, B:C*
Gesamtpunkte SSA ↓	27 ± 4	27 ± 4	30 ± 6	A:C*, B:C**
Befindlichkeit abends (Bf, Punkte) ↓	11 ± 9	7 ± 7	7 ± 7	A:B*, A:C*
Befindlichkeit morgens (Bf, Punkte) ↓	9 ± 9	5 ± 5	7 ± 8	(A:B*)
Antrieb morgens (VAS, mm) ↓	31 ± 24	25 ± 17	24 ± 16	
Stimmung morgens (VAS, mm) ↑	74 ± 19	76 ± 15	76 ± 17	
Affizierbarkeit morgens (VAS, mm) ↑	74 ± 18	80 ± 16	75 ± 16	
Müdigkeit morgens (VAS, mm) ↓	33 ± 25	23 ± 19	23 ± 17	(A:B*)

↑ ↓ Verbesserungsrichtung *p < 0,05; p** < 0,01; p*** < 0,001 (Mann Whitney U-Test)

Objektive Aufwachqualität bei Normalschläfern dreier Altersgruppen
(Mittelwert ± Standardabweichung)

	20–39 Jahre	40–59 Jahre	60–95 Jahre	U-Test
Aufmerksamkeit (AD, Punkte) ↑	592 ± 121	535 ± 115	408 ± 111	A:B**, A:C***, B:C***
Konzentration (AD, Fehler) ↓	19 ± 16	23 ± 17	18 ± 15	
Konzentration (AD, Fehler%) ↓	3 ± 2	4 ± 3	5 ± 4	A:B*, A:C*
Aufmerksamkeitsvariabilität (AD, Punkte) ↓	14 ± 5	14 ± 5	13 ± 4	
Zahlengedächtnis (N) ↑	7 ± 1	7 ± 1	6 ± 1	A:B**, A:C***, B:C**
Feinmotorik rechts (Punkte) ↑	46 ± 12	42 ± 13	29 ± 11	A:C***, B:C***
Feinmotorik links (Punkte) ↑	36 ± 13	33 ± 10	23 ± 10	A:C***, B:C***
Feinmotorik rechts + links (Punkte) ↑	82 ± 24	75 ± 22	52 ± 20	A:C***, B:C***
Komplexe Reaktionszeit (msec) ↓	424 ± 82	530 ± 102	552 ± 96	A:B**, A:C**
Reaktionszeitvariabilität (msec) ↓	87 ± 39	92 ± 47	80 ± 51	
Einschlussfehler im Reaktionszeittest (N) ↓	1 ± 2	4 ± 5	2 ± 4	(A:B*)
Auslassungsfehler im Reaktionszeit-test (N) ↓	0 ± 0	1 ± 1	1 ± 1	A:B*

↑ ↓ Verbesserungsrichtung *p < 0,05; p** < 0,01; p*** < 0,001 (Mann Whitney U-Test)

Psychophysiologische Unterschiede bei Normalschläfern dreier Altersgruppen
(Mittelwert ± Standardabweichung)

	20–39 Jahre	40–59 Jahre	60–95 Jahre	U-Test
Flimmerverschmelzungsfrequenz morgens (Hz)	41,0 ± 4,4	38,6 ± 5,0	35,5 ± 3,5	A:B*, A:C***
Muskelkraft rechter Finger morgens (bar)	0,5 ± 0,2	0,4 ± 0,1	0,4 ± 0,1	
Muskelkraft linker Finger morgens (bar)	0,5 ± 0,2	0,4 ± 0,1	0,4 ± 0,1	(A:B*)
Muskelkraft rechte Hand morgens (bar)	0,8 ± 0,3	0,6 ± 0,2	0,5 ± 0,2	A:B*, A:C***, B:C*
Muskelkraft linke Hand morgens (bar)	0,8 ± 0,3	0,7 ± 0,2	0,5 ± 0,1	A:C**
Systolischer Blutdruck abends (mmHg)	115 ± 13	123 ± 12	136 ± 19	A:B**, A:C***, B:C***
Diastolischer Blutdruck abends (mmHg)	71 ± 10	77 ± 10	78 ± 13	A:B**, A:C**
Pulsfrequenz abends (Schläge/min)	66 ± 10	70 ± 11	69 ± 8	
Systolischer Blutdruck morgens (mmHg)	116 ± 12	119 ± 15	136 ± 17	A:C***, B:C***
Diastolischer Blutdruck morgens (mmHg)	72 ± 9	73 ± 10	79 ± 11	A:C**, B:C*
Pulsfrequenz morgens (Schläge/min)	68 ± 12	67 ± 9	70 ± 10	

↑ ↓ Verbesserungsrichtung *p < 0,05; p** < 0,01; p*** < 0,001 (Mann Whitney U-Test)

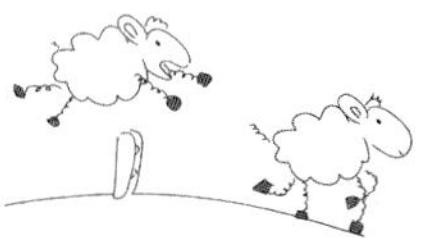

Schloss-Schlüssel-Prinzip in der Diagnose und Therapie nicht-organischer Schlafstörungen

Polysomnografische Unterschiede zwischen psychisch Kranken und Gesunden („Schloss“) sind jenen zwischen Psychopharmaka und Placebo („Schlüssel“) entgegengesetzt.

	Polysomnografie-Variable								
Psychische Störung	**SE %**	**E min**	**D min**	**A min**	**S1 %**	**S2 %**	**S3 + 4 %**	**SREM %**	**REM-L min**
Angststörung	–	+	+	+		–	+		
Depression	–	+	+	+			–	+	–
Manie	–	+	+	+			–	0/+	0/–
Schizophrenie	–	+	+			–	–	(–/+)	0/–
Zwangsstörung			+				–		0/–
Posttraumatische Belastungsstörung	–	+						–	+
Borderline Persönlichkeit					+		–	+	–/0
Anorexie	–	+	+				–		(–)
Bulimie									
Alkohol – akut		–	+	+			+/	–/+	
– subakut	–							–	
– chronisch	–		+	+			–	+	
– abstinent		+	+	+	+	–	–	–	
Opiate – akut	–						–	–	
Hypnotika – chronisch					–	+	–	–	+
Kokain – akut	–	+	+	+	+	–	–	–	
Medikamente									
Anxiolytika	+	(–)	–	–		+	(–)		+
Hypnotika	+	–	–	–		+	–	–	+
Antidepressiva – sedierende	+	–	–	–			+	–	+
Antidepressiva – nicht-sedierende	–	(+)	+		+			–	+
Neuroleptika – sedierende	+	–	–	–	–	–	+	+	
Stimulanzien	–	+	+	+	+	–	–	–	+

SE = Schlafeffizienz; E = Einschlafstörung; D = Durchschlafstörung; A = Ausschlafstörung; L = Latenz

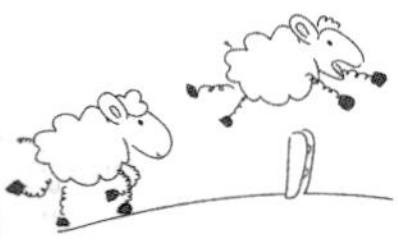

DSM-5 – Diagnostisches und Statistisches Manual Psychischer Störungen

Schlaf-Wach-Störungen	**ICD-10-CM**
Die folgenden Zusatzkodierungen können verwendet werden: [a]Zu spezifizieren, ob: episodisch, andauernd, rezidivierend [b]Zu spezifizieren, ob: akut, subakut, andauernd [c]Zu spezifizieren: aktueller Schweregrad: leicht, mittel, schwer	
Insomnie[a]	F51.01
Zu spezifizieren, ob: mit einer nicht-schlafbezogenen psychischen Störung, mit einem anderen medizinischen Krankheitsfaktor, mit einer anderen Schlafstörung	
Hypersomnie[b,c]	F51.11
Zu spezifizieren, ob: mit einer psychischen Störung, mit einem medizinischen Krankheitsfaktor, mit einer anderen Schlafstörung	
Narkolepsie[c]	
Zu spezifizieren, ob:	
Narkolepsie ohne Kataplexie, aber mit Hypokretinmangel	G47.419
Narkolepsie mit Kataplexie, aber ohne Hypokretinmangel	G47.411
Autosomal dominante zerebelläre Ataxie, Taubheit und Narkolepsie	G47.419
Autosomal dominante Narkolepsie, Adipositas und Typ-II-Diabetes	G47.419
Narkolepsie als Folge eines anderen medizinischen Krankheitsfaktors	G47.429
Atmungsbezogene Schlafstörungen	
Obstruktives Schlafapnoe-Syndrom[c]	G47.33
Zentrales Schlafapnoe-Syndrom	
Zu spezifizieren, ob:	
Idiopathisches zentrales Schlafapnoe-Syndrom	G47.31
Cheyne-Stokes-Atmung	R06.3
Zentrales Schlafapnoe-Syndrom bei komorbidem Opioidkonsum	G47.37
Zu beachten: sofern vorhanden ist die Opioidkonsumstörung zuerst zu kodieren.	
Zu spezifizieren: aktueller Schweregrad	
Schlafbezogene Hypoventilation	
Zu spezifizieren, ob:	
Idiopathische Hypoventilation	G47.34
Kongenitales zentrales alveoläres Hypoventilations-Syndrom	G47.35
Komorbides schlafbezogenes Hypoventilations-Syndrom	G47.36
Zu spezifizieren: aktueller Schweregrad	
Zirkadiane Schlaf-Wach-Rhythmus-Störungen[a]	
Zu spezifizieren, ob:	
Typ verzögerte Schlafphase	G47.21
Zu spezifizieren, ob: familiär, überlappend mit Typ freilaufender Schlaf-Wach-Rhythmus	

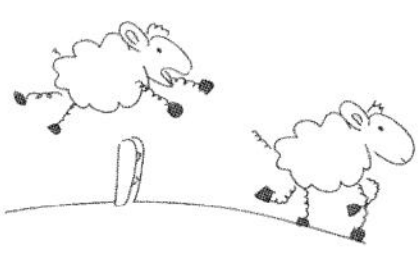

Typ vorverlagerte Schlafphase G47.22
Zu spezifizieren, ob: familiär
Typ irregulärer Schlaf-Wach-Rhythmus G47.23
Typ frcilaufcndcr Schlaf-Wach-Rhythmus
(Nicht-24-Stunden Schlaf-Wach-Syndrom) G47.24
Typ Schichtarbeit G47.26
Nicht näher bezeichneter Typ G47.20

Parasomnien
Arousal-Störungen des Non-Rapid-Eye-Movement-Schlafs
(Non-REM-Parasomnien)
Zu spezifizieren, ob:
Schlafwandeln F51.3
Zu spezifizieren, ob: mit schlafbezogenen Essstörungen,
mit schlafbezogenem sexuellen Verhalten (Sexsomnie)
Schlafterror-Typ (Pavor nocturnus) F51.4
Parasomnien assoziiert mit REM-Schlaf
Albtraum-Störung[b,c] F51.5
Zu spezifizieren, ob: während des Schlafbeginns
Zu spezifizieren, ob: verbunden mit nicht-schlafbezogener Störung,
verbunden mit anderen medizinischen Erkrankungen, verbunden mit
anderen Schlafstörungen
Rapid-Eye-Movement-(REM-)Schlaf-Verhaltensstörung G47.52

Restless-Legs-Syndrom G25.81

Substanz-/medikamenteninduzierte Schlafstörung
Zu beachten: für substanzspezifische Kodierung und ICD-10-CM-Kodierung,
siehe Kriterien und die dazugehörigen Kodierungs- und Aufzeichnungs-
konventionen
Zu spezifizieren, ob: Insomnie-Typ, Hypersomnie-Typ, Parasomnie-Typ, Mischtyp
Zu spezifizieren, ob: mit Beginn während der Intoxikation,
mit Beginn während des Absetzens/Entzugs

Andere Schlaf-Wach-Störungen
Andere näher bezeichnete Insomnie G47.09
Nicht näher bezeichnete Insomnie G47.00
Andere näher bezeichnete Hypersomnie G47.19
Nicht näher bezeichnete Hypersomnie G47.10
Andere näher bezeichnete Schlaf-Wach-Störung G47.8
Nicht näher bezeichnete Schlaf-Wach-Störung G47.9

Aus: American Psychiatric Association: Diagnostisches und Statistisches Manual Psychischer Störungen DSM-5. Deutsche Ausgabe herausgegeben von Peter Falkai und Hans-Ulrich Wittchen. Mitherausgegeben von Manfred Döpfner, Wolfgang Gaebel, Wolfgang Maier, Winfried Rief, Henning Saß und Michael Zaudig. Hogrefe Verlag GmbH & Co KG, Göttingen, 2015.

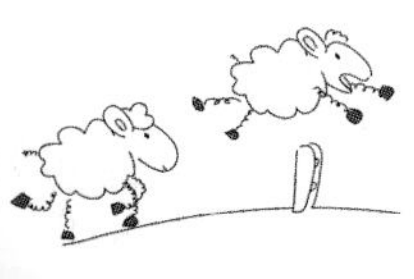

ICSD-3 – Internationale Klassifikation von Schlafstörungen

Insomnie	**ICD-10-CM**
Chronische Insomnie	F51.01
Kurzzeitige Insomnie	F51.02
Andere Insomnien	F51.09
Isolierte Symptome und Normvarianten	
Übermäßig lange Bettzeit	
Kurzschläfer	
Schlafbezogene Atmungsstörungen	
Obstruktive Schlafapnoe-Störungen	
Obstruktive Schlafapnoe beim Erwachsenen	G47.33
Obstruktive Schlafapnoe im Kindesalter	G47.33
Zentrale Schlafapnoe-Syndrome	
Zentrale Schlafapnoe mit Cheyne-Stokes-Atmung	R06.3
Zentrale Schlafapnoe aufgrund einer medizinischen Erkrankung ohne Cheyne-Stokes-Atmung	G47.37
Zentrale Schlafapnoe aufgrund von höhenbedingter periodischer Atmung	G47.32
Zentrale Schlafapnoe aufgrund von Medikamenten- oder Substanzgebrauch	G47.39
Primäre zentrale Schlafapnoe	G47.31
Primäre zentrale Schlafapnoe bei Neugeborenen	P28.3
Primäre zentrale Schlafapnoe bei Frühgeborenen	P28.4
Behandlungsbedingte zentrale Schlafapnoe	G47.39
Schlafbezogene Hypoventilationsstörungen	
Adipositas-Hypoventilationssyndrom	E66.2
Kongenitales zentrales alveoläres Hypoventilationssyndrom	G47.35
Später einsetzende zentrale Hypoventilation mit hypothalamischer Dysfunktion	G47.36
Idiopathische zentrale alveoläre Hypoventilation	G47.34
Schlafbezogene Hypoventilation aufgrund von Medikamenten- oder Substanzgebrauch	G47.36
Schlafbezogene Hypoventilation aufgrund einer medizinischen Erkrankung	G47.36
Schlafbezogene Hypoxämiestörung	
Schlafbezogene Hypoxämie	G47.36
Isolierte Symptome und Normvarianten	
Schnarchen	R06.83
Katathrenie	
Zentrale Hypersomnolenzstörungen	
Narkolepsie Typ 1	G47.411
Narkolepsie Typ 2	G47.419
Idiopathische Hypersomnie	G47.11
Kleine-Levin-Syndrom	G47.13
Hypersomnie aufgrund einer medizinischen Erkrankung	G47.14
Hypersomnie aufgrund von Medikamenten- oder Substanzgebrauch	F11-F19
Hypersomnie assoziiert mit einer psychiatrischen Erkrankung	F51.13
Schlafmangelsyndrom	F51.12

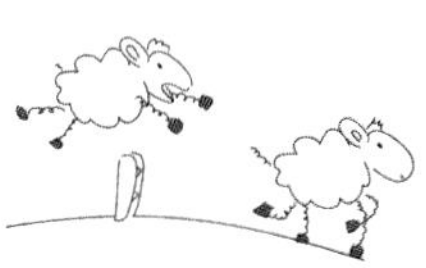

Isolierte Symptome und Normvarianten
Langschläfer

Zirkadiane Schlaf-Wach-Rhythmusstörungen

Störung der verzögerten Schlaf-Wach-Phase	G47.21
Störung der vorverlagerten Schlaf-Wach-Phase	G47.22
Störung des irregulären Schlaf-Wach-Rhythmus	G47.23
Nicht-24-Stunden-Schlaf-Wach-Rhythmus-Störung	G47.24
Schichtarbeitsstörung	G47.26
Jetlag-Störung	G47.25
Zirkadiane Schlaf-Wach-Störung, nicht anderswo spezifiziert	G47.20

Parasomnien

Non-REM-Schlaf-Parasomnien (Arousal-Störungen aus dem NREM-Schlaf)	
Schlaftrunkenheit	G47.51
Schlafwandeln	F51.3
Pavor nocturnus	F51.4
Schlafbezogene Essstörung	G47.59
REM-Schlaf-Parasomnien	
REM-Schlaf-Verhaltensstörung	G47.52
Rezidivierende isolierte Schlafparalyse	G47.53
Albträume	F51.5
Andere Parasomnien	
Exploding Head Syndrom	G47.59
Schlafbezogene Halluzinationen	H53.16
Enuresis nocturna	N39.44
Parasomnie aufgrund einer medizinischen Erkrankung	G47.54
Parasomnie aufgrund von Medikamenten- oder Substanzgebrauch	F11-F19
Parasomnie, nicht näher spezifiziert	G47.50

Isolierte Symptome und Normvarianten
Sprechen im Schlaf

Schlafbezogene Bewegungsstörungen

Restless-Legs-Syndrom	G25.81
Periodische Bewegungsstörung der Gliedmaßen	G47.61
Schlafbezogene Beinkrämpfe	G47.62
Schlafbezogenes Zähneknirschen (Bruxismus)	G47.63
Schlafbezogene rhythmische Bewegungsstörung	G47.69
Gutartiger Schlafmyoklonus bei Säuglingen	G47.69
Propriospinaler Myoklonus beim Einschlafen	G47.69
Schlafbezogene Bewegungsstörung aufgrund einer medizinischen Erkrankung	G47.69
Schlafbezogene Bewegungsstörung aufgrund von Medikamenten- oder Substanzgebrauch	F11-F19
Schlafbezogene Bewegungsstörung, nicht näher spezifiziert	G47.69

Isolierte Symptome und Normvarianten
Exzessiver fragmentarischer Myoklonus
Hypnagoger Fußtremor und alternierende Beinmuskelaktivierung
Einschlafmuskelzuckungen (Sleep Starts, Hypnic Jerks)

Andere Schlafstörungen	G47.8

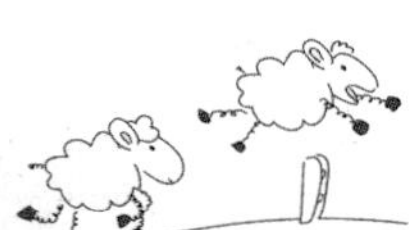

Appendix A
Schlafbezogene medizinische und neurologische Erkrankungen
Fatale familiäre Insomnie
Schlafbezogene Epilepsie
Schlafbezogene Kopfschmerzen
Schlafbezogener Laryngospasmus
Schlafbezogener gastroösophagealer Reflux
Schlafbezogene myokardiale Ischämie

Appendix B
Schlafstörungen aufgrund von Substanzgebrauch

Alkohol	Alkoholmissbrauch mit alkoholinduzierter Schlafstörung	F10.182
	Alkoholabhängigkeit mit alkoholinduzierter Schlafstörung	F10.282
	Alkoholgebrauch, nicht näher bezeichnet, mit alkoholinduzierter Schlafstörung	F10.982
Opioide	Opioidmissbrauch mit opioidinduzierter Schlafstörung	F11.182
	Opioidabhängigkeit mit opioidinduzierter Schlafstörung	F11.282
	Opioidgebrauch, nicht näher bezeichnet, mit opioidinduzierter Schlafstörung	F11.982
Cannabis	Cannabismissbrauch mit anderer cannabisinduzierter Störung	F12.188
	Cannabisabhängigkeit mit anderer cannabisinduzierter Störung	F12.288
	Cannabisgebrauch, nicht näher bezeichnet, mit anderer cannabisinduzierter Störung	F12.988
Sedativa, Hypnotika oder Anxiolytika		
	Sedativa-, Hypnotika- oder Anxiolytikamissbrauch mit sedativa-, hypnotika- oder anxiolytikainduzierter Schlafstörung	F13.182
	Sedativa-, Hypnotika- oder Anxiolytikaabhängigkeit mit sedativa-, hypnotika- oder anxiolytikainduzierter Schlafstörung	F13.282
	Sedativa-, Hypnotika- oder Anxiolytikagebrauch, nicht näher bezeichnet, mit sedativa-, hypnotika- oder anxiolytikainduzierter Schlafstörung	F13.982
Kokain	Kokainmissbrauch mit kokaininduzierter Schlafstörung	F14.182
	Kokainabhängigkeit mit kokaininduzierter Schlafstörung	F14.282
	Kokaingebrauch, nicht näher bezeichnet, mit kokaininduzierter Schlafstörung	F14.982
Stimulanzien	Missbrauch anderer Stimulanzien mit stimulanzieninduzierter Schlafstörung	F15.182
	Abhängigkeit von anderen Stimulanzien mit stimulanzieninduzierter Schlafstörung	F15.282
	Gebrauch anderer Stimulanzien, nicht näher bezeichnet, mit stimulanzieninduzierter Schlafstörung	F15.982
Halluzinogene (inkl. Ecstasy, Phencyclidin)		
	Halluzinogenmissbrauch mit anderer halluzinogeninduzierter Störung	F16.188
	Halluzinogenabhängigkeit mit anderer halluzinogeninduzierter Störung	F16.288
	Halluzinogengebrauch, nicht näher bezeichnet, mit anderer halluzinogeninduzierter Störung	F16.988
Nikotin	Nikotinabhängigkeit, nicht näher bezeichnet, mit anderen nikotininduzierten Störungen	F17.208

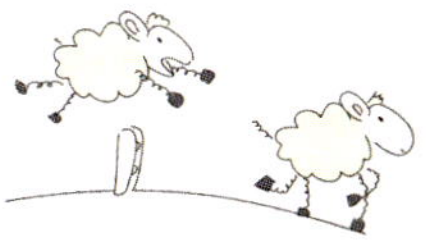

Nikotinabhängigkeit - Zigaretten, mit anderen nikotininduzierten Störungen	F17.218
Nikotinabhängigkeit – Kautabak, mit anderen nikotininduzierten Störungen	F17.228
Nikotinabhängigkeit – anderes Tabakprodukt, mit anderen nikotininduzierten Störungen	F17.298
Inhalanzien (inkl. flüchtige Lösungsmittel)	
Inhalanzienmissbrauch mit anderer inhalanzieninduzierter Störung	F18.188
Inhalanzienabhängigkeit mit anderer inhalanzieninduzierter Störung	F18.288
Inhalanziengebrauch, nicht näher bezeichnet, mit anderer inhalanzieninduzierter Störung	F18.988
Andere psychoaktive Substanzen (inkl. Polysubstanzgebrauch)	
Missbrauch anderer psychoaktiver Substanzen mit durch psychoaktive Substanzen induzierter Schlafstörung	F19.182
Abhängigkeit von anderen psychoaktiven Substanzen mit durch psychoaktive Substanzen induzierter Schlafstörung	F19.282
Gebrauch anderer psychoaktiver Substanzen, nicht näher bezeichnet, mit durch psychoaktive Substanzen induzierter Schlafstörung	F19.982

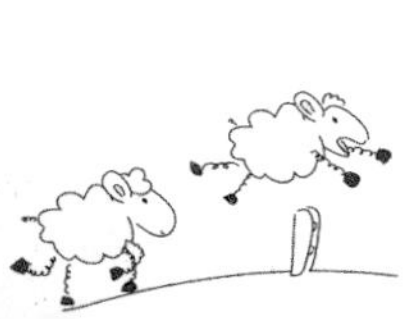

Klassifikation von Schlafstörungen nach ICD-10 (WHO)

F Psychische und Verhaltensstörungen	**G Krankheiten des Nervensystems**
F51 Nicht-organische Schlafstörungen	**G47 Organische Schlafstörungen**
F51.0 Insomnie	*G47.0 Ein- und Durchschlafstörungen*
F51.1 Hypersomnie	*G47.1 Krankhaft gesteigertes Schlafbedürfnis*
F51.2 Störung des Schlaf-Wach-Rhythmus	*G47.2 Störung des Schlaf-Wach-Rhythmus*
F51.3 Schlafwandeln	*G47.3 Schlafapnoe*
F51.4 Pavor nocturnus	*G47.4 Narkolepsie und Kataplexie*
F51.5 Albträume	*G47.8 Sonstige*
F51.8 Andere	*G47.9 Nicht näher bezeichnet*
F51.9 Nicht näher bezeichnet	
G25 Sonstige extrapyramidale Krankheiten und Bewegungsstörungen	**R Symptome und abnorme klinische Laborbefunde**
G25.3 Periodische Beinbewegungen	*R06 Störungen der Atmung*
G25.8 Restless Legs Syndrom	*R06.5 Primäres Schnarchen*

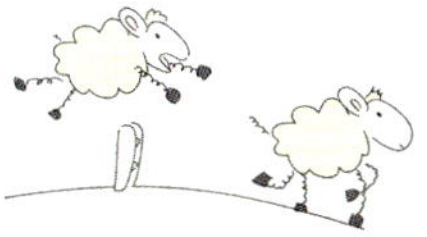

Quellenangaben

AMERICAN ACADEMY OF SLEEP MEDICINE (2014): International Classification of Sleep Disorders. 3rd Edition, American Academy of Sleep Medicine, Darien, Illinois.

AMERICAN PSYCHIATRIC ASSOCIATION (2013): Diagnostic and Statistical Manual of Mental Disorders. 5th Edition (DSM-V). American Psychatric Association, Arlington, Virginia.

ANDERER P, KLÖSCH G, GRUBER G, TRENKER E, PASCUAL-MARQUI RD, ZEITLHOFER J, BARBANOJ MJ, RAPPELSBERGER P, SALETU B (2001): Low-resolution brain electromagnetic tomography revealed simultaneously active frontal and parietal sleep spindle sources in the human cortex. Neuroscience 103 (3): 581–592.

ANDERER P, SALETU B, SALETU-ZYHLARZ GM, GRUBER G, PARAPATICS S, MIAZHYNSKAIA T, WOERTZ M, KLÖSCH G, ZEITLHOFER J, DORFFNER G (2004): Recent advances in the electrophysiological evaluation of sleep. In: DRINKENBURG W. et al (Eds): Essential and Applications of EEG Research in Preclinical and Clinical Pharmacology, pp 307–339. Unipublish Verlag, Berlin.

ANDERER P, MOREAU A, WOERTZ M, ROSS M, GRUBER G, PARAPATICS S, LORETZ E, HELLER E, SCHMIDT A, BÖCK M, MOSER D, KLÖSCH G, SALETU B, SALETU-ZYHLARZ GM, DANKER-HOPFE H, ZEITLHOFER J, DORFFNER G (2010): Computer-assisted sleep classification according to the standard of the American Academy of Sleep Medicine: validation study of the AASM version of Somnolyzer 24x7. Neuropsychobiology 62: 250–264.

ANDERER P, GRUBER G, PARAPATICS S, SAUTER C, KLÖSCH G, SCHABUS M, KLIMESCH W, SALETU-ZYHLARZ GM, SALETU B, ZEITLHOFER J (2011): Electrophysiological neuroimaging reveals re-set, re-activation and re-processing of procedural and declarative memory traces during post-training sleep. European Psychiatry 26, Suppl 1: 1849.

BACKHAUS J, RIEMANN D (1996): Schlafstörungen bewältigen. Informationen und Anleitungen zur Selbsthilfe. Beltz Verlag, Weinheim.

BALDERER G, BORBELY A (1985): Effect of valerian on human sleep. Psychopharmacology (Berl). 87 (4): 406–409.

BASTIEN CH, VALLIERES A, MORIN CM (2001): Validation of the Insomnia Severity Index (ISI) as an outcome measure for insomnia research. Sleep Medicine 2: 297–307.

BERGER M (2012): Handbuch des normalen und gestörten Schlafs. Springer, Berlin.

BORBELY A (2004): Schlaf. Fischer Taschenbuch, Frankfurt am Main.

BORN J, GAIS S (2004): Den Seinen gibt's der Herr im Schlaf – Mechanismen schlafassoziierter Gedächtnisbildung. In: KATSCHNIG H, SALETU-ZYHLARZ G: Schlafen und Träumen. Facultas Verlag, Wien.

BUYSSE DJ, REYNOLDS CF III, MONK TH, BERMAN SR, KUPFER DJ (1989): The Pittsburgh Sleep Quality Index. A new instrument for psychiatric practice and research. Psychiatry Res 28: 193–213.

CAJOCHEN C, ALTANAY-EKICI S, MÜNCH M, FREY S, KNOBLAUCH V, WIRZ-JUSTICE A (2013): Evidence that the lunar cycle influences human sleep. Current Biology 23 (15): 1485–1488.

CHELLAPPA SL, STEINER R, OELHAFEN P, LANG D, GÖTZ T, KREBS J, CAJOCHEN C (2013): Acute exposure to evening blue-enriched light impacts on human sleep. J Sleep Res 22(5): 573–580.

DAHLKE R (2005): Schlafratgeber: Einschlafen, Durchschlafen, Ausschlafen. Integral Verlag, München.

DEUTSCHE GESELLSCHAFT FÜR SCHLAFFORSCHUNG UND SCHLAFMEDIZIN, SCHULZ H, GEISLER P, RODENBECK A (2014): Kompendium Schlafmedizin für Ausbildung, Klinik und Praxis. Ecomed Medizin-Verlag, Landsberg.

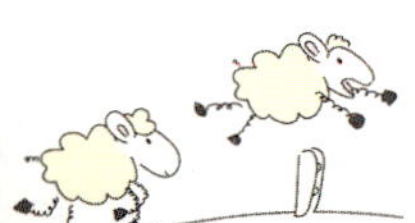

DONATH F, QUISPE S, DIEFENBACH K, MAURER A, FIETZE I, ROOTS I (2000): Critical evaluation of the effect of valerian extract on sleep structure and sleep quality. Pharmacopsychiatry. 33 (2): 47–53.

DRESSING H, RIEMANN D (1994): Diagnostik und Therapie von Schlafstörungen. Gustav Fischer Verlag, Stuttgart.

DUNKELL S (1978): Körpersprache im Schlaf: Schlafhaltungen und ihre Bedeutung. Ex Libris-Verlag, Zürich.

EHRIG CH, VODERHOLZER U (2014): Der gute und erholsame Schlaf: Was Sie darüber wissen sollten. Hans Huber Verlag, Zürich.

FALKAI P, WITTCHEN HU (2015): Diagnostisches und Statistisches Manual Psychischer Störungen DSM-5®. 5. Ausgabe: Hogrefe-Verlag, Göttingen.

FREY R, DECKER K, REINFRIED L, KLÖSCH G, SALETU B, ANDERER P, SEMLITSCH HV, SEIDLER D, LAGGNER AN (2002): Effect of rest on physicians' performance in an emergency department, objectified by electroencephalographic analyses and psychometric tests. Crit Care Med 30 (10): 2322–2329.

FÜLLER I (2002): Schlafstörungen. Ein- und Durchschlafstörungen, Schnarchen, Atemstillstand. Stiftung Warentest, Berlin.

HAJAK G, RÜTHER E (1995): Insomnie. Springer Verlag, Berlin/Heidelberg.

HAURI P, LINDE S (1994): Das große Buch vom gesunden Schlaf. Schlafprobleme lösen ohne Medikamente. Pabel/Moewig, Rastatt.

HOLZINGER B (2014): Der luzide Traum. Facultas Verlag, Wien.

HOLZINGER B, KLÖSCH G (2013): Schlafcoaching. Wer wach sein will, muss schlafen. Goldegg Verlag, Berlin.

HUANG W, KUTNER N, BLIWISE DL (2009): A systematic review of the effects of acupuncture in treating insomnia. Sleep Med Rev 13(1): 73–104.

HUBER R, GHILARDI FM, MASSIMINI M, TONONI G (2004): Local sleep and learning. Nature, Vol 430: 78–81.

IBER C, ANCOLI-ISRAEL S, CHESSON A, QUAN SF for the AMERICAN ACADEMY OF SLEEP MEDICINE (2007): The AASM Manual for the scoring of sleep and associated events: rules, terminology and technical specifications. 1st ed. American Academy of Sleep Medicine, Westchester, Illinois. Deutsche Übersetzung: Das AASM Manual zum Scoring von Schlaf und assoziierten Ereignissen: Regeln, Terminologie und technische Spezifikationen. Steinkopf/Springer, Berlin.

JOHNS MW (1991): A new method of measuring daytime sleepiness: The Epworth Sleepiness Scale. Sleep 14(6): 540–545.

KATSCHNIG H, SALETU-ZYHLARZ G (2004): Schlafen und Träumen. Facultas Verlag, Wien.

KLÖSCH G, KEMP B, PENZEL T, SCHLÖGL A, RAPPELSBERGER P, TRENKER E, GRUBER G, ZEITLHOFER J, SALETU B, HERRMANN WM, HIMANEN SL, KUNZ D, BARBANOJ MJ, RÖSCHKE J, VÄRRI A, DORFFNER G (2001): The SIESTA project. Polygraphic and clinical database. IEEE Engineering in Medicine and Biology 20(3): 51–57.

KLÖSCH G, DITTAMI J, ZEITLHOFER J (2009): Aufgedeckt: Wie Paare miteinander schlafen. Blanvalet Taschenbuch Verlag, München.

KLÖSCH G, ZEITLHOFER J (2008): Ein Bett für zwei. Unsere Schlafgewohnheiten neu erforscht. Herbig Verlag, München.

LINZMAYER L, ARNOLD O, SALETU-ZYHLARZ GM, SEMLITSCH HV, BÖCK G, ANDERER P, SALETU B (2002): Daytime noopsychic and thymopsychic dysfunctions in nonorganic insomnia related to different mental disorders. Somnologie 6: 141–148.

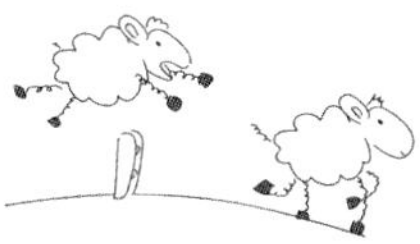

LÖW H (1996): Zwölf Schritte zum gesunden Schlaf. Midena Verlag, Küttingen/Aarau.

LOOMIS A, HARVEY E, HOBART G (1937): Cerebral states during sleep as studied by human brain potentials. J Exper Psychol 21: 127–144.

MENG A, BIJAK M, STOCKENHUBER D (2010): Basishandbuch der Akupunktur – Schritt für Schritt zur Therapie. Maudrich, Wien.

MOSER D, ANDERER P, GRUBER G, PARAPATICS S, LORETZ E, BÖCK M, KLÖSCH G, HELLER E, SCHMIDT A, DANKER-HOPFE H, SALETU B, ZEITLHOFER J, DORFFNER G (2009): Sleep classification according to AASM and Rechtschaffen & Kales: Effects on sleep scoring parameters. Sleep 32(2): 139–149.

NADER R, SMITH C (2003): A role for stage 2 sleep in memory processing. In: Maquet P, Smith C, Stickgold R, eds. Sleep and Brain Plasticity. Oxford University Press, New York, 87–98.

NAJJAR RP, WOLF L, TAILLARD, SCHLANGEN LJM, SALAM A, CAJOCHEN C, GRONFIER C (2014): Chronic artificial blue-enriched white light is an effective countermeasure to delayed circadian phase and neurobehavioral decrements. In: PLoS ONE 29; 9(7): e102827.

PAKESCH G, LOIMER N, RASINGER E, TUTSCH G, KATSCHNIG H (1989): The prevalence of psychoactive drug intake in a metropolitan population. Pharmacopsychiatry 22(2): 61–65.

PLOCH T, KEMENY C, GILBERT G, CASSEL W, PETER JH (1993): Bedeutung eines Screenings-Fragebogens zur Diagnostik von Schlafapnoe. Pneumologie 47: 108–111.

RANDALL D (2012): Dreamland: Adventures in the Strange Science of Sleep. In: The International Classification of Sleep Disorders, Diagnostic and Coding Manual, Deutsche Gesellschaft für Schlafforschung und Schlafmedizin. New York.

RAPPELSBERGER P, TRENKER E, ROTHMANN CH, GRUBER G, SYKACEK P, ROBERTS ST, KLÖSCH G, ZEITLHOFER J, ANDERER P, SALETU B, SCHLÖGL A, VÄRRI A, KEMP B, PENZEL TH, HERRMANN W, HASAN J, BARBANOJ MJ, RÖSCHKE J, KUNZ D, DORFFNER G (2001): Das Projekt SIESTA. Klinische Neurophysiologie 32: 76–88.

RIEMANN D (2004): Ratgeber Schlafstörungen: Information für Betroffene und Angehörige. Hogrefe-Verlag, Göttingen.

RODENBECK A (2013): Manual der American Academy of Sleep Medicine. Überblick über die Updateversion 2.0. Somnologie 17: 122–130.

SALETU A, ANDERER P, PARAPATICS S, MATTHAI C, MATEJKA M, SALETU B (2007): Effects of a mandibular repositioning appliance on sleep structure, morning behavior and clinical symptomatology in patients with snoring and sleep-disordered breathing. Neuropsychobiology 55: 184–193.

SALETU A, KLOODT C, MATEJKA M, ANDERER P, ROSALES-RODRIGUEZ S, SALETU-ZYHLARZ GM (2010): Langzeiteffekte der Unterkieferprotrusionsschiene IST®. Klinische und psychometrische Untersuchungen bei Schnarchen und schlafbezogenen Atmungsstörungen. Somnologie 14: 41–47.

SALETU B, PAKESCH G (1987): Recent advances in the clinical pharmacology of benzodiazepines Part II: Pharmacodynamics. Human Psychopharmacology 2: 61–84.

SALETU B, SALETU-ZYHLARZ G (2001): Was Sie schon immer über Schlaf wissen wollten. Ueberreuter Verlag, Wien.

SALETU B, ALLEN M, ITIL TM (1974): The effect of coca-cola, coffeine, antidepressants and chlorpromazine on objective and subjective sleep parameters. Pharmakopsychiat 7: 307–321.

SALETU B, SALETU M, BROWN M, STERN J, SLETTEN I, ULETT GA (1975): Hypno-analgesia and acupuncture analgesia: A neurophysiological reality? Neuropsychobiology 1: 218–242.

SALETU B, GRÜNBERGER J, ANDERER P (1983): Abendliches Fernsehen und Schlaf. Polysomnographische, psychometrische und psychopharmakologische Untersuchungen bei Schlafgestörten (I). Med Welt 34: 829–832.

SALETU B, GRÜNBERGER J, ANDERER P (1983): Abendliches Fernsehen und Schlaf. Polysomnographische, psychometrische und psychopharmakologische Untersuchungen bei Schlafgestörten (II). Med Welt 34: 866–870.

SALETU B, WESSELY P, GRÜNBERGER J, SCHULTES M (1987): Erste klinische Erfahrungen mit einem neuen schlafanstoßenden Benzodiazepin, Cinolazepam, mittels eines Selbstbeurteilungsbogens für Schlaf- und Aufwachqualität (SSA). Neuropsychiatrie 1 (4): 169–176.

SALETU B, MENG A, ANDERER P, DOLL E, ROSALES-RODRIGUEZ S, BIJAK M, STOCKENHUBER D, NISSEL H, SALETU-ZYHLARZ GM (2014): Acute and chronic effects of electroacupuncture on daytime vigilance in primary insomnia: placebo-controlled EEG topography/tomography and psychometric studies. Journal of Sleep Research 23 (Supp. 1): 136.

SALETU M, SAUTER C, LALOUSCHEK W, SALETU B, KAPFHAMMER G, BENESCH T, ZEITLHOFER J (2008): Is excessive daytime sleepiness a predictor of carotid atherosclerosis in sleep apnea? Atherosclerosis 196: 810–816.

SALETU-ZYHLARZ G, ANDERER P, GRUBER G, MANDL M, GRUBER D, METKA M, HUBER J, OETTEL M, GRÄSER T, HASSAN ABU-BAKR M, GRÄTZHOFER E, SALETU B (2003): Insomnia related to postmenopausal syndrome and hormone replacement therapy: sleep laboratory studies on baseline differences between patients and controls and double-blind, placebo-controlled investigations on the effects of a novel estrogen-progestogen combination (Climodien®, Lafamme®) versus estrogen alone. J Sleep Res 12: 239–254.

SALETU-ZYHLARZ GM, MENG A, ANDERER P, DOLL E, ROSALES-RODRIGUEZ S, BIJAK M, STOCKENHUBER D, NISSEL H, SALETU B (2014): Acute and chronic effects of electroacupuncture in primary insomnia: placebo-controlled clinical and polysomnographic studies. Journal of Sleep Research 23 (Supp. 1): 136–137.

SCHABUS M, GRUBER G, PARAPATICS S, SAUTER C, KLÖSCH G, ANDERER P, KLIMESCH W, SALETU B, ZEITLHOFER J (2004): Sleep spindles and their significance for declarative memory consolidation. Sleep 27(8): 1479–1485.

SCHABUS M, HÖDLMOSER K, PECHERSTORFER T, ANDERER P, GRUBER G, PARAPATICS S, SAUTER C, KLÖSCH G, KLIMESCH W, SALETU B, ZEITLHOFER J (2008): Interindividual sleep spindle differences and their relation to learning-related enhancements. Brain Research 1191: 127–135.

SCHÄFER U, RÜTHER E (2004): Gut schlafen in der Nacht, fit am Tag – ein Traum? ABW Wissenschaftsverlag GmbH, Berlin.

SCHARFENSTEIN A, BASLER H-D (2004): Schlafstörungen. Patienten-Paket. Auf dem Weg zu einem besseren Schlaf. Vandenhoek & Ruprecht Verlag, Göttingen.

SIEB J (2005): Restless Legs. Endlich wieder ruhige Beine. Trias Verlag, Stuttgart.

SPENCE DW, KAYUMOV L, CHEN A, LOWE A, JAIN U, KATZMAN MA, SHEN J, PERELMAN B, SHAPIRO CM (2004): Acupuncture increases nocturnal melatonin secretion and reduces insomnia and anxiety: a preliminary report. J Neuropsychiatry Clin Neurosci 16(1): 19–28.

STAEDT J, GUDLOWSKI Y, HAUSER M (2009): Schlafstörungen im Alter. Rat und Hilfe für Betroffene und Angehörige. Kohlhammer Verlag, Stuttgart.

STUCK B, MAURER T, SCHREDL M, WEESS H-G (2009): Praxis der Schlafmedizin. Schlafstörungen bei Erwachsenen und Kindern. Diagnostik, Differentialdiagnostik und Therapie. Springer Medizin Verlag, Heidelberg.

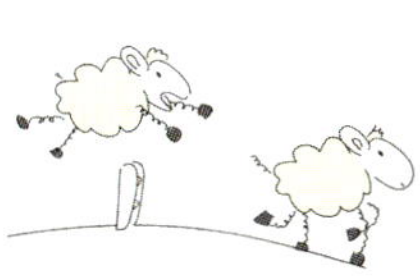

TRENKWALDER C (1998): Restless Legs Syndrom. Klinik, Differentialdiagnose, Neurophysiologie, Therapie. Springer, Berlin, Heidelberg, New York.

VAN DER LELY S, FREY S, GARBAZZA C, WIRZ-JUSTICE A, JENNI OG, STEINER R, WOLF S, CAJOCHEN C, BROMUNDT V, SCHMIDT C (2014): Blue blocker glasses as a countermeasure for alerting effects of evening light-emitting diode screen exposure in male teenagers. Journal of Adolescent Health 56(1): 113–119.

WALTER H, LESCH OM, STÖHR H, GRÜNBERGER J, GUTIERREZ-LOBOS K (2005): Reaction to pain stimulus before and during hypnosis measured by pupillary reaction. Am J Clin Hypn 48(2–3): 145–152.

WHEATLY D (2005): Medical plans for insomnia: A review of their pharmacology, efficacy and tolerability. J. Psychopharmacol. 19 (4): 414–421.

WINKELMANN J, TRENKWALDER C (2000): Therapie des Restless-Legs-Syndroms. Akt Neurol 27: 182–186.

WIRZ-JUSTICE A, BROMUNDT V (1/2013): Licht & Rhythmus. In: Schlaf. Schattauer Verlag.

WORLD HEALTH ORGANIZATION (1992): International Statistical Classification of Diseases and Related Health Problems. 10th Revision, Geneva.

YEUNG WF, CHUNG KF, ZHNAG SP, YAP TG, LAW ACK (2009): Electroacupuncture for primary insomnia: a randomized controlled trial. Sleep 32 (8): 1039–1047.

ZULLEY J, KNAB B (2014): Unsere Innere Uhr. Mabuse-Verlag, Frankfurt am Main.

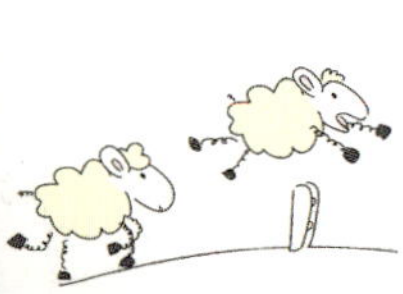

Stichwortverzeichnis

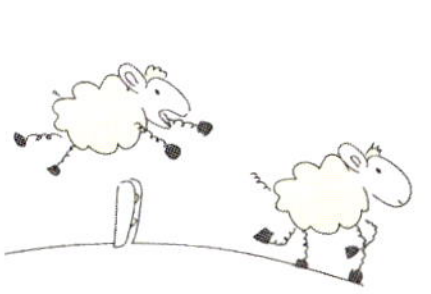

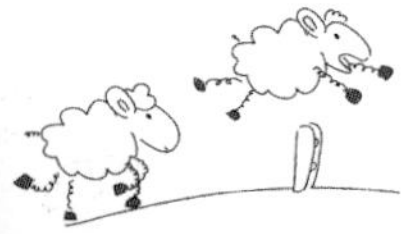

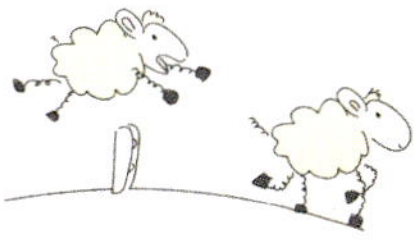

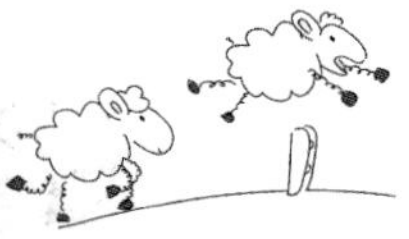

Wichtige Adressen

Univ. Prof. Dr. Bernd Saletu
Facharzt für Psychiatrie, Neurologie und Klinische Pharmakologie
ESRS-zertifizierter Somnologe
Rudolf-Kassner-Gasse 30
1190 Wien
Tel.: +43 (0)1 320 32 47 oder +43 (0) 676 5107236
Fax: +43 (0)1 328 95 72
E-Mail: bernd.saletu@meduniwien.ac.at
Keine Kassen
www.schlaflabor-saletu.at

Schlaflabor Rudolfinerhaus Wien
Billrothstraße 78
1190 Wien
Tel.: +43 (0)1 36036, DW 6203 (Aufnahmekanzlei), DW 6132 (Station Wilczek),
DW 1190 (Labor), DW 6215 (Sekretariat)
E-Mail: sleep@rudolfinerhaus.at

Mag. Dr. Susanne Altmann

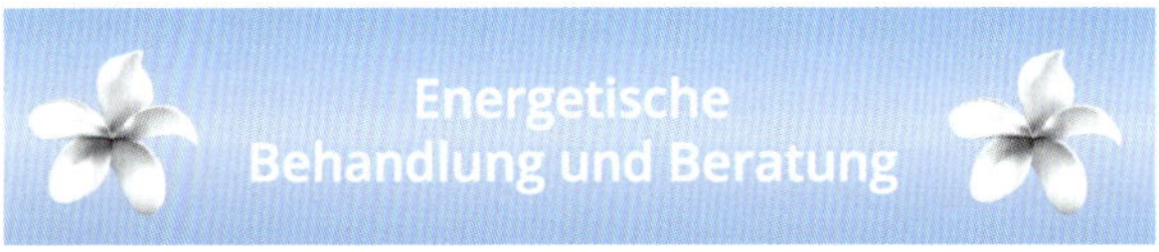

Energetische Behandlung und Beratung
mit Herz & Verstand
Alser Straße 18/21
1090 Wien
Tel: +43 (0) 664 144 77 89
E-Mail: info@energetischebehandlung.at
www.energetischebehandlung.at

*****

Österreichische Gesellschaft für Schlafmedizin und Schlafforschung (ÖGSM)
www.schlafmedizin.at/labor_map/aut_all.html *(Schlaflabore)*

Deutsche Gesellschaft für Schlafforschung und Schlafmedizin (DGSM)
www.charite.de/dgsm/dgsm/schlaflabore *(Schlaflabore)*

Schweizerische Gesellschaft für Schlafforschung, Schlafmedizin und Chronobiologie (SGSSC)
www.swiss.sleep.ch/dokumente/Centers.pdf *(Zentren für Schlafmedizin)*

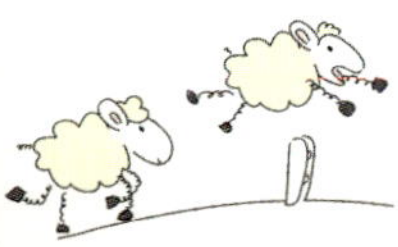

VLS
1
Saletu